Baumann
Das Baby-Entwicklungsbuch

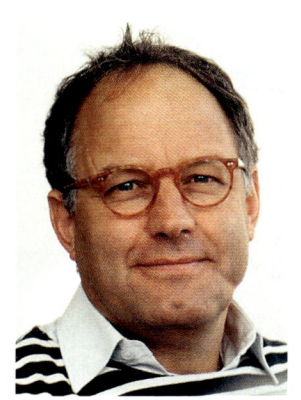

Der Autor

Dr. med. Thomas Baumann (* 1951) ist niedergelassener Kinderarzt in einer kinderärztlichen Gruppenpraxis und Leiter des entwicklungspädiatrischen Zentrums in Solothurn, Schweiz. Daneben betreut er Einrichtungen für behinderte Kinder. Vielen Kinderärzten ist er als Autor und Herausgeber von Fachbüchern und einer Fachzeitschrift bekannt. Aus seiner langjährigen Berufserfahrung weiß er, wie groß die Verunsicherung vieler Eltern in den ersten Lebensjahren eines Kindes sein kann.

„Mir war wichtig, mit diesem Buch die enorme Bandbreite der Entwicklung eines Kindes aufzuzeigen. Entwicklung geht oft verschiedene Wege – und kommt doch meist am gleichen Ziel an. Und als Entlastung möchte ich den Eltern sagen: Kinder werden TROTZ uns Eltern groß…"
Dr. Baumann ist selbst Vater von drei mittlerweile erwachsenen Söhnen.

Dr. med. Thomas Baumann

Das Baby-Entwicklungsbuch

Vom Baby zum Kindergartenkind

■ Wie Eltern die Entwicklung entspannt begleiten

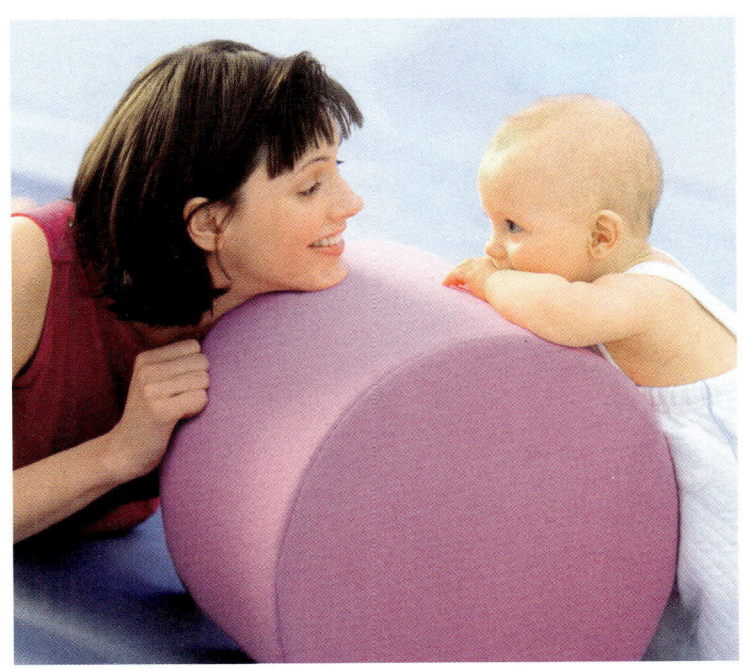

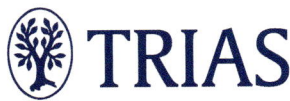

Was mein Kind schon alles kann!

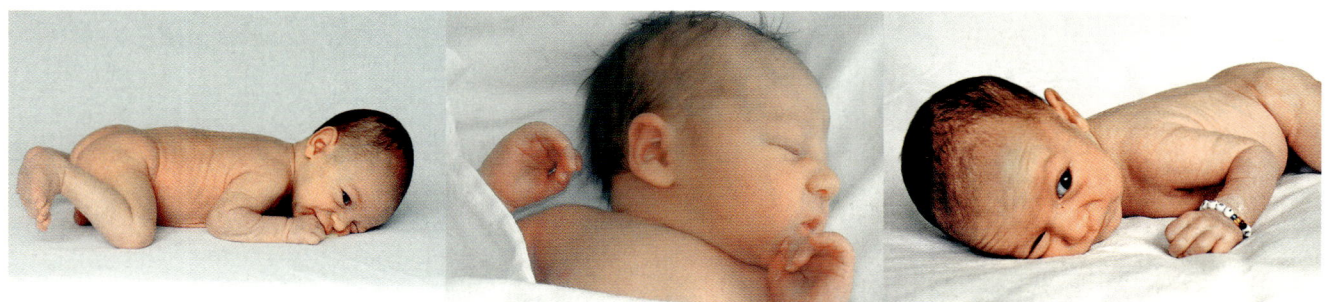

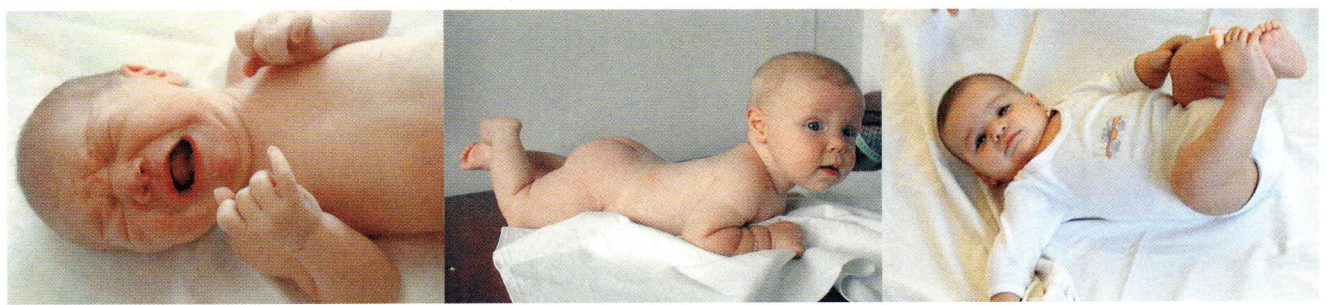

Was mein Kind schon alles kann!

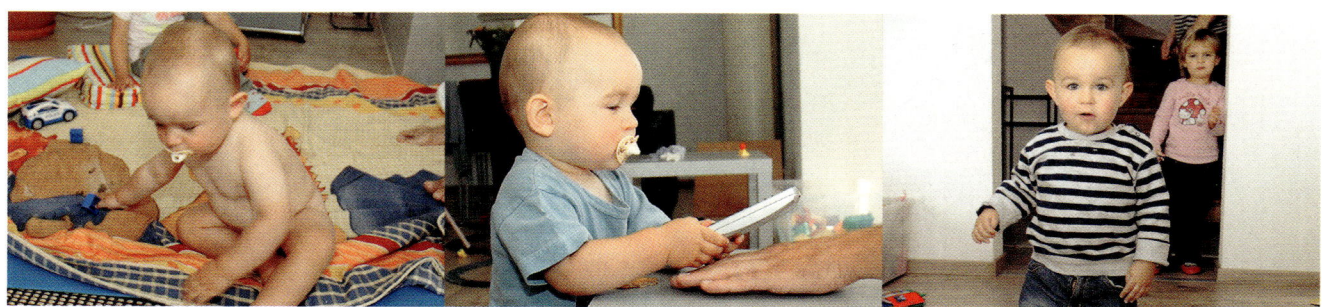

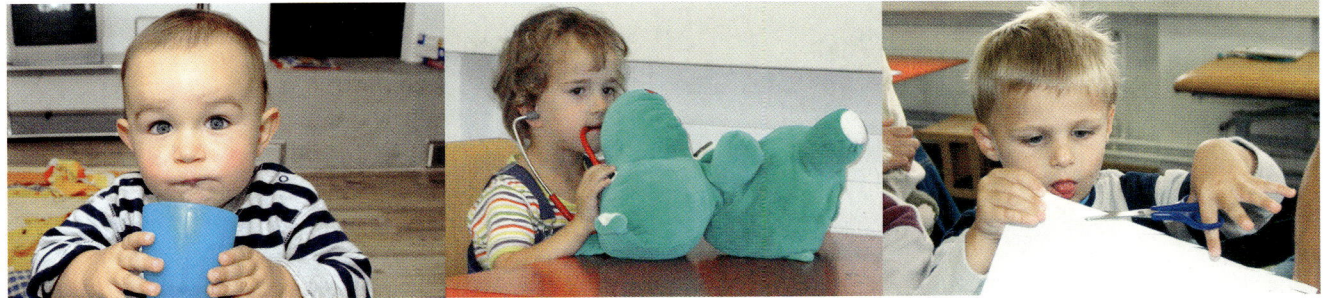

Dank

Dieses Buch verdankt seine Entstehung einer Anregung von Frau Uta Spieldiener aus dem Trias Verlag. Ohne ihre stetige positive Unterstützung hätte
das Buch niemals entstehen können. Mit der Durchsicht des Manuskripts und
vielen Hinweisen zur Verbesserung haben beigetragen: Steffi Armbruster,
meine tüchtige Assistentin, Elisabet Furrer und Sabine Klonk, die den Rohtext
in eine für Eltern verständliche Sprache übersetzt haben (es ist viel einfacher,
Fachsprache für Kollegen zu schreiben, als solche, die auch Eltern verstehen).
Michel Burckhardt, mein alter Weggefährte am Boden und in der Luft, hat die
Entwicklung von Andri, dem Sohn von Simone Abplanalp und meines Kollegen,
in der Praxis Oliver Adam regelmäßig eineinhalb Jahre fotografisch festgehal-
ten. Ist der Kleine nicht super?

Ich danke meiner Frau, aber auch meinen großen Söhnen für ihre Beiträge, „für
meine Erziehung" und ihre fachliche Unterstützung und Geduld mit meinen
„Überstunden". Sie haben letztlich der Realisierung des Projektes die nötige
Unterstützung gewährt.

Vielen Dank!

Sulwald,   Thomas Baumann
im Herbst 2008

Vorwort

„Kinder sind Gottes Gabe und Teufels Plage" (altes Sprichwort)

Als Vater von drei erwachsenen Söhnen erinnere ich mich noch sehr gut an die ersten Tage, Wochen und Jahre mit den Kindern. Neben der sehr großen Freude war da auch dauernd die Unsicherheit und Angst, etwas sei nicht so, wie es sein sollte. Und dann war da meine, im Rückblick unglaubliche, Unwissenheit über die normale Kindesentwicklung. Alles andere im Leben darf man erst tun, nachdem man eine mehr oder weniger gründliche Ausbildung durchlaufen hat: Autofahren, einen Beruf ausüben oder auch nur eine Fußballmannschaft von Kindern trainieren. In keinen Beruf gelangt man so unvorbereitet wie in den des „Elternseins". Sie sind, wie wir auch, „reingeschlittert". Früher wuchsen die Kinder in einem großen Familienverband auf. Die Großeltern wohnten mit im Haus und standen den jungen Eltern mit Rat und Tat zu Seite. Dies ist heute nur noch selten der Fall. So haben auch meine Frau und ich die Aufgabe, unsere Kinder großzuziehen, mehr intuitiv gelöst. Um beim Bild des Schlitterns zu bleiben: fürchten Sie sich nicht schon zum Voraus vor der nächsten Kurve, sondern freuen Sie sich an der Fahrt, die sie zurzeit haben. Und, mit etwas Übung schaffen Sie kommende, noch so steile Haarnadelkurven sicher!

So hat sich Ihr Leben ganz nebenbei ganz und gar verändert. Waren Sie früher ein verliebtes Pärchen, Sie und Ihr Partner, die sich voll und ganz aufeinander einstellen konnten, sind Sie nun zu dritt. Der kleine Mensch fordert Aufmerksamkeit rund um die Uhr, und die Beziehungen zwischen den Eltern müssen an diese neuen Umstände angepasst werden. Tragen Sie auch Ihrer Partnerschaft Sorge! Das vorliegende Buch möchte kein Ratgeber oder Ausbildungskurs sein, in dem Sie lernen, Ihr Kind zu erziehen, sondern ein Lese- und Bilderbuch. Ich möchte Ihnen in diesem Buch die normale Entwicklung des Kindes von der Ge-

burt bis zum 4. Geburtstag beschreiben und zeigen, bis zu dem Zeitpunkt, an dem Ihr Kind mit dem Weg in den Kindergarten den ersten Schritt der Ablösung vollzieht. In dieser Zeit werden viele von Ihnen Tag und Nacht für Ihr Kind da sein, es begleiten und beobachten. Immer wieder wird Ihnen das eine oder andere auffallen, und Sie werden sich fragen, ob das oder jenes wohl „normal" sei. Doch was ist „normal" in der Kindesentwicklung? Die Variationsbreite ist enorm. Ich möchte Ihnen helfen, nicht bei jeder scheinbaren Unregelmäßigkeit und „Abnormität" verunsichert zu sein. Ich hoffe, dass sich die durch das Lesen des Buches gefundene Sicherheit auf Ihr Kind überträgt und wünsche Ihnen viel Freude bei der wohl schönsten Aufgabe Ihres Lebens: Ihr Kind in seiner Entwicklung zu begleiten!

▼ Einfüllen und ausleeren – ich habe gut zugeschaut, nun kann ich es auch!

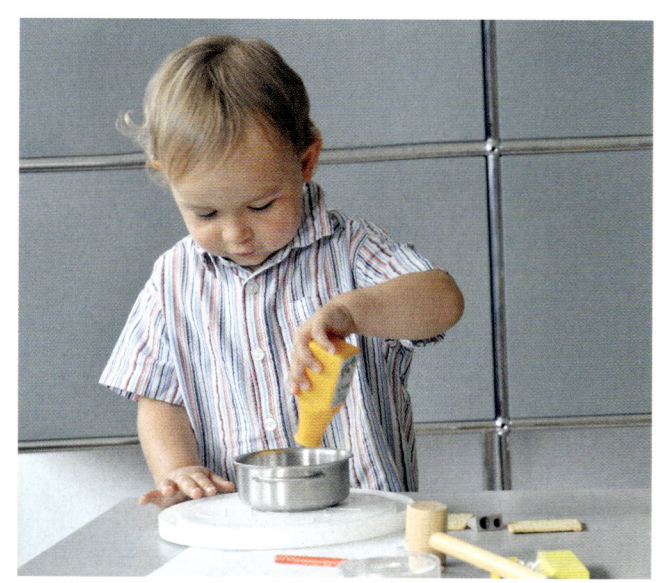

Was finden Sie in diesem Buch?

In diesem Buch wird die Entwicklung des Kindes zunächst Monat für Monat, dann in größeren Zeiträumen, unter folgenden Aspekten beleuchtet:

▌ Wie bewegt sich Ihr Kind (motorische Entwicklung)?

▌ Was Ihr Kind jetzt versteht – und spricht (kognitive Entwicklung).

▌ Die Entwicklung der Sinne.

▌ Die Beziehung zur Umwelt (emotionale und soziale Entwicklung)

Nicht in jedem Alter wird jeder Aspekt auftauchen, und manchmal verschwimmen auch die Grenzen zwischen den einzelnen Kategorien. Aber genauso wie die Entwicklung eines Kindes nicht nach einem sturen Schema abläuft, lässt sich auch die Beschreibung dieses Prozesses nicht in ein starres Korsett zwingen. Dieses Buch beschreibt die Entwicklung eines gesunden Kindes in den ersten vier Lebensjahren. Die darin erwähnten Entwick-lungsschritte werden in der Regel von 50% der Kinder zu einem bestimmten Zeitpunkt erreicht. Falls Ihr Kind etwas zu dem beschriebenen Zeitpunkt noch nicht tut, machen Sie sich zunächst keine Sorgen: 50 Prozent sind nicht gleich 100 Prozent. Ihr Kind wird es dann in allernächster Zeit können. Im Anhang des Buches (siehe S. 193) sind die Zeichen einer auffälligen Entwicklung zusammengefasst. Sollte Ihr Kind, losgelöst von einer ansonsten altersentsprechenden Entwicklung, solche Zeichen zeigen, empfiehlt sich ein Besuch beim Kinderarzt.

Dieses Buch möchte Ihnen helfen, die Entwicklung Ihres Kindes zu verstehen. Dadurch können Sie Ihrem Kind mehr Verständnis entgegenbringen. Wenn dabei Entwicklungsschritte beschrieben werden, hat das eher den Zweck, Sie über die wundersamen Vorgänge zu informieren, als Sie dazu zu verführen, Ihr Kind mit anderen zu vergleichen.

▼ Ein aufregender Weg – vom skeptischen Neugeborenen über die ersten Schritte zur kleinen Prinzessin oder zum Prinzen.

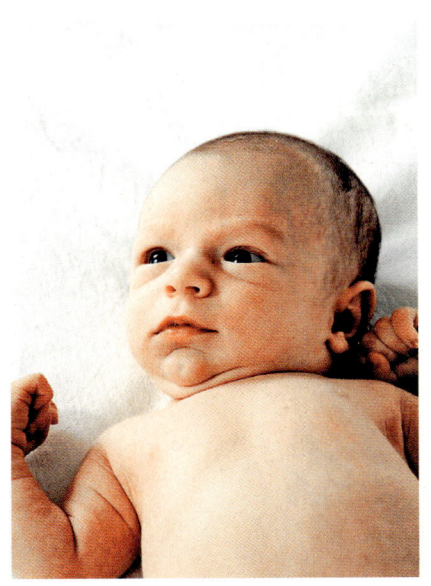 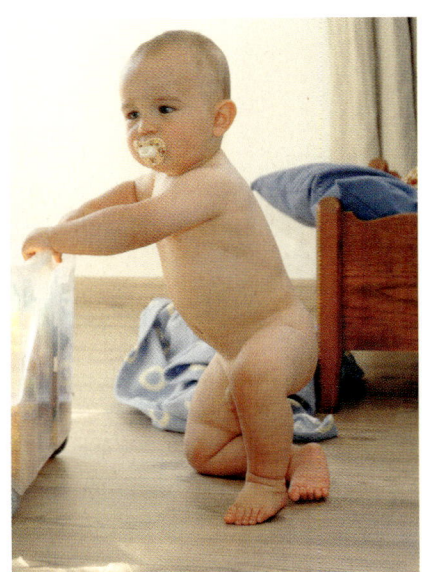 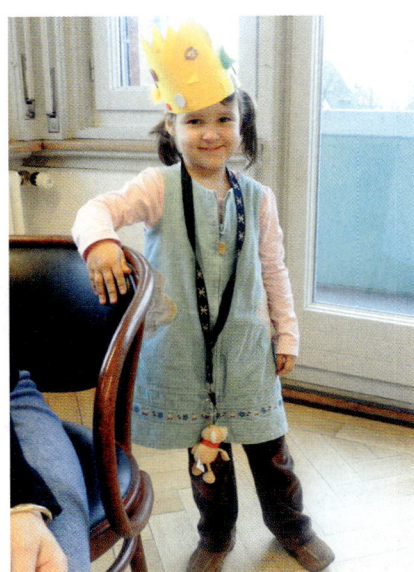

Vorwort

Die Specials

Im Alltag sind es allerdings oft weniger die konkreten Meilensteine, wie zum Beispiel das Erlernen des freien Gehens oder das Sprechen der ersten Worte, als ganz andere Themen, die Sie beschäftigen werden: So werden Sie auf die Frage, aus welchem Grund Ihr Kind gerade schreit (weil es Hunger hat oder nasse Windeln oder sich langweilt, es Bauchweh hat oder sich sonstwie nicht wohlfühlt), seltener eine sichere Antwort finden als auf die Frage, ob es gehen kann! Jedes Entwicklungsalter hat seine typischen Themen. Und so finden Sie in jedem Kapitel auch noch gesonderte Abschnitte (Specials), die ein gerade alterstypisches Thema aufgreifen, z. B. die Bindungsentwicklung, untröstlich schreiende Kinder oder Informationen zur Sauberkeit und zur Autonomie.

Die Meilensteine – Die Entwicklung in Kürze

Die Entwicklung des Kindes ist sehr variabel: das eine Kind kriecht nicht, kann aber später trotzdem gehen, das andere bewegt sich sitzrutschend vorwärts und das so geschickt, dass es zunächst wenig Interesse hat, das Gehen zu erlernen. Typischerweise beginnen diese Kinder auch deutlich später zu gehen (evtl. erst mit zwei Jahren). Trotzdem handelt es sich nicht um eine Abnormität, sondern eine Variation! Was das eine Kind schnell erlernt, dafür braucht das andere etwas länger. Es kann dafür schon etwas anderes. Studien haben längst bewiesen: man kann aus dem Zeitpunkt, wann ein Kind gewisse Meilensteine erreicht, keine prognostischen Aussagen machen. So wird ein Kind, das früher geht, später nicht bessere Schulleistungen erbringen als eines, das es erst später kann (innerhalb eines gewissen Rahmens)!

Als frischgebackene Eltern werden Sie immer wieder nach der Entwicklung Ihres Kindes gefragt: „Sitzt Ihr Kind denn schon?", „Läuft es schon?". Schön, wenn dem so ist und Sie mit einem sicheren „Ja" antworten können. Aber was, wenn Ihr Kind etwas noch nicht kann? Und noch schlimmer, wenn es alle anderen Kinder der Krabbelgruppe

▼ Ich lege die Formen korrekt ein, auch wenn ich sie drehen muss.

▼ Ich kann sitzen!

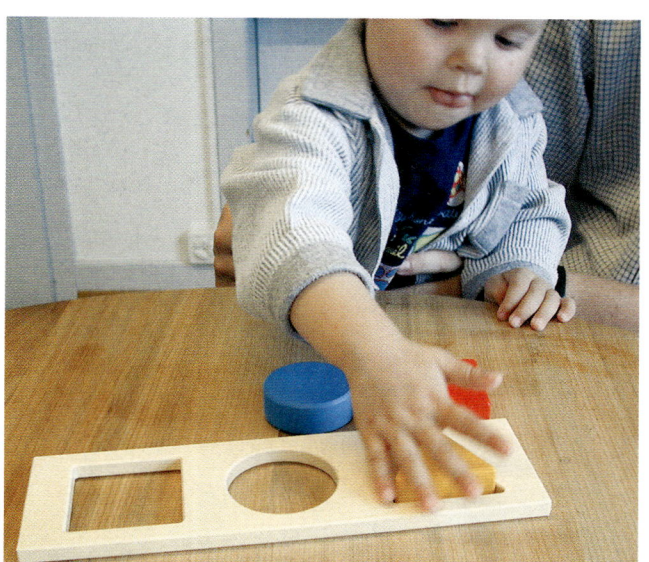

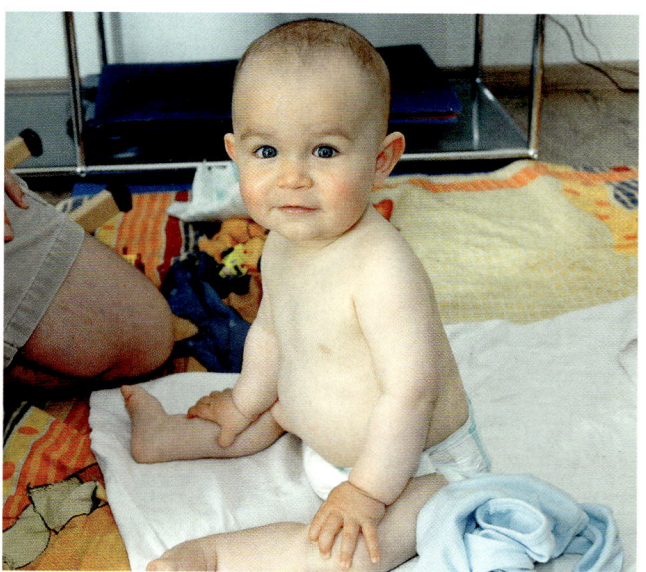

schon können? Und ganz schnell fragen Sie sich: Hat mein Kind ein Defizit? Muss ich mein Kind besonders fördern?

Die Fragen sind typische Fragen nach den Meilensteinen. Auch Ihr Kinderarzt wird Sie nach den Meilensteinen fragen. Dabei handelt es sich um Leistungen, die das Kind in einem gewissen Alter erbringen sollte. Die Meilensteine erfassen nur einen Teil der kindlichen Entwicklung. Leider aber sind Meilensteine wenig differenzierend und erfassen vor allem auch die Variationen nicht. Daher werden oft unnötige Unsicherheiten von falsch verstandenen Meilensteinen ausgelöst. Im Wissen um diese Unsicherheiten sollen aber hier die wichtigsten Meilensteine nicht unerwähnt bleiben.

Auch wenn Sie Ihr Kind diesbezüglich einordnen können, bereiten möglicherweise andere Dinge Ihnen Kopfzerbrechen, etwa wie Ihr Kind schläft, sein Trotzverhalten oder seine Reaktion Fremden gegenüber. Sie sehen, es wird spannend, und es gibt viel mehr im Leben eines Kindes als „bestandene" Meilensteine.

Im vorliegenden Buch finden Sie in regelmäßigen Abständen eine Seite mit einem Überblick über den Stand der Entwicklung des Kindes. Hier finden Sie Informationen darüber, was Ihr Kind in einem gewissen Alter gelernt haben sollte. Die Entwicklung jedes Kindes verläuft in einer individuellen Weise. Nicht jedes Kind durchläuft jeden Entwicklungsschritt (manche überspringen z.B. das Krabbeln), nicht immer ist die Reihenfolge der Entwicklungsschritte gleich. Aber auch sich langsam entwickelnde Kinder sollten in einem bestimmten Alter bestimmte Dinge erreicht haben. Die Meilensteine bringen ca. 50 % der Kinder zum angegebenen Alter hinter sich. Sollte Ihr Kind etwas noch nicht erreicht haben, so ist das zunächst kein Grund zur Sorge. Behalten Sie es im Hinterkopf, beobachten Sie Ihr Kind und holen Sie sich, wenn Sie in einigen Wochen noch unsicher sind, Rat bei Ihrem Kinderarzt.

Dieses Buch möchte Ihnen aufzeigen, wie groß die Variabilität der Entwicklung ist! Wenn Sie das verinnerlicht haben, können Sie mit einem Augenzwinkern auf derartige Fragen antworten: „Nein, sitzen kann mein Kind noch nicht, aber es liest gerade den ersten Band von Harry Potter!"

Noch ein paar Worte, bevor es losgeht

Alles in allem kann ich Sie beruhigen: Kinder entwickeln sich „trotz" ihrer Eltern. Wenn Sie sich dem Kind anpassen, sich als „Forschungsassistent" betätigen und dem Kind helfen, das zu tun, was es gerne macht, machen Sie nichts verkehrt. Umgekehrt sind es weder bestimmte Tragtücher, Gehwägelchen oder Spielsachen, die die Entwicklung Ihres Kindes entscheidend beeinflussen. Wohl aber Ihre Zuneigung und Fähigkeit, sich in Ihr Kind hineinzudenken. Hier können Sie nicht zu viel des Guten tun!

Die Entwicklungsstufen verstehen

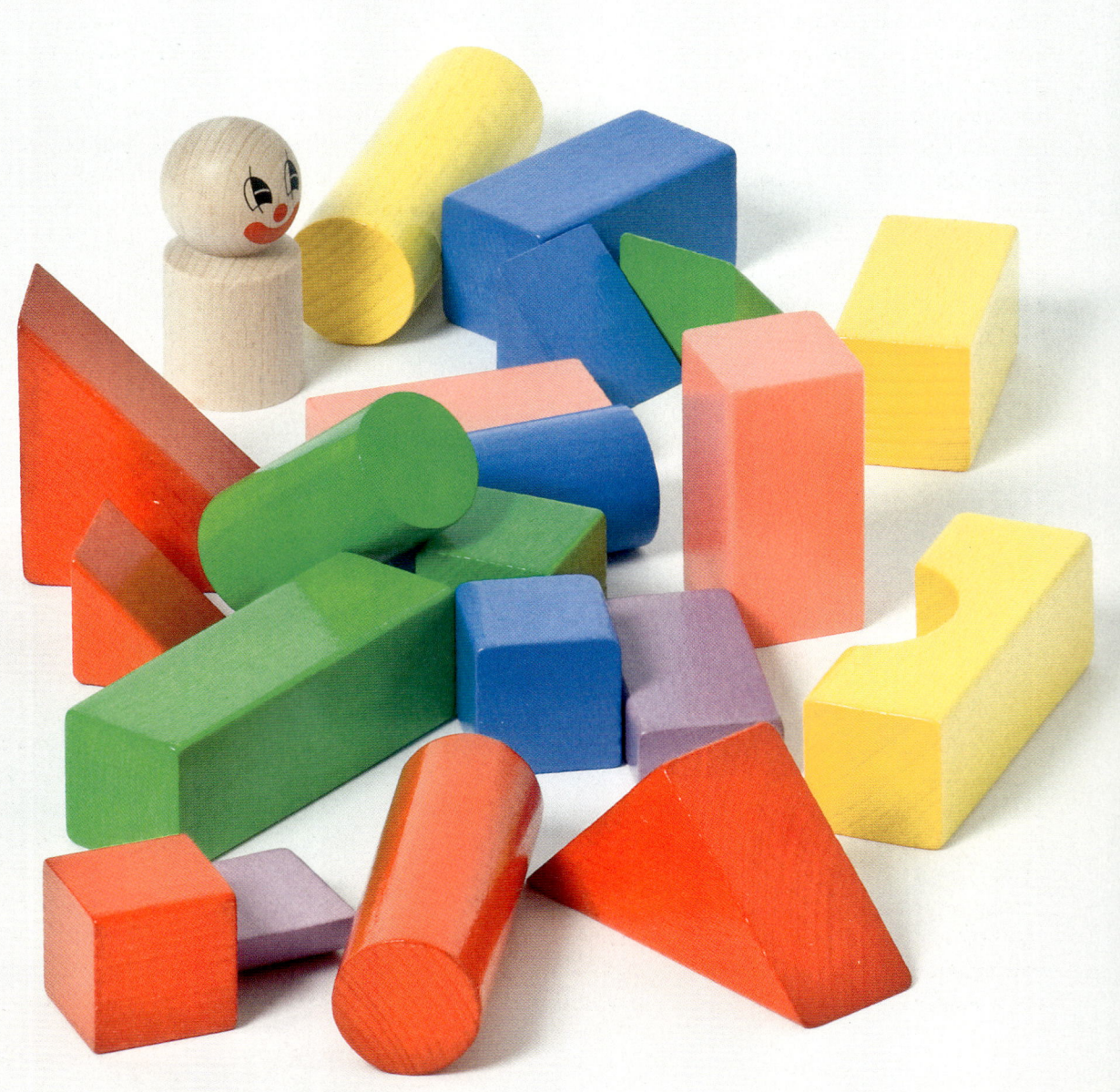

Worauf Sie sich jetzt freuen können

Ich gratuliere Ihnen herzlich zu Ihrem Kind. Sicher haben Sie sich schon viele Gedanken über die Zukunft Ihres Kindes gemacht, haben Bücher gekauft (das Vorliegende ist ein weiteres), im Internet gesurft (weniger empfehlenswert) und Bekannte und andere „Fachleute" interviewt: vielleicht sind Sie trotz der verwirrenden Vielfalt der Meinungen etwas schlauer geworden, vielleicht aber auch nicht. Es ist für „frischgebackene" Eltern nicht immer einfach zu wissen, welche Informationen stimmen und welche nicht. Sie werden so verunsichert, dass dabei die in Ihnen schon vorhandene intuitive Kompetenz verloren geht.

Dieses Buch möchte Ihnen dabei helfen, Sicherheit im Umgang mit Ihrem Kind zu gewinnen. Es zeigt Ihnen die normale Entwicklung Ihres Kindes, wie ich sie als Autor dieses Buches und langjähriger Kinderarzt verstehe. Was sich vor der Geburt und in den folgenden Monaten und Jahren in der Entwicklung eines Kindes ereignet, ist bewundernswert. Sie beobachten, wie Ihr Kind dauernd Fortschritte macht, zunehmend mit Ihnen interagiert und seinen Radius vergrößert – eine unglaubliche Leistung. Die Eltern sehen dem Geschehen mit großer Ver- und Bewunderung zu und fragen sich, wie sie die Fähigkeiten des Kindes unterstützen können. Dieses Buch gibt Ihnen Tipps und Hinweise, wie Sie die Entwicklungsschritte Ihres Kindes positiv beeinflussen können. Sie finden auch immer wieder Hinweise darauf, wann eine Entwicklung vom normalen abweicht und wann Sie mit Ihrem Kinderarzt Rücksprache halten sollten.

Was ist „normal" oder „nicht normal"?

Es gibt nur wenige Worte, die uns leichter über die Lippen gehen, als das Wort normal. Schnell sagt man das oder der „ist ja nicht normal". Was „normal" und was „nicht normal" ist, wird von der Allgemeinheit bestimmt, ohne konkrete Anhaltspunkte. Der Forschungszweig der kindlichen Entwicklung, die Entwicklungspädiatrie, versucht das, was wir als normale oder nicht normale Entwicklung verstehen, zu beschreiben. Die „Entwicklungspädiatrie" als eigener Forschungszweig hat sich erst in den Zwanzigerjahren des letzten Jahrhunderts herausgebildet. Das wird schon am Wort „Entwicklungspädiatrie" deutlich. Was möglicherweise als Entwicklungspsychologie begann, entwickelte sich zur Entwicklungsneurologie. Aber nicht nur Kinderneurologen, sondern vor allem klassische Pädiater (Kinderärzte) sind täglich mit den Fragen der „normalen" Entwicklung konfrontiert, sodass der Name Entwicklungspädiatrie gerechtfertigter erscheint.

Die Reflexe

Ihr Kind kommt mit einer Reihe von angeborenen Reflexen auf die Welt. In den ersten Lebensmonaten haben dann auch noch diese einen deutlichen Einfluss auf die Bewegungsmuster und machen diese etwas komplizierter. Diese Reflexe und Reaktionen müssen zuerst verschwunden sein, bevor Ihr Kind eine gezielte Handlung durchführen kann.

So muss zum Beispiel der Greifreflex, mit dem ein Neugeborenes einen Gegenstand umklammert, verschwunden sein, damit das Kind Gegenstände loslassen und aktiv greifen kann. Die Reflexe beeinflussen alle in unterschiedlichem Ausmaß die Bewegungen Ihres Kindes und werden in den nächsten Wochen und Monaten verschwinden.

1. Angeborene Reflexe

Eine der ersten Leistungen des neugeborenen Kindes ist die Nahrungsaufnahme. Das Neugeborene muss dies jedoch nicht mühsam lernen. Einige Reflexe Ihres Kindes sorgen dafür, dass Ihr Kind schon kurz nach der Geburt Nahrung zu sich nehmen kann: Dies sind der Schluckreflex, der beim Trinken ausgelöst wird, der Saugreflex, der bei Berühren der Lippen zu automatischen

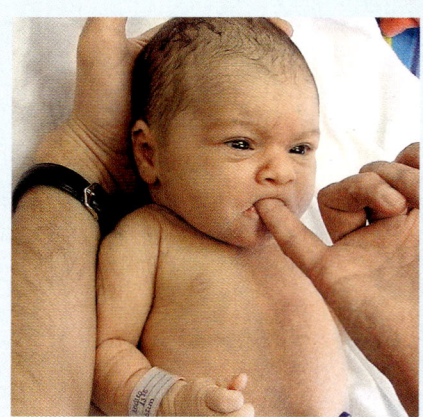

▲ Der Saugreflex: an allem, was ich in den Mund kriege, wird gesogen, oder besser, es wird ausgepresst.

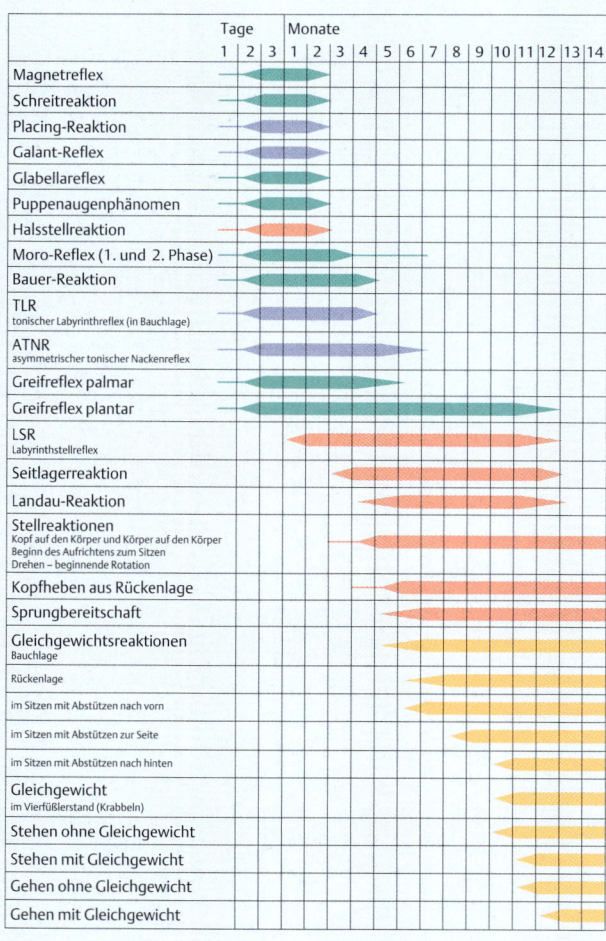

	Tage			Monate													
	1	2	3	1	2	3	4	5	6	7	8	9	10	11	12	13	14
Magnetreflex																	
Schreitreaktion																	
Placing-Reaktion																	
Galant-Reflex																	
Glabellareflex																	
Puppenaugenphänomen																	
Halsstellreaktion																	
Moro-Reflex (1. und 2. Phase)																	
Bauer-Reaktion																	
TLR tonischer Labyrinthreflex (in Bauchlage)																	
ATNR asymmetrischer tonischer Nackenreflex																	
Greifreflex palmar																	
Greifreflex plantar																	
LSR Labyrinthstellreflex																	
Seitlagerreaktion																	
Landau-Reaktion																	
Stellreaktionen Kopf auf den Körper und Körper auf den Körper Beginn des Aufrichtens zum Sitzen Drehen – beginnende Rotation																	
Kopfheben aus Rückenlage																	
Sprungbereitschaft																	
Gleichgewichtsreaktionen Bauchlage																	
Rückenlage																	
im Sitzen mit Abstützen nach vorn																	
im Sitzen mit Abstützen zur Seite																	
im Sitzen mit Abstützen nach hinten																	
Gleichgewicht im Vierfüßlerstand (Krabbeln)																	
Stehen ohne Gleichgewicht																	
Stehen mit Gleichgewicht																	
Gehen ohne Gleichgewicht																	
Gehen mit Gleichgewicht																	

◀ Die Bewegungen des Kindes sind von Reflexen bestimmt, die sich nach einigen Monaten verlieren.

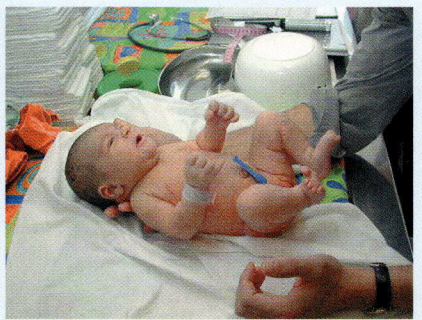

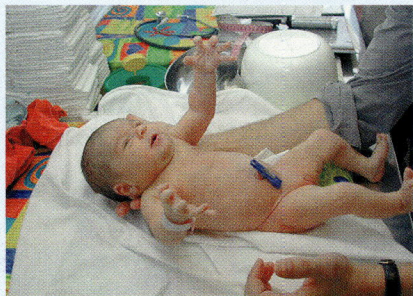

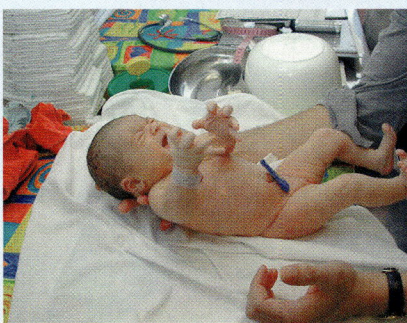

▲ Lässt man meinen Kopf plötzlich fallen, erschrecke ich und breite meine Arme aus , um sie dann sofort wieder zusammenzuführen, als ob ich an etwas festhalten wollte.

Saugbewegungen führt, und der Suchreflex (Rooting), bei dem Ihr Kind bei einer Wangenberührung den Kopf zum Reiz wendet und den Mund öffnet.

Auch die Reaktionen des Säuglings auf einen Schrecken sind eine automatisierte Körperreaktion. Beispielsweise läuft der sogenannte Moro-Reflex immer gleich ab: zuerst das Öffnen und dann das Schließen und Greifen der Arme.

2. Schutzreflexe

In Bauchlage legt Ihr Säugling den Kopf automatisch zur Seite. Dieser Schutzreflex ist eine Voraussetzung für die gefahrlose Einnahme der Bauchlage. Andere Reflexe, wie Nies-, Husten-, Würge- und Blinzelreflex, dienen dem Kind dazu, Fremdkörper, die in die Nase, die Atemwege, die Speiseröhre oder die Augen kommen, wieder loszuwerden.

Auf der Seite meines Gesichtes strecke ▶ ich den Arm. Auf der Seite meines Hinterhauptes beuge ich den Arm (ATNR).

3. Tonische Reflexe

Tonische Reflexe überwachen die Lage des Körpers im Raum und bestimmen die Stellung der Körperteile zueinander. Diese Reflexe regulieren die Tonusverteilung der gesamten quergestreiften Muskulatur. Hierzu gehört z. B. der ATNR (asymmetrisch tonischer Nackenreflex). Bei nicht zu heftiger Drehung des Kopfes nach einer Seite erfolgt eine Streckung der auf der Seite des Gesichtes liegenden Gliedmaßen, während die auf der Seite des Hinterhauptes liegenden Gliedmaßen gebeugt werden. Am Arm ist dieser Reflex ausgeprägter als am Bein und führt zur sogenannten „Fechterstellung". Der ATNR verschwindet in der Regel im 4.–5. Lebensmonat, kann jedoch bei einer leichten Bewegungsstörung sehr lange nachweisbar bleiben. Auch das „Placing" (siehe Bilder S. 16) gehört zu den tonischen Reflexen.

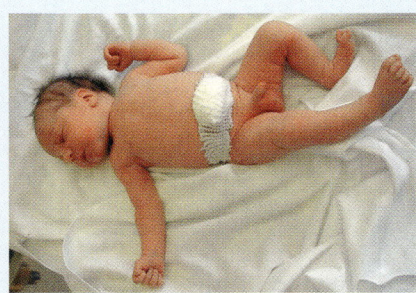

4. Stellreaktionen

Die Stellreaktionen, die die tonischen Reflexe ablösen, geben dem Kind die Möglichkeit, Lage und Bewegungen des Kopfes, des Rumpfes und der Gliedmaßen der Schwerkraft entsprechend einzustellen. Sie sind Voraussetzung für die Entwicklung der aufrechten Körperhaltung und der Fortbewegung.

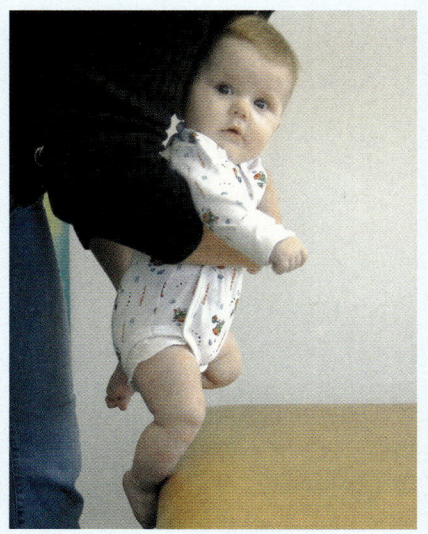 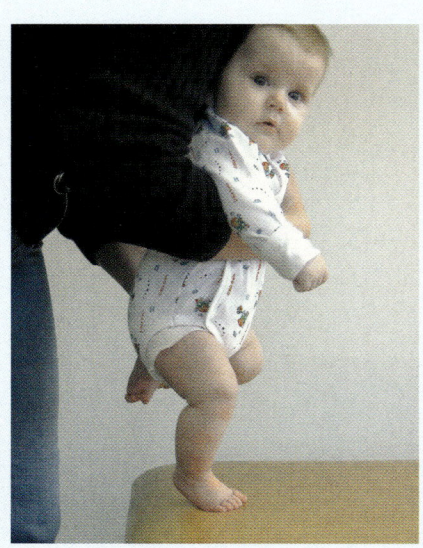

▲ Beim „Placing" hebe ich mein Bein, wenn der Fuß an die Liege kommt automatisch und stelle den Fuß auf der Unterlage ab.

5. Statokinetische Reflexe und Gleichgewichtsreaktionen

Diese Reflexe sind während des ganzen Lebens auslösbar. Sie bewirken die Aufrechterhaltung des Gleichgewichtes, wenn der Körper passiv aus der Mitte verlagert wird. Der Stütztonus nimmt zu und wirkt der einwirkenden Kraft entgegen. Diese Reflexe, z. B. die Sprungbereitschaft, bilden sich erst ab dem 7. Monat aus und sollen ab dem 12. Monat voll vorhanden sein. Diese Reaktion ist sehr wichtig für das freie Sitzen, da Ihr Kind sich abstützen muss, wenn es umfällt.

▲ Durch die Sprungbereitschaft oder Fallschirmreaktion schützt sich das Kind mit vorschnellenden Armen vor Verletzungen des Gesichts (beginnend ab 6. Lebensmonat).

Was bestimmt uns – die Gene oder die Umwelt?

Eines der grundlegenden Probleme der Wissenschaftler ist die Frage, was uns und unsere Entwicklung mehr beeinflusst, unsere Gene, die wir von den Eltern geerbt haben und auf die wir keinen Einfluss haben, oder die Umwelteinflüsse. Grundsätzlich unterscheidet man daher endogene, anlagebedingte Entwicklungstheorien von exogenen (umweltbedingten) Entwicklungstheorien. Während Erstere davon ausgehen, dass die Entwicklung eines Kindes einzig von seinen Genen bestimmt wird, gehen Letztere davon aus, dass nur Umwelteinflüsse, Erziehung usw. die Entwicklung ermöglichen bzw. ändern.

Die von der Genetik bestimmten Entwicklungstheorien gehen von gewissen Gesetzmäßigkeiten aus:

- Die Entwicklung verläuft linear von unreif zu reif.
- Sie wird genetisch gesteuert und kontrolliert.
- Sie folgt einer zeitlichen und funktionellen Gesetzmäßigkeit.
- Sie ist gekennzeichnet durch Invariabilität: alle Kinder der Welt entwickeln sich gleich.
- Eine frühe Störung stört die gesamte Entwicklung.
- Die Einflüsse der Eltern, der Umwelt auf die Entwicklung sind vernachlässigbar!

Die „exogenen" Entwicklungstheorien gehen davon aus, dass die Entwicklung unabhängig von den Genen verläuft:

- Die Entwicklungsschritte sind unabhängig voneinander und nicht hierarchisch (nicht ein Ereignis kommt nach dem anderen).
- Sie zeichnen sind durch (die unterschiedlichen Einflüsse bedingt) große Variabilität aus.
- Die Kinder entwickeln sich auf der ganzen Welt sehr unterschiedlich.
- Bei Störungen ist in der Regel nicht die ganze Entwicklung betroffen

Die Auseinandersetzungen zwischen den Theorien dauern an. Je nach gesellschaftlichem Trend erhält die eine oder andere Theorie gerade mehr Akzeptanz und Verbreitung. Vermutlich liegt die Wahrheit irgendwo in der Mitte: Die Entwicklung ist genetisch vorbestimmt (die „biologische" Sichtweise), erlaubt aber einige Veränderungen durch Erziehung und Umwelt. Je mehr den exogenen Faktoren für die Entwicklung Bedeutung beigemessen wird, desto größer wird auch die Verantwortung der Eltern, Erzieher (Ärzte) und der Gesellschaft für die Entwicklung ihrer Kinder. Bei Betonung der genetischen Vorbestimmung kann auf individueller Ebene eine gewisse Entlastung von der Erziehungsverantwortung der Eltern eingeräumt werden: die Kinder werden „trotz" uns Eltern zu vernünftigen Erwachsenen! Für jede Theorie gibt es in der Literatur viele Beispiele. Die Basis der im Buch beschriebenen Beobachtung der kindlichen Entwicklung basiert auf meinen eigenen Beobachtungen und den aktuellen Theorien der Entwicklungspädiatrie.

Ihre Verantwortung als Eltern

Die Entwicklung Ihres Kindes verläuft zum einen nach biologischen Gesetzmäßigkeiten, nach einem genetisch vererbten Entwicklungsplan, worauf Sie keinen Einfluss haben. So lernen alle gesunden Kinder gehen, einige früher, andere später. Das ist ein Trost und entlässt Sie etwas aus Ihrer Verantwortung. Im Laufe seiner Entwicklung macht Ihr Kind einen Entwicklungsschritt nach dem anderen durch (mit kleinen Ausnahmen): zuerst Gehen, dann Rennen usw. Hier spielen die Reifungsprozesse des Zentralnervensystems eine wichtige Rolle. Alles, was Ihr Kind erlernt hat, wird es umgehend üben. Hier können Sie Ihr Kind aktiv unterstützen, indem Sie ihm den Raum und die Gelegenheiten dazu geben!

Die Annahme aber, dass Kinder zum Teil stärker das Verhalten ihrer Eltern beeinflussen als umgekehrt diese durch ihr Verhalten die Reaktionen ihrer Kinder bewirken, wurde ein-

Die Entwicklungsstufen verstehen

drücklich und einwandfrei nachgewiesen. Im gesamten Verlauf der Kindheit kommt allem, was Eltern tun, eine wichtige Rolle zu, weil sie als Erfahrenere und Mächtigere in der Beziehung die dingliche und soziale Welt, in die die Kinder hineinwachsen, interpretieren und dem Kind verständlich machen können. Während der Kindheit schaffen die Eltern für ihre Kinder Erfahrungsräume, die auf den eigenen Erfahrungen in ihrer Kindheit beruhen und eine mehr oder weniger gelungene Anpassung an die aktuelle Lebenssituation darstellt.

In den verschiedenen Entwicklungsphasen der Kinder kommen unterschiedliche Verhaltensweisen der Eltern zum Tragen. So ist es in der frühen Kindheit die Feinfühligkeit der Eltern, die vor allem bei schwierigen Voraussetzungen der Kinder beispielsweise in Bezug auf das Temperament eine große Rolle für eine erfolgreiche kindliche Entwicklung

spielt. In späteren Entwicklungsabschnitten der Kindheit ist es die Fähigkeit der Eltern, Entwicklungsschritte ihrer Kinder gedanklich vorwegzunehmen und durch Verständnis, Toleranz, Offenheit und Unterstützung zu begleiten.

Die Aufgaben der Eltern kann man mit dem Führen eines Verkehrsmittels vergleichen: angepasste Geschwindigkeit, auf Verkehrssignale achten, den Verkehr beobachten und vorausschauend den Fuß vom Pedal nehmen. Die Menschen (alle) im Auto anschnallen und sich rücksichtsvoll, auch gegenüber der Natur, fortzubewegen! Dann muss noch, mit dem Wachstum und der Entwicklung der Kinder, sowohl der Kindersitz angepasst werden, und es muss – je nach Alter – darauf vorbereitet werden, auch einmal ein aktiver und vernünftiger Verkehrsteilnehmer zu werden. Der Fahrer (die Eltern) müssen das Steuerrad in den Händen behalten und bei Konflikten

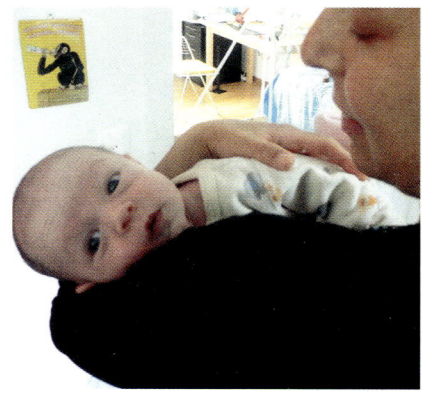

▲ Ich bin ganz und gar auf meine Eltern angewiesen.

im Auto, aber auch mit anderen Verkehrsteilnehmern versuchen, die eigenen Aggressionen zu unterdrücken und versuchen, friedliche und verständnisvolle Lösungen und Kompromisse zu ermöglichen! Eltern, die es schaffen, von Kind zu Kind zu lernen und gleichzeitig sich in ihrer Partnerschaft gegenseitig als Eltern erziehen und akzeptieren lernen bzw. miteinander Eltern werden, verbringen eine unvergleichliche Leistung.

Was ist „Entwicklung"?

Es gibt keinen vollständigen Konsens darüber, was „Entwicklung" ist.
▌ Ist Entwicklung mit Veränderung gleichzusetzen, oder eher mit Anpassung?
▌ Ist es die Abfolge alterstypischer Errungenschaften durch genetisch bedingte Reifung?

▌ Ist Entwicklung eine Veränderung, die immer zum Besseren, zu Fortschritten führt?
▌ Inwieweit sind die individuellen Entwicklungsprozesse von der Entwicklung der Gesellschaft abhängig?

▌ Ist Entwicklung die lebensalterbezogene, langfristige und geordnete, unterschiedliche Veränderung unterschiedlicher Persönlichkeiten in unterschiedlichen, sich verändernden Umwelten?

Die verschiedenen Theorien – ein kurzer Überblick

Theorien über die menschliche Entwicklung widerspiegeln den Zeitgeist, in dem sie entstanden sind und sind nicht endgültig. Ebenso liegen den Theorien ein bestimmtes Menschenbild und damit ein Zeitgeist zugrunde. Theorien sind wichtig, da sie Erklärungen für Beobachtetes geben können. Wenn zum Beispiel ein Säugling schreit, gibt es dafür verschiedene Gründe: er hat Hunger, fühlt sich einsam, hat die Windeln nass oder ist einfach unglücklich. Jede dieser Erklärungen beruht auf einer Theorie (Hunger = biologisches Bedürfnis), die wir dann durch Beobachtungen bestätigen oder widerlegen können: das Kind trinkt die angebotene Milch mit großer Lust, und hat damit eine unserer Theorien über den Grund des Schreiens bestätigt. Dieses Beispiel kann deutlich machen, wie wichtig die Theorien hinter unseren Erklärungsversuchen sind.

Grundsätzlich können fünf verschieden, historisch gewachsene Theorien unterschieden werden:

Die biologische Theorie der Entwicklung.
Bei dieser Entwicklungstheorie wird postuliert, dass die Entwicklung nach vorgegebenen biologischen Gesetzen verläuft. Ein typischer Vertreter diese Schule ist einer der ersten Entwicklungspädiater: Arnold Gesell. Er führt die Entwicklung auf die Realisierung von erbbedingten Vorbestimmungen zurück. Die Theorie besagt, dass die Entwicklung auch ohne äußeren Einfluss stattfindet. Das Kind lernt gehen, sprechen usw. aufgrund eines biologisch festgelegten Programms. Die Umwelt hat hier kaum einen Einfluss. Diese Theorie wird auch Reifungstheorie genannt. Eine Variation davon ist die „evolutionäre Theorie", die besagt, dass sich das innere Programm der Entwicklung der Kinder und der Eltern an die jeweilige Umwelt optimal anpasst und somit das den Umständen entsprechende bestmögliche Überleben garantiert.

Die psychodynamische Theorie der Entwicklung
besagt, dass die Entwicklung vor allem dadurch bestimmt wird, wie die Kinder die typischen Konflikte ihres Entwicklungsalters lösen. Ein Exponent dieser Theorie ist sicherlich Sigmund Freud. Er hat eine eher psychosexuelle Sichtweise, die bekanntermaßen den Einfluss der Psyche und der Umwelt viel größer gewichtet. Dabei spielt auch der Konflikt zwischen dem biologisch angelegten Programm und den aktuellen Regeln der Gesellschaft, was gut und was falsch ist, eine Rolle. Ein weiterer Exponent dieser Theorie ist Erik Erikson, der seine Theorie aufgrund von Beobachtungen an Indianerstämmen aufgestellt hat. Er veranschlagt den Einfluss der Gesellschaft auf die Entwicklung des Kindes viel höher. Besonders bedeutend sind die Entwicklung von Vertrauen, Autonomie, Fähigkeiten und Identität für das Kind.

Bei der „Lerntheorie" wird davon ausgegangen, dass das Kind mehrheitlich Fortschritte macht, indem es von der Umwelt lernt. Burrhus F. Skinner, ein amerikanischer Psychologe, auch Vater des Behaviorismus genannt, ist ein typischer Vertreter dieser Schule. Die von ihm sogenannte „operante Konditionierung" beinhaltet Lernen durch Bestätigung und Strafe. Dies sei die Ursache von Entwicklung. Albert Bandura, ein kanadischer Psychologe, legt den Schwerpunkt mehr darauf, wie Kinder die Welt in der sie leben sich zu erklären suchen. Aber auch bei ihm spielen Bestrafung und Lob eine zentrale Rolle in der Entwicklung.

Die kognitive Entwicklungstheorie
wird vor allem von dem berühmten Schweizer Entwicklungspsychologen Jean Piaget vertreten. Er kritisiert das im Zentrum des klassischen Behaviorismus stehende simplizistische Reiz-Reaktionsschema und die Konzeption des Lernens als Konditionierung und Habituation. Jean Piaget, ein als universeller Konstruktivist, postuliert, dass das menschliche Handeln von inneren Prozessen gesteuert wird, ähnlich einer Pflanze, aber durch die verschiedenen Stadien der kognitiven

Die Entwicklungsstufen verstehen

Entwicklung des Kinds Modifikationen erfährt.

Die Kontexttheorie besagt, dass die Entwicklung mittelbar und unmittelbar durch die Umwelt bestimmt wird. Ein typischer Vertreter dieser Theorie ist Lev Semenovich Vygotsky, ein russischer Entwicklungspsychologe. Er betont die Rolle der Eltern und anderer Bezugspersonen für die Entwicklung des Kindes.

Wie schon eingangs erwähnt können einzelne Theorien heute als überholt gelten, und keine hat den Beweis erbracht, dass sie allein die Entwicklung des Kindes restlos zu erklären vermag. Aber eben, wie beim schreienden Kind, manchmal war eben doch nicht der Hunger der Grund für das Schreien, sondern die Einsamkeit. Wichtig ist, dass wir uns bewusst sind, dass auch wir Theorien über die Ereignisse haben, und diese bestimmen unsere Lösung eines Problems.

Die Entwicklung – in Zahlen gefasst

In Studien und Forschungen wird versucht, das „Normalverhalten" des Kindes von Varianten und Abnormitäten abzugrenzen. So werden beispielsweise anhand von Langzeitstudien von vielen Kindern das Wachstum oder der Schlaf dokumentiert und in sogenannten Perzentilen aufgezeichnet.

Am Beispiel dieser Schlafperzentile wird klar, dass Normalität kein absoluter Wert ist: ein Kind schläft „normalerweise" im Alter von 1 Jahr insgesamt 14 Stunden, manche aber nur 11, andere sogar 17 Stunden. Die Illustration führt vor Augen, wie groß die Variabilität ist! Noch eine Beobachtung kann man machen: In der Regel machen Kinder keine Sprünge in diesen Perzentilen, man kann eher sagen, sie entwickeln sich in einer eigenen Linie (einem Kanal), die parallel zu den Perzentilen verläuft. Für die Größe eines Kindes heißt das, eher kleine Kinder werden in der Regel auch eher kleine Erwachsene, große Kinder wachsen im Bereich der obersten Perzentilen und werden später auch eher große Erwachsene. Mit „Stabilität des Wachstums" ist dieses Verhalten ganz gut beschrieben. Erst wenn ein Kind mit seinen Werten diesen Perzentilenkanal verlässt (und zwar egal ob nach oben oder unten) oder von Beginn an außerhalb der Perzentilen liegt, ist dies auffällig. Sinnvoller wäre es, statt von „normal" und „nicht normal" von einem Normbereich zu sprechen, also „Das ist nicht im Normbereich" anstelle von „Das ist nicht normal!"

▼ Schlafperzentile für 24 Stunden.

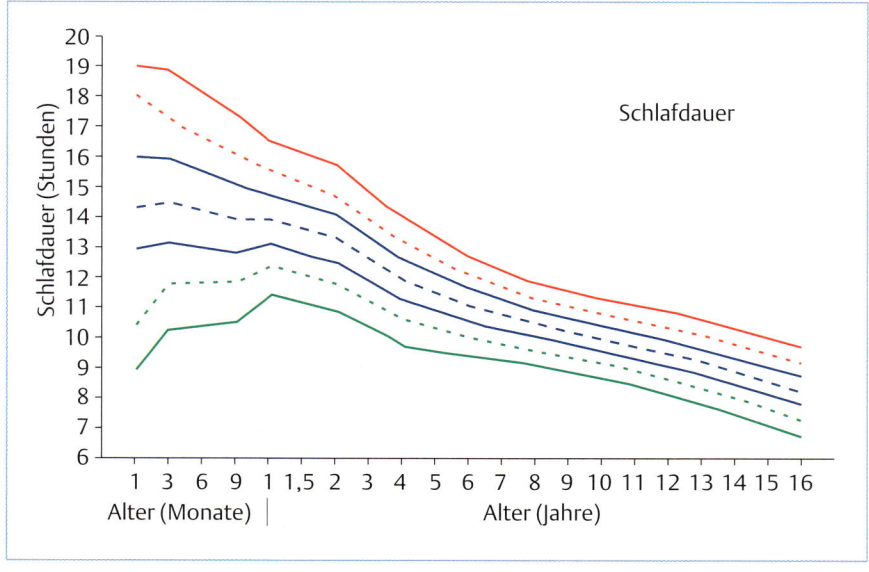

Das Fit-Konzept

Eigentlich kennen Sie den Begriff bisher nur aus dem Sport: Sie halten sich „Fit". Hier lernen Sie einen neuen Zusammenhang kennen: Versuchen Sie einen „Fit" in Ihrer elterlichen Beziehung, aber auch in der Erziehung Ihres Kindes zu erreichen.

Was bedeutet „Fit" und „Misfit"?

Mit „Fit" bezeichnet man hier eine Haltung, die eine möglichst gute Übereinstimmung zwischen den individuellen Bedürfnissen und Entwicklungseigenheiten des Kindes und seiner Umwelt anstrebt. Die Herausforderung des Fit-Konzeptes besteht darin, sich als Eltern und Erzieher auf die Individualität des Kindes einzustellen: das Verhalten des Kindes richtig zu lesen und im Umgang mit dem Kind das richtige Maß zu finden. Es gilt, Platz für die Bedürfnisse des Kindes zu schaffen. Aber auch die eigenen Bedürfnisse und die des Partners dürfen nicht vernachlässigt werden.

Ein „Misfit" ist eine Person, deren Verhalten oder deren Haltung im Vergleich zu den anderen Menschen auffällig ist. Es bezeichnet aber zugleich auch einen Zustand, bei dem ein Mensch bzw. ein Kind sich in einem nicht übereinstimmenden Verhältnis zwischen seinen eigenen Wünschen und seiner Wirklichkeit befindet.

Remo H. Largo und Oskar G. Jenni haben aus dieser Beobachtung das Zürcher Fit/Misfit-Konzept entwickelt: „Die Vielfalt unter Kindern ist in jedem Alter so groß, dass nur ein individueller Umgang dem einzelnen Kind gerecht werden kann. Das Fit-Konzept strebt eine Übereinstimmung zwischen dem Kind und seiner Umwelt in den Bereichen „Geborgenheit", „soziale Anerkennung" und „Entwicklung und Lernen" an. Gelingt die Übereinstimmung von Kind und Umwelt, fühlt sich das Kind wohl, ist interessiert an der Umwelt und entwickelt ein gutes Selbstwertgefühl". Der Begriff „Fit" geht auf Stella Chess und Alexander Thomas zurück und wurde für das Zürcher Konzept adaptiert. Die beiden Kinderpsychiater haben den Ausdruck „goodness of fit" eingeführt. Ein Kind kann sich dann optimal entwickeln, wenn eine Übereinstimmung zwischen seinem Temperament und seiner Motivation einerseits und den Erwartungen, Anforderungen und Möglichkeiten der Umwelt andererseits besteht. Da aber die Vielfalt unter den Kindern und Eltern und deren Vorstellungen von sich und dem Gegenüber sehr groß ist, sind Unstimmigkeiten zwischen ihnen absehbar. Eine fehlende Übereinstimmung von „kindlicher Realität" und elterlichen Erwartungen, sogenannte Misfits, sind aber die Hauptursache für Verhaltensauffälligkeiten (von Kindern und Eltern!). So entstehen die meisten erzieherischen Probleme dadurch, dass die Erziehungsvorstellungen der Eltern nicht mit den Bedürfnissen und Eigenheiten ihrer Kinder übereinstimmen.

Ein Beispiel: Schlafstörungen

20 bis 30 Prozent der Säuglinge und Kleinkinder wachen nachts auf. Eine Schlafstörung ist aber nur ausnahmsweise darauf zurückzuführen, dass das Kind körperlich oder psychisch krank wäre oder seine Eltern erzieherisch wirklich versagt haben. Der häufigste Grund für nächtliches Auf-

21

Das Fit-Konzept

wachen sind die falschen Erwartungen der Eltern: das Kind hat durchzuschlafen!

Im Umgang mit Kindern, seien sie nun normal entwickelt, begabt oder behindert, besteht die Herausforderung darin, sich auf die Individualität des Kindes einzustellen: sein Verhalten richtig zu lesen, mit dem Kind angemessen umzugehen und nicht zu wenig, aber auch nicht zu viel zu erwarten. Es so zu nehmen, wie es ist. So einfach das auch klingen mag, so schwierig ist es im Alltag

umzusetzen. Eltern und andere Bezugspersonen sind keine perfekten „Kinderleser". Sie müssen auch nicht ständig die Bedürfnisse ihres Kindes zu erahnen suchen und ihr Verhalten interpretieren: was hat er wohl mit dem gemeint, was soll nun dies wieder bedeuten.

Jedes Kind hält Frustrationen aus und kann seine Bedürfnisse formulieren. Es darf aber erwarten, dass seine Bedürfnisse und diesbezüglichen Verhaltensäußerungen ernst genommen werden und dass „angemessen"

darauf reagiert wird. Wenn dies unterbleibt, sucht sich das Kind andere Vorbilder, denn das Kind ist biologisch darauf angelegt, sein Verhalten nach Vorbildern auszurichten. Es sucht zum Beispiel bei Misfit vielleicht auch solche, die sich die Eltern für ihr Kind nicht wünschen wie Ersatz in Fernsehsendungen, im Internet und anderen Medien. Kindern als Ausweg vor elterlicher Verantwortung und Engagement der Selbstbestimmung zu überlassen, ist nur dann sinnvoll, wenn das Kind auch kompetent dafür ist.

Misfits auf verschiedenen Ebenen

Eine mangelnde Übereinstimmung zwischen dem Kind und seiner Umwelt kann in verschiedenen Bereichen auftreten:

Misfit im familiären Bereich durch ungünstige Verhaltens- und Erziehungsstrukturen: Nicht angemessenes elterliches Verhalten reicht von zu hohen oder zu tiefen Erwartungen über Rat- und Grenzenlosigkeit und Konzeptlosigkeit bis hin zu Verwahrlosung und Misshandlung der Kinder in psychischer oder physischer Art. Um dem Kind zu helfen, versuchen die Eltern aktiver zu werden. Aber sehr bald schon vermischen sich Inhalts- und Beziehungsaspekte zwischen Mutter/Vater und dem Kind. Das Kind reagiert typischerweise in-

itial mit Abwehr bzw. endlosen Diskussionen und letztlich Rückzug, es gibt auf. Eine wiederholt beobachtete elterliche Reaktion ist dann das sogenannte „Therapy lifting", bei welcher die Kinder vom einen Therapeuten zum nächsten gebracht werden.

Misfit durch fehlerhafte Stimulation: Berufstätige Eltern, oder auch solche die von Ihrem Kind enttäuscht sind, da es deren Erwartungen nicht erfüllt, nutzen gerne den Fernseher als „Babysitter". Viele Kinder konsumieren daher unkontrolliert geeignete und ungeeignete Sendungen. Studien belegen die schädlichen Auswirkungen auf die Entwicklung des Kindes. Im Rahmen eines erzieherischen „Reframing" gilt es, das Ausmaß, die

Zeit des Gebrauchs (bereits vor dem Kindergarten ist besonders schlecht) und den Inhalt genau zu regeln. Leitlinie muss sein, dass der Medienkonsum die Entwicklung nicht kompromittieren darf.

Misfit durch die familiäre Situation: Krankheiten (z. B. von Geschwistern), finanzielle Probleme, andauernde Streitigkeiten und Trennungen der Eltern belasten die betroffenen Kinder. Funktionierende Familiensysteme sind von entscheidender Bedeutung für die Entfaltung der Kinder. Mit zunehmender Scheidungsrate ist die „normale" Familie zum Auslaufmodell geworden. Einzelkindfamilien, allein erziehende Eltern, Patchwork-Familien werden zum Alltag.

Es kann eine Überforderung bedeuten, alleine für die Erziehung verantwortlich zu sein. Differenzen zwischen den getrennten Eltern belasten die Situation noch zusätzlich, und der Einfluss auf die Kinder wirkt oft widersprüchlich.

Misfit durch Migrantenstatus:
Aufsteiger und Migrantenkinder stehen unter einem besonderen Druck, da die Eltern häufig unter Anpassungs- und Erfolgsdruck stehen, den sie ungefiltert ihren Kindern übertragen. Der sozioökonomische Hintergrund bestimmt leider nach wie vor die Ausbildungschancen! Da in bildungsfernen Familien und deren Umgebung die latente Tendenz zu Gewalt weitaus größer ist, entsteht eine explosive Mischung. Dass hier sowohl Lehrer als auch die Gesellschaft an Grenzen kommen ist ausgewiesen. Eine neue Integrationspolitik ist gefragt, die diesen Kindern eine reellere Chance gibt, auch am (Berufs-) Leben teilzunehmen

Misfit in der Beziehung zu Gleichaltrigen:
Kinder müssen sich ständig in der Gruppe der Gleichaltrigen behaupten. Immer wieder auftretende Verletzungen (mit Worten oder Taten), das sogenannte Mobbing, haben weitreichende Folgen für die betroffenen Kinder. Falsch verstandene Loyalität der Gruppe gegenüber erschwert oft die Analyse von Verhaltensauffälligkeiten.

Misfit im Leistungsbereich:
Sowohl unter- als auch Überforderung durch die Eltern oder Lehrer können für die Kinder ein Problem darstellen. Hier sind die Schulen gefragt. Oft findet man hier eine falsch verstandene Leistungsnivellierung und die sture Erfüllung von Lehrplänen statt der Vermittlung von interessanten motivierenden Lehrinhalten. Sinnvolle Ansätze wären hier Veränderungen in der Art der Stoffvermittlung, Eigeninitiative statt Rezeptivität und Kreativität fördernde Pädagogik anstelle der Desozialisierung im Klassenverband. Die Leistung des Schülers wird nicht selten als Erfüllung von Erwartungsnorm und Facherhgeiz des Lehrers bzw. der Eltern gesehen, die selber die Leistungen nicht bringen konnten („Achievements by proxy", Stellvertreterleistungen).

Diese Aufzählung ließe sich noch durch viele Bereiche ergänzen. Die Lebenssituation eines Kindes ist von unzähligen Faktoren bestimmt. Für die Eltern besteht die verantwortungsvolle Aufgabe, alle Bereiche im Blick zu haben und bei Auffälligkeiten des Kindes nach den Ursachen zu fahnden. Ein Misfit führt beim Kind zu einer Beeinträchtigung des Wohlbefindens und möglicherweise zu Verhaltensauffälligkeiten, psychosomatischen Symptomen und Entwicklungsverzögerungen. Es ist auch mit einer abwägenden Beurteilung nicht immer leicht zu erkennen, ob eine derartige Verhaltensstörung primär die „Erziehungsschwierigkeiten" begründet oder aber sekundär durch diese erst ausgelöst wurden. Diese Problematik erinnert ein bisschen an die Frage, „Was war zuerst da, das Huhn oder das Ei?".

▶ Das Fit-Konzept strebt eine Übereinstimmung zwischen dem Kind und seiner Umwelt in verschiedenen Bereichen an.

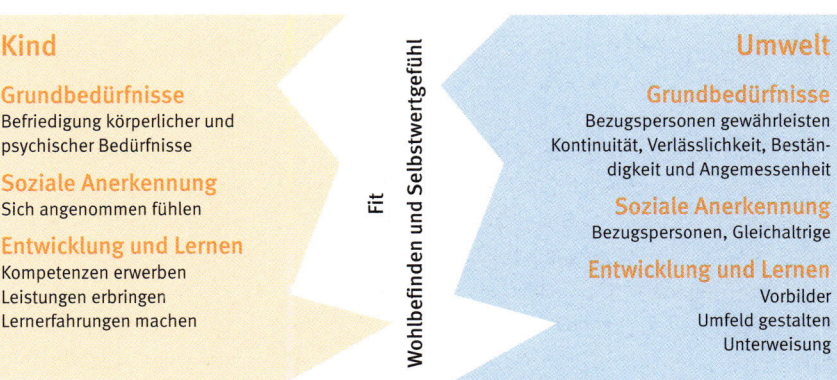

Kind

Grundbedürfnisse
Befriedigung körperlicher und psychischer Bedürfnisse

Soziale Anerkennung
Sich angenommen fühlen

Entwicklung und Lernen
Kompetenzen erwerben
Leistungen erbringen
Lernerfahrungen machen

Fit

Wohlbefinden und Selbstwertgefühl

Umwelt

Grundbedürfnisse
Bezugspersonen gewährleisten Kontinuität, Verlässlichkeit, Beständigkeit und Angemessenheit

Soziale Anerkennung
Bezugspersonen, Gleichaltrige

Entwicklung und Lernen
Vorbilder
Umfeld gestalten
Unterweisung

23

Das Fit-Konzept

Die Umsetzung im Alltag

Genauso wie Durst und Hunger des Kindes gestillt sein wollen, ist auch sein Bedürfnis nach Nähe und Sicherheit zu befriedigen. Dazu sind die Bezugspersonen (Eltern) da. Sie geben dem Kind eine sichere Basis und ermuntern es, die Welt zu entdecken. Dabei überlassen sie die Initiative dem Kind und schreiten nur ein, wenn Gefahr droht. Wie beschrieben, strebt das Fit-Konzept eine Übereinstimmung zwischen dem Kind und seiner Umwelt in den Bereichen „Geborgenheit", „soziale Anerkennung" und „Entwicklung und Lernen" an. Gelingt die Übereinstimmung von Kind und Umwelt, fühlt sich das Kind wohl, ist interessiert an der Umwelt und entwickelt ein gutes Selbstwertgefühl.

Geborgenheit
Das Fit-Konzept legt besonderen Wert auf Geborgenheit, weil sie die Grundvoraussetzung für die Entwicklung eines guten Selbstwertgefühls des Kindes ist. Elemente für eine Geborgenheit sind:

- gegenseitige Vertrautheit zwischen Kind und Bezugsperson
- Verfügbarkeit der Bezugsperson
- Beständigkeit der Bezugsperson
- Angemessenheit der Reaktion und Interaktion
- Kontinuität der Betreuung

Soziale Anerkennung
Ein Kind fühlt sich nicht umso besser, je mehr Zuwendung es bekommt oder je mehr sich die Bezugsperson mit dem Kind abgibt. Nicht die Quantität ist das Maß, sondern die an die Entwicklung des Kindes angepasste Qualität. Es braucht die Zuwendung auch nicht beispielsweise dann, wenn es dem Erwachsenen passt – sondern dann, wenn es sie braucht. Der Zuwendungsbedarf ist dabei von Kind zu Kind sehr unterschiedlich! Eine besonders wichtige Form der Zuwendung ist das gemeinsame Erleben. Den Erwachsenen bei ihren Aktivitäten zuzusehen und allenfalls mitzutun, ist ein wesentlicher Bestandteil des Lernens. Wendet es das so Gelernte an, wird das Kind Anerkennung erhalten. Die Anerkennung, die Bezugspersonen einem Kind geben, sollte dabei aber immer seiner Person gelten und nicht seinen Leistungen und Fähigkeiten. Ein Kind wird mehr Zuwendung und Anerkennung brauchen als ein anderes. Das zu erkennen ist die Basis einer kindgerechten, individuellen Erziehung.

▶ Mutter und Kuscheltier: doppelt gesichert!

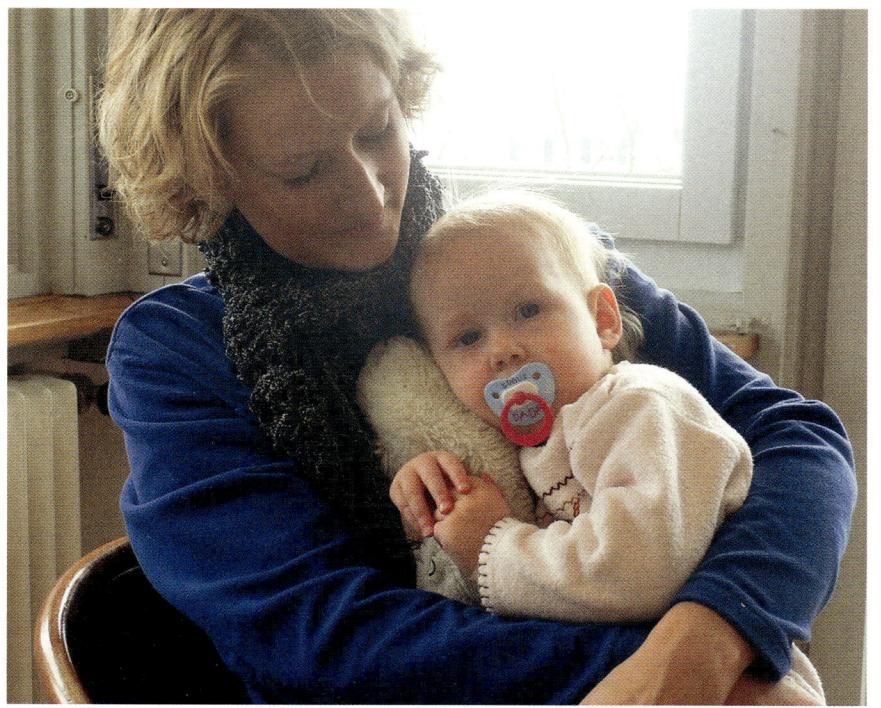

Entwicklung und Lernen

Eltern müssen Vorstellungen über die Erziehung revidieren. Statt Vorstellungen zu haben, wie ihr Kind zu lernen hat, müssen sie Vertrauen in die Individualität ihres Kindes entwickeln, bzw. haben. So werden nicht alle Kinder von „studierten" Eltern „studierte" Kinder! Eine groß angelegte Studie bei den ersten alternativ lebenden Kommunen in den 60er-Jahren ergab, dass die Kinder dieser Großfamilien vor allem eins werden wollten: Bankdirektoren – und nicht Selbstversorger. Eltern müssen lernen, nicht nur die Individualität des Kindes zu respektieren, sondern auch lernen, sich darauf zu verlassen, dass ihr Kind sich nach seinen eigenen Regeln und mit eigenem Tempo bestens entwickeln wird. Dazu muss dem Kind auch ermöglicht werden, Erfahrungen, auch schlechte, zu machen. Das wiederum muss auch das Kind von den Bezugpersonen spüren und erfahren! Die Schule wiederum muss lernen, auf die Wünsche und Bedürfnisse des Kindes genauso individuell einzugehen wie die Betreuungspersonen. Dann sind dem Lerneifer und dem Lernerfolg des Kindes keine Grenzen gesetzt.

Die einfachen Regeln

Das Fit-Konzept hat seinen Niederschlag auch im modernen Begriff der Resilienzentwicklung gefunden. Es wurden daraus sehr einfache Regeln abgeleitet, wie Sie Ihr Kind gut auf das Leben vorbereiten können:

- Üben Sie Einfühlungsvermögen.
- Äußern Sie sich klar und hören Sie aktiv zu.
- Versuchen Sie nicht, immer auf dem gleichen (erfolglosen) Weg zum Ziel zu gelangen.
- Geben Sie Ihrem Kind mit Ihrer Liebe das Gefühl, als Mensch in seinem eigenen Wert geschätzt und willkommen zu sein.
- Akzeptieren Sie Ihr Kind so, wie es ist, und verhelfen Sie ihm zu realistischen Erwartungen und Zielvorstellungen.
- Loben Sie Ihr Kind eher für seine Leistungen statt es ständig an seine Schwächen zu erinnern!
- Ziegen Sie Ihrem Kind, dass man aus Fehlern lernen kann.
- Wecken Sie Verantwortungsbewusstsein, Mitgefühl und ein soziales Gewissen.
- Lehren Sie Ihr Kind, Probleme zu lösen und Entscheidungen zu treffen.
- Setzen Sie Regeln und Vorschriften, die das Selbstwertgefühl und die Selbstdisziplin Ihres Kindes fördern.

Ankommen – Ihr Kind im ersten Lebenshalbjahr (1 bis 6 Monate)

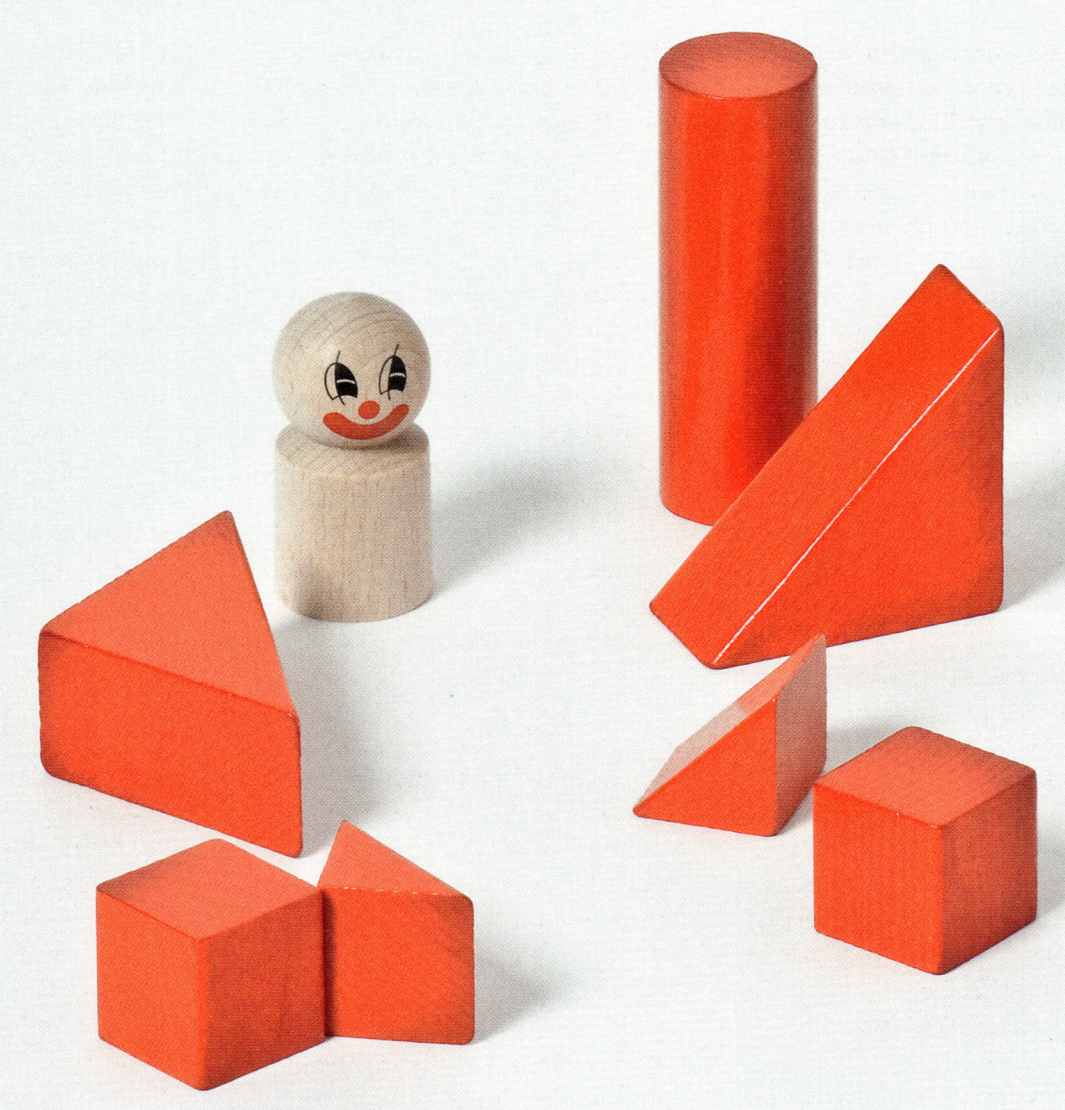

Worauf Sie sich jetzt freuen können

Neun Monate haben Sie sich in der Zeit der Schwangerschaft darauf eingestellt, Eltern zu werden. Sie haben eine Beziehung zu Ihrem Kind aufgebaut. Auch Ihr Kind kennt Sie schon ein wenig. Es ist vertraut mit Ihrem Herzschlag und Ihrer Stimme – auch wenn Sie sich von innen etwas anders anhört. Nun hat Ihr Kind die schützende Umgebung des Mutterleibs verlassen. In den ersten Stunden und Tagen erleben Sie Ihr Kind ganz neu und legen den Grundstein für eine vertrauensvolle gegenseitige Beziehung. Lassen Sie sich darauf ein. Ihr Kind wird in den folgenden Monaten eine erstaunliche Entwicklung in den verschiedensten Bereichen durchleben. Auch wenn Sie es sich beim Anblick des Neugeborenen noch kaum vorstellen können, in sechs Monaten wird Ihr Kind beispielsweise

- in Bauchlage den Kopf gut hochheben können (motorische Entwicklung),
- einen Gegenstand von einer Hand in die andere geben können (feinmotorische Entwicklung),
- einen Gegenstand in den Mund stecken können, um ihn genau zu untersuchen (kognitive Entwicklung)
- verschiedenste Laute bilden können (Sprachentwicklung) und
- einen Blickkontakt aufbauen und ein Lächeln erwidern können (soziale und emotionale Entwicklung).

Schritt für Schritt können Sie nun diese Entwicklung beobachten und bewundern. Dabei folgt die Entwicklung nicht einem genau festgelegten Schema, und die einzelnen Schritte müssen nicht alle durchlaufen werden und auch nicht zwingend in einer bestimmten Reihenfolge ablaufen. Freuen Sie sich auf diese spannende ganz individuelle Entwicklungsreise Ihres Kindes.

Gar nicht glücklich? Der Baby-Blues

Nun, das langersehnte Kind ist geboren. Es ist völlig gesund, Sie beide, Mutter und Kind haben die Geburt problemlos überstanden. Sie könnten sich also nun wirklich freuen, aber eben, Sie tun es nicht, ganz im Gegenteil. Sie sind sehr traurig? Der Baby-Blues hat Sie erfasst.

Als Baby-Blues bezeichnet man einen vorübergehenden, depressiven Zustand nach der Geburt eines Kindes. Gelegentlich kann der Baby-Blues in eine schwere und länger dauernde Depression übergehen. Man spricht dann von einer Wochenbettdepression oder auch einer postpartalen Depression.

Mögliche Ursachen
Der depressive Zustand ist immer die Reaktion auf einen Verlust im realen oder übertragenen Sinne. Als frischgebackene Mutter haben sie durchaus Gründe traurig zu sein:

- Sie sind nach der Geburt in einer massiven körperlichen Umstellungsphase (Hormonentzug, Nachwehen, Milcheinschuss, Erschöpfung), die sehr empfindlich macht.
- Sie haben eine körperliche und seelische Höchstleistung hinter sich, deren Verarbeitung traurig machen kann.
- Sie „verlieren" das Kind im wahrsten Sinne des Wortes zum ersten Mal, dies löst eine Art Trauerreaktion aus.

Worauf Sie sich jetzt freuen können

- Sie meinen, Ihr Kind sofort „innigst" lieben zu müssen, was Sie nicht automatisch tun, und Sie machen sich deshalb Vorwürfe.

Die Beziehung (Bindung) zum Kind muss erst wachsen und braucht Zeit. Das ist normal. Während Sie vorher im Mittelpunkt (Liebe des Vaters, Bewunderung und Zuneigung der Familie) standen, steht jetzt das Kind im Zentrum, und Sie müssen sich neu auf das Kind beziehen und nicht die Umwelt auf Sie.

- Falls Sie große, d. h. überhöhte Ansprüche an sich selbst in Bezug auf Ihre Mutterrolle haben, können Sie diese nicht erfüllen und stehen vermeintlich wieder als Verliererin da.
- Wenn Sie sehr kompetente Vorbilder haben (die eigene Mutter, Schwiegermutter, Schwestern oder Freundinnen) und sich mit diesen vergleichen, glauben Sie wiederum eine Verliererin zu sein: Das kann ich niemals!
- Falls Sie Hilfe von Ihrem Ehemann bräuchten, dieser die Hilfe aber nicht anbieten kann, sind Sie enttäuscht und fühlen sich wertlos.
- Alle zusätzlichen Belastungen wie Ehekonflikt, Konflikt mit der Mutter oder Schwiegermutter, Konflikt im Umfeld, verbrauchen zusätzlich zum Umgang mit dem Kind Energie und bringen Sie schnell an die Belastungsgrenze. Das sind, weiß Gott, gute Gründe traurig zu sein und den „Baby-Blues" zu kriegen.

So äußert sich der Baby-Blues

Mütter mit dem Baby-Blues sind sehr empfindlich, dünnhäutig, traurig, weinerlich und ängstlich, manchmal gereizt, haben unerklärliche Stimmungsschwankungen, fühlen sich unverstanden und ziehen sich zurück. Häufig sind auch Schlafprobleme. Der Baby-Blues beginnt in der Regel wenige Tage nach der Geburt und dauert etwa einige Wochen. Sie sind nicht alleine: bis zu 40 Prozent der Mütter zeigen solche Symptome nach der Geburt.

Wie sieht die Therapie aus?

Trotz „Heultagen" sollten Sie als Mutter in alle Verrichtungen mit dem Kind einbezogen werden und dabei vollumfänglich unterstützt werden. Sprechen Sie offen über Ihre Gefühle. Ein positives, unterstützendes und Selbstsicherheit gebendes Gespräch kann Wunder wirken. Ganz wichtig: Reden Sie, lassen Sie sich helfen, lassen Sie sich verwöhnen. Reden Sie mit Ihrem Arzt. Im Gespräch wird Ih-nen geholfen werden, Ihre Ansprüche herunterzusetzen. Sie sind auch nur ein Mensch und dürfen sich auch als Mutter helfen lassen. Zusätzliche belastende Konflikte sollten angegangen werden. Der Vater sollte als wichtige Bezugsperson motiviert werden (wenn er das nicht schon tut), sich besonders liebevoll und verständnisvoll um seine Partnerin zu kümmern. Falls dieser nicht kann (siehe „Papa-Blues", S. 56), sollte eine andere zusätzliche Bezugsperson gesucht werden, die auch bei der Pflege des Kindes behilflich ist. Familienkonflikte sollten unbedingt mit allen Generationen angegangen werden, die Geburt eines Kindes macht das System flexibel und öffnet dieses. Diese Chance sollte man nicht verpassen.

Wie geht es weiter?

Der Baby-Blues hat eine gute Prognose. Nach wenigen Wochen ist der Spuk, genau so wie er gekommen ist, wieder vorbei. Selten (bei ca. 10 Prozent) bleibt aber die depressive Verstimmung länger bestehen. Man spricht dann von einer postpartalen Depression. Diese verlangt sofort nach professioneller Hilfe. Je früher die psychotherapeutische Hilfe einsetzt, desto besser ist die Prognose.

Erstes Kennenlernen – das Neugeborene

Ein Großteil des Tages verbringt Ihr Neugeborenes im Schlaf. Die kurzen Wachzustände nutzt Ihr Kind, um zu trinken sowie zur Kontaktaufnahme mit der Umgebung. Es beobachtet mit großen Augen sein Umfeld, vor allem aber spürt es seine unmittelbare Umgebung, also in erster Linie seine Mutter bzw. seine Eltern. Die Bewegungsmuster Ihres Kindes sind noch stark durch die beengte Lage im engen Mutterleib beeinflusst.

Schon im Mutterleib ist das Gehirn aktiv und verarbeitet eine Fülle von Informationen, Geräuschen und Sinneseindrücken. Vom ersten Tag des Lebens hat ein Neugeborenes nun das Bedürfnis, „dabei zu sein" und alles mitzuerleben. Ihr Kind bringt dazu eine Menge Fähigkeiten mit auf die Welt. Es kann zu Ihnen in einen Dialog treten, es kann Ihnen deutlich zeigen was es will. Und Sie verstehen recht schnell, was Ihr Kind möchte. Erstaunlicherweise macht Ihr Kind schon Grimassen nach, wenn auch mit einer gewissen Zeitverzögerung, ganz so, als ob es sich alles sehr gut einprägen müsste, ganz frei nach dem Motto „Man weiß ja nie, was noch kommt". Ihr Kind speichert frühe Lebenserfahrungen ab und ändert sein Verhalten dementsprechend. In ein paar Wochen werden sie merken, dass Ihr Kind Handlungsabläufe wieder erkennt und Gefallen an Ritualen findet. Sie geben ihm einen sicheren Rahmen für seine Handlungen.

Wie sich Ihr Kind bewegt

Sie haben die Bewegungen Ihres Kindes ja schon im Mutterleib gespürt. Je nach Tageszeit wurden Sie mehr oder weniger heftig von innen getreten und geknufft. All dies waren quasi Übungen Ihres Kindes. Nun, auf der Welt, geht dieses Üben weiter: Die Bewegungsmuster des Neugeborenen bestehen aus mehr oder weniger rhythmischem Strecken und Beugen der Arme und Beine. Die Bewegungsgeschwindigkeit ist dabei unterschiedlich, die Bewegungen an sich aber schon sehr komplex. Sie beginnen langsam und werden schneller und verlangsamen sich wieder. Die Hände und Füße haben ein recht großes Repertoire an Bewegungsmustern. Die Bewegungen sind jedoch in keiner Art und Weise gezielt! Sie sind ein Selbstzweck: Ihr Kind bewegt sich noch ohne festes Ziel! Es streckt zum Beispiel nicht seinen Arm aus, um einen Gegenstand zu ergreifen. Das kommt erst einige Zeit später. Einige Kinder bewegen sich viel, andere weniger, einige mit flüssigeren Bewegungen, andere eher mit eckigen. Die Unterschiede sind groß, auch von Tag zu Tag und Stunde zu Stunde!

Das Bewegungsmuster des Kindes wird auch durch den Tonus, die Grundspannung der Muskulatur, mitbestimmt. Eher hypotone Kinder bewegen sich wenig, hypertone eher mehr. Den Tonus eines Kindes spürt man: auch darum fühlt sich das Kind der Freundin „anders" an. Der Tonus ist in der Regel familiär bestimmt, wie auch die Art, sich zu bewegen, der Bewegungscharakter.

Körperhaltung in Rückenlage

Schauen Sie einmal genau hin: Alle Körperteile Ihres Kindes sind leicht angewinkelt oder gebeugt. Die Arme sind locker gebeugt, und auch die Beine sind in den Hüften leicht gebeugt und an den Körper gelegt, auch

29

Erstes Kennenlernen – das Neugeborene

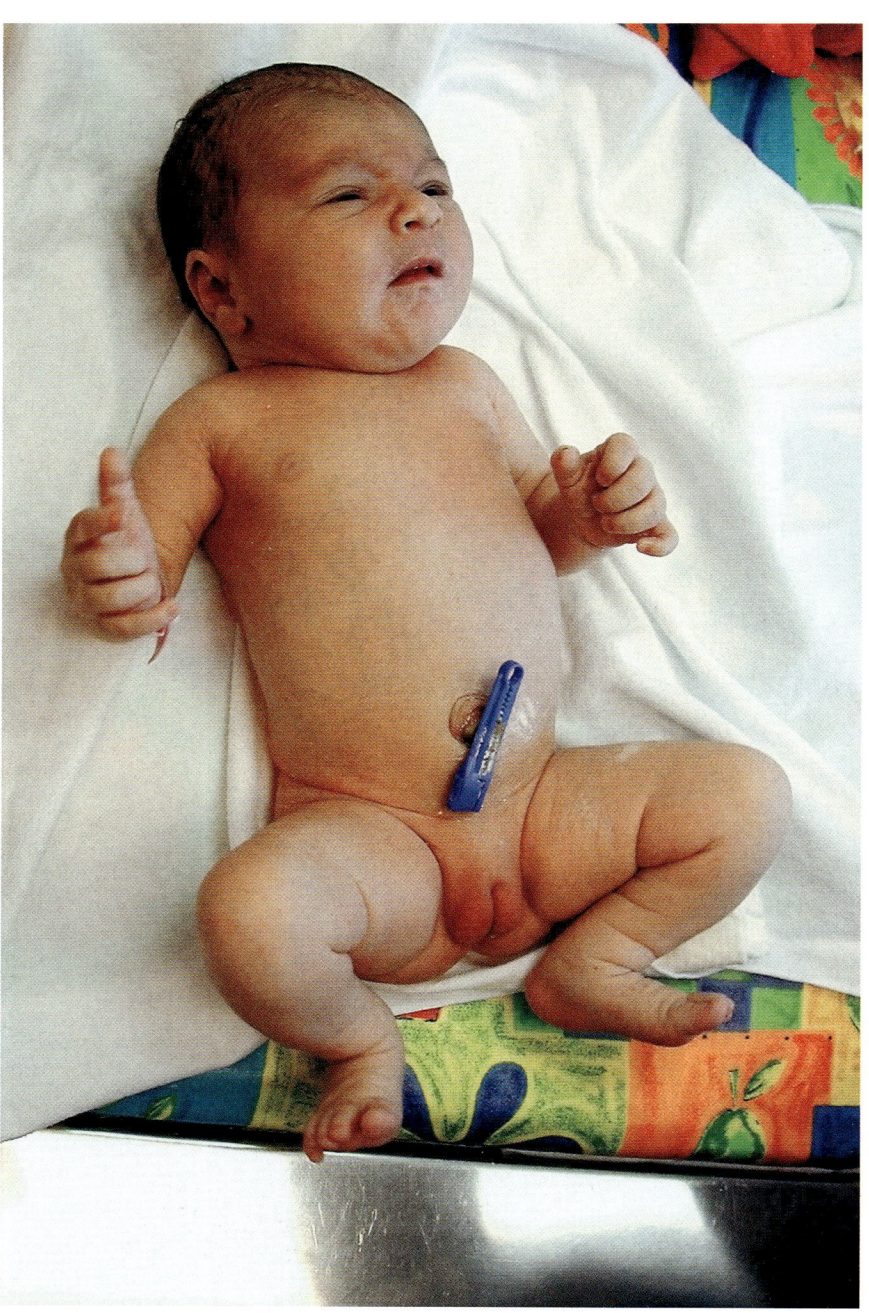

die Knie- und Fußgelenke sind leicht gebeugt. Im Mutterleib blieb Ihrem Kind gar keine andere Wahl, als die Gliedmaßen anzuwinkeln, sonst hätte es gar keinen Platz mehr gehabt. Es dauert eine Weile, bis Ihr Kind diese Haltung ablegt. Die Körperhaltung Ihres Neugeborenen ist weitgehend symmetrisch. Das Kind liegt in Rückenlage meist mit dem Kopf leicht nach rechts oder links gedreht. Dadurch wird auch die Stellung der Gliedmaßen beeinflusst. Durch den ATNR (siehe S. 15) wird der Arm auf der Gesichtseite gestreckt und auf der Hinterhauptseite gebeugt: es kommt zur „Fechterstellung".

▲ In der Rückenlage halte ich Arme und Beine in Beugehaltung.

Körperhaltung in Bauchlage

Auch auf dem Bauch herrscht die Beugehaltung vor. Das Kind dreht den Kopf zur Seite, wobei die Seiten wechseln. Der Kopf kann schon für einige Sekunden leicht gehoben werden und so aktiv von einer Seite zur anderen gedreht werden. Die Beine sind gebeugt, die Arme sind ebenfalls gebeugt und hinter der Schulter und an den Rumpf gelegt. Das Gesäß ist relativ hoch über der Unterlage, die Beine werden unter das Gesäß geschoben. Manchmal können Sie beobachten, wie Ihr Neugeborenes sogar ein bisschen Bewegungen zeigt, die ans Kriechen erinnern.

Passive Bewegungen

Ihr Kinderarzt wird mit Ihrem Kind auch einige passive Bewegungsübungen machen, um die motorische Entwicklung zu untersuchen. So wird er versuchen, Ihr Kind hochzuziehen. Bei diesem passiven Hochziehen an den Armen zum Sitzen fällt das Köpfchen noch zurück, die Arme sind gebeugt und die Beine bleiben gebeugt auf der Unterlage. Ihr Kind hat noch nicht genug Kraft in der Nacken- und Rückenmuskulatur, um den Kopf selber zu halten. Sie sollten deshalb Ihr Kind niemals so aufnehmen (siehe S. 44, Handling), Ihr Kinderarzt kann dies jedoch für diagnostische Zwecke tun.

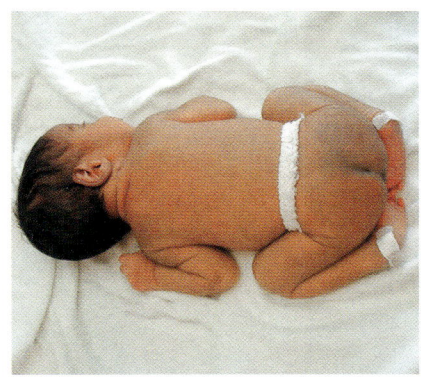

▲ In der Bauchlage habe ich Arme und Beine in Beugehaltung.

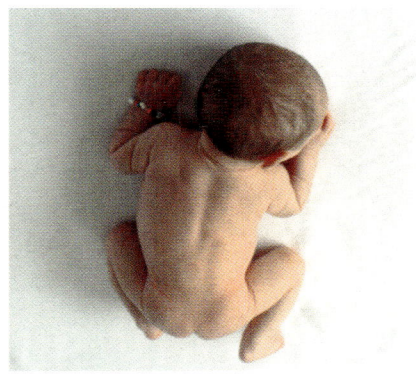

▲ Den Kopf nehme ich in Bauchlage auf die Seite, damit ich sicher atmen kann!

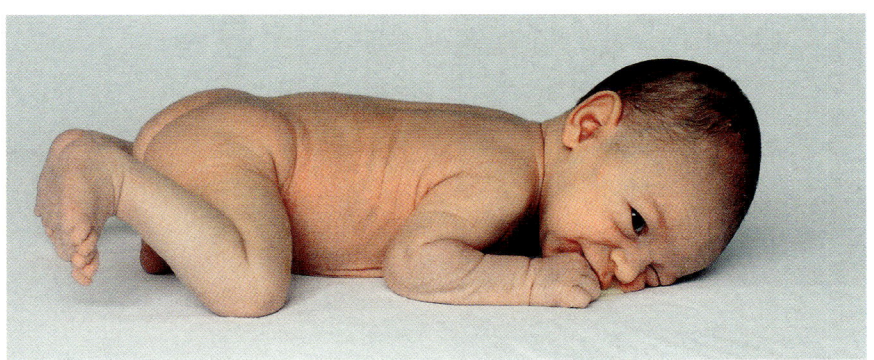

▲ Von der Seite sieht man, wie ich meine Beine unter dem Po halte.

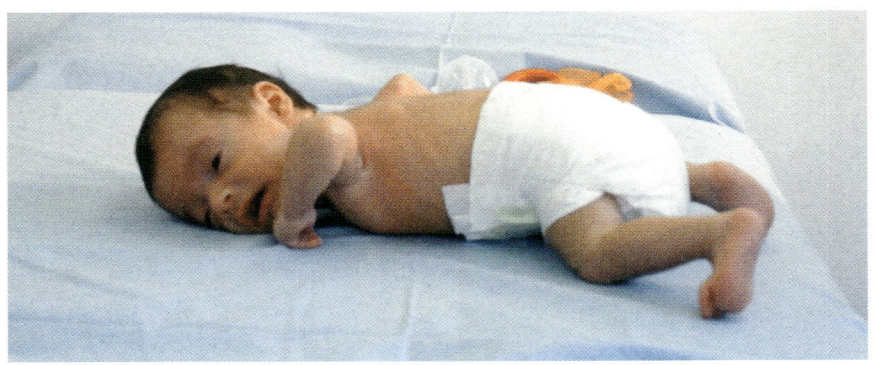

▲ Ich kann schon die Arme langsam nach vorne nehmen!

Erstes Kennenlernen – das Neugeborene

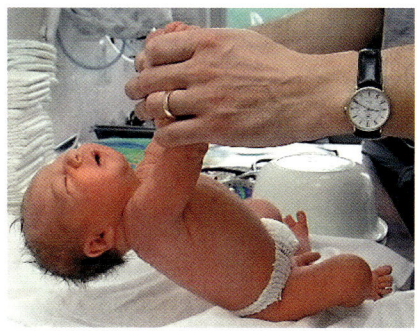

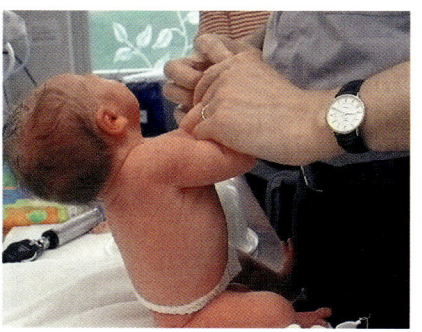

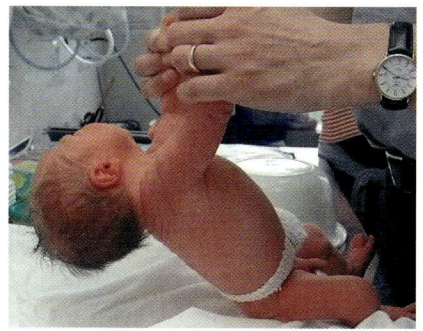

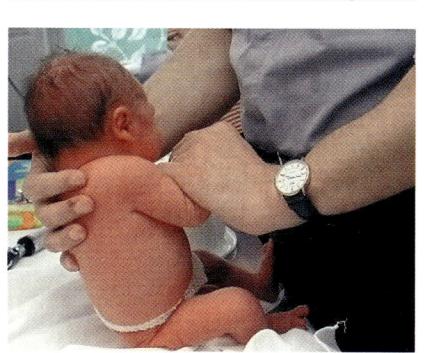

Die Kopfkontrolle ist eine gemeinsame Funktion der Aktivität der Labyrinthe, also des Gleichgewichtsorgans im Innenohr, und der Stärke der Nackenmuskulatur. Durch die labyrinthale Reaktion kann der Kopf im Sitzen einige Sekunden gehalten werden. Bei muskelschwächeren Kindern gelingt dies nicht. Kein Grund zur Sorge! Es gibt immer „stärkere" und „schwächere" Kinder, ohne dass dies weiter etwas zu bedeuten hat. Auch wenn man das Kind sitzend hält, ist der Rücken noch ganz gerundet und die Beine sind gebeugt.

Noch bestimmen die Reflexe viele Bewegungen Ihres Kindes. So kann man eine Aufrichte-Reaktion und sogar ein paar Schrittchen (Marche automatique) auslösen, wenn man das Kind auf die Füße stellt. Bei manchen Kindern, die in Steißlage im Mutterleib lagen, kann dieser „automatische Gang" fehlen.

◄ Beim Hochziehen zum Sitzen habe ich noch alle Mühe meinen Kopf mitzunehmen. Man sollte dies nicht mit mir machen, sondern bitte meinen Kopf stützen.

► Ich kann aber sogar schon gehen (Marche automatique).

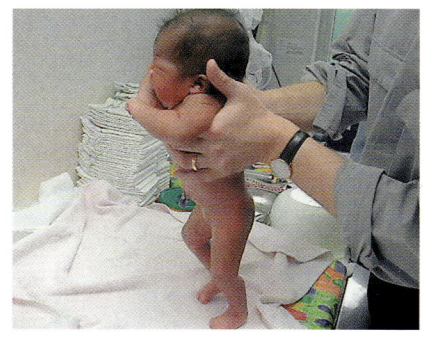

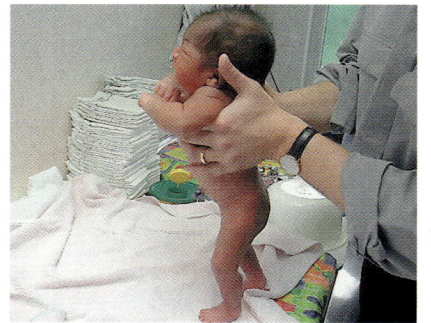

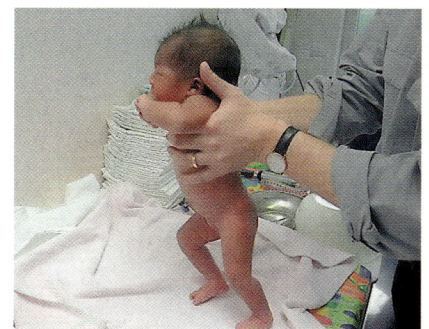

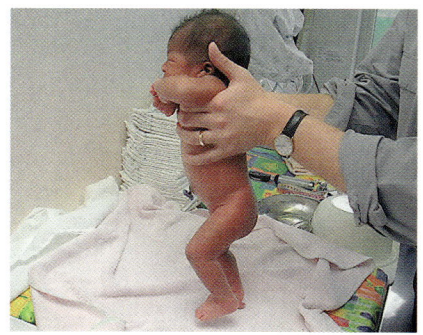

Der Moro-Reflex hat in den ersten Lebenswochen eine große Bedeutung. Lässt man den Kopf des Kindes plötzlich fallen, reißt es als erste Reaktion die Arme auseinander, um dann diese in einer zweiten Reaktion wieder in der Mitte zusammenzubringen, als ob es sich an etwas festhalten wollte. In der Schwebehaltung kann Ihr Kind den Kopf kurz halten. Das Kind versucht kurz den Kopf etwas zu heben, kommt aber nicht sehr hoch. Arme und Beine sind dabei gebeugt.

Die Hände sind beim Neugeborenen meist zu einer Faust geschlossen. Es kann sie aber auch mit langsamen Bewegungen öffnen. Ihr Kind kann jetzt noch nicht aktiv greifen. Man kann aber den Greifreflex auslösen, indem man dem Kind einen Finger oder einen Gegenstand in die Handfläche legt. Die Finger umschließen den Gegenstand und halten ihn sehr fest. Auch an den Zehen kann dieser angeborene Reflex so ausgelöst werden.

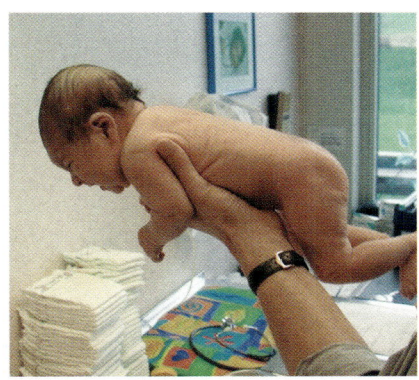

▲ Ich schwebe.

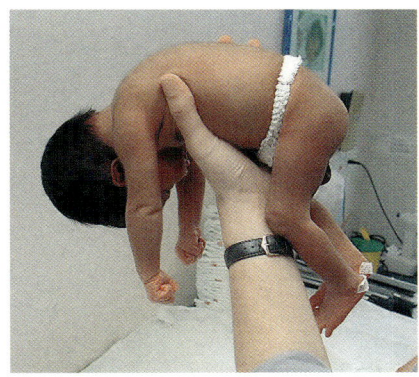

▲ Ich habe soeben getrunken und bin jetzt müde und schlaff, das ist völlig normal.

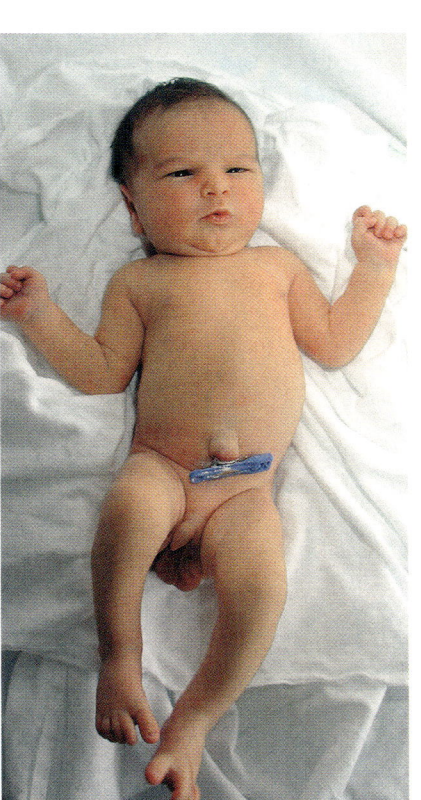

▲ Meine Hände sind noch meist locker geschlossen.

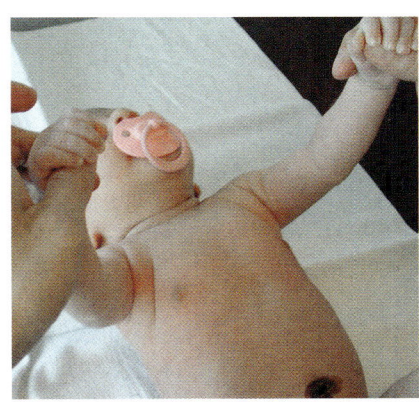

▲ Mit dem Greifreflex halte ich mich sicher fest!

General Movements

In den letzten Jahren wurde die neuromotorische Untersuchung des Neugeborenen und des Säuglings revolutioniert, und sie erhielt eine ganz neue Qualität. Nicht mehr das Auslösen von Primitivreflexen steht im Vordergrund der Untersuchung, sondern die genaue Beobachtung der Spontanmotorik! Untersuchungen mit Ultraschall in der Schwangerschaft haben gezeigt, dass die Bewegungsmuster vor und nach der Geburt schon sehr ähnlich sind. Man kann sogar bei Vorliegen von gewissen stereotypen Bewegungen schon recht zuverlässig im Schwangerschaftsultraschall ein Risikokind vorhersagen. Dies ist schon ab dem 2. Schwangerschaftsmonat möglich.

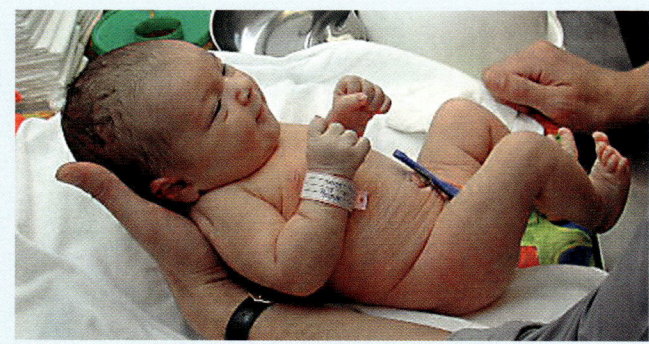

▲ Ich beobachte meinen Gegenüber mal genauer...

Vor mehr als 15 Jahren hat Heinz Prechtl ein neues Konzept für die neurologische Entwicklungsbeurteilung des Säuglings vorgelegt. Dabei basiert die Untersuchung auf der spontanen motorischen Aktivität, anstatt Reflexe und Reaktionen zu provozieren. Vieles deutet darauf hin, dass die Qualität der spontanen Bewegungen eines Säuglings ein besserer Indikator für die neuronale Funktion ist als die neurologische Untersuchung. Verschiedene Studien haben gezeigt, dass beim kranken Neugeborenen sich nicht die Menge der spontanen Bewegungen ändert, sondern seine Eleganz, sein Gewandtheit und Komplexität. Die „General Movements" (GM) sind einzelne Bewegungsmuster, die aus dem gesamten Bewegungsrepertoire des Kindes ausgewählt wurden. Hierbei werden große Bewegungen, die den ganzen Körper einbeziehen, betrachtet. Sind diese GMs auffällig verändert, zeigt das Kind z. B. eine Bewegungsarmut, ein schlechtes Repertoire oder anormale oder fehlende zappelige Bewegungen, so sagt das mehr aus, als die vom Arzt provozierten Reflexe!

Deshalb spielt heute bei der Untersuchung des Säuglings die Beobachtung der Spontanmotorik die Hauptrolle: Die Bewegungsmuster der Säuglinge werden nach einer Reihe von Kriterien, z. B. Geschwindigkeit und Eleganz, beurteilt. Damit kommt man weg von der Frage gesund oder krank und kommt zu einer mehr differenzierenden Beobachtung. Salopp ausgedrückt gilt für eine moderne Entwicklungsuntersuchung im Säuglingsalter: „Nicht rumfummeln, sondern beobachten"!

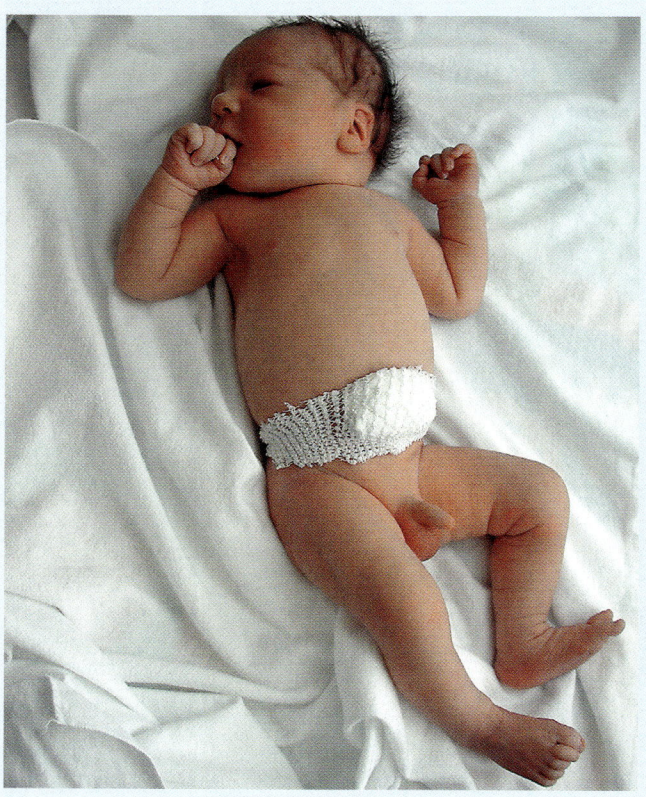

◄ Eine Körperseite mehr gestreckt, die andere mehr gebeugt, so strample ich abwechselnd und kann sogar noch die Hand in den Mund nehmen.

Die Entwicklung der Sinne

Bereits im Mutterleib wurden die Sinnesorgane des Kindes angelegt und auch benutzt. Aber die Möglichkeiten waren natürlich begrenzt. So gab es z.B. wenige Gelegenheit und Notwendigkeit, die Sehfähigkeiten auszuprobieren. Dafür gab es umso mehr zu hören, die Geräusche aus dem Mutterleib, die vertraute Stimme der Mutter oder des Vaters oder auch störenden Lärm. Nun, außerhalb des Mutterleibs, beginnt Ihr Kind, die Umwelt mit allen Sinnen zu erfassen.

Das Sehen

Neugeborene sehen nicht wie Erwachsene. Zwar ist der optische Apparat (Hornhaut, Linse, Galskörper, Pupille usw.) praktisch ausgereift, die Netzhaut und die Wahrnehmungsfähigkeiten des Gehirns aber noch nicht. Die Sehschärfe und die Wahrnehmung des Kontrastes eines Bildes sind weit von dem eines Erwachsenen entfernt. Aus diesen Gründen schauen die Augen Ihres Kindes auch nicht immer in die gleiche Richtung und bewegen sich nicht immer parallel. Gelegentlich bedecken die Oberlider die Iris nicht ganz. Dies nennt man auch den „Blick der untergehenden Sonne". Auch ein vorübergehendes und kurzzeitiges Schielen ist in diesem Alter völlig normal und braucht Sie nicht zu beunruhigen.

Obwohl die Sehschärfe noch nicht sehr gut ausgebildet ist, kann Ihr Kind ein Gesicht gut erkennen und von einem anderen unterscheiden. Dabei scheinen vor allem die Haare das entscheidende Unterscheidungsmerkmal darzustellen. Neugeborene können noch keine kleinen Einzelheiten, sondern nur größere Objekte mit starkem Kontrast unterscheiden. Ob Farben unterschieden werden können ist eher zweifelhaft. Bewegungen kann Ihr Kind schon gut sehen, ein buntes Mobile über dem heimischen Wickeltisch hat aber noch keinen großen Sinn. Warten Sie ruhig noch ein bisschen, bis Ihr Kind die Bewegungen auch mit Freude verfolgen kann.

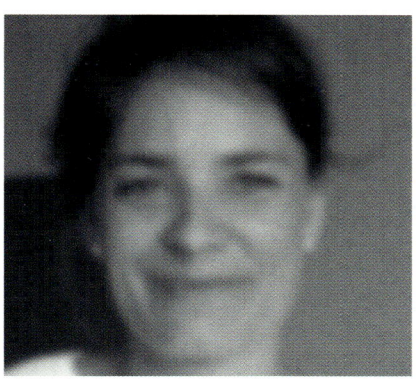

▲ Das ist in etwa, was ich von dir sehe!

Die Pupillen reagieren auf Licht mit dem Schließen der Augen (optischer Blinzelreflex). Ihr Kind kann schon Lichtquellen, aber auch Gesichter in etwa 20 cm Abstand mit den Augen und mit dem Kopf verfolgen. Auch

Meiner Meinung nach

Meine ersten Minuten

Das war dann schon etwas anstrengend: zuerst so zusammengedrückt zu werden, um dann durch einen, meiner bescheidenen Meinung nach, viel zu engen Tunnel rausgedrückt zu werden. Und, da war es plötzlich kühl und viel zu hell. Ich spürte, dass man mich berührte und bald wurde ich (wohl meiner Mutter) auf den Bauch gelegt. Unglaublich, wie schwer ich plötzlich bin. Jede Bewegung braucht mehr Kraft und ist so anstrengend. Das ist wohl die Schwerkraft. Erschöpft bin ich eingeschlafen. Als ich aufwachte, durfte ich erstmals an der Brust meiner Mutter trinken – noch nicht sehr erfolgreich, da nicht besonders viel kam, aber wenn ich das öfters mache, wird sie schon mehr Milch bilden. Bald schlief ich wieder ein. Wenn mir unwohl ist, ich Hunger habe, oder mich allein gelassen fühle, schreie ich einfach mal los. Das nützt bestens: sofort kommt Hilfe. Ich spüre die Mutter und freue mich an der Stimme und dem Geruch meines Vaters. Ich glaube, das wird noch spannend in dieser Familie.

Erstes Kennenlernen – das Neugeborene

auf plötzliche Geräusche blinzelt das Kind oder öffnet die Augen. Auch hier spielt ein Reflex eine Rolle. Der Vestibulärreflex, ein weiterer Reflex, öffnet die Augen wenn das Kind aus der Rückenlage ins Sitzen gebracht und mehrmals, bis sich die Augen öffnen, wieder in Richtung Rückenlage zurückbewegt wird. Zusammenfassend: das Neugeborene sieht für seine Zwecke absolut genügend! Es muss ja noch nicht Zeitung lesen, oder?

Das Hören

Ein Neugeborenes erkennt gut die Stimme seiner Mutter, die es ja schon aus der Schwangerschaft kennt. Hört es sie beispielsweise beim Stillen, so ändert es sein Saugmuster und hält mit seinen Bewegungen inne. Neugeborene haben ein Hörvermögen, das ungefähr dem eines Erwachsenen mit eingelegtem Ohrschutz ent-

spricht. Das genügt völlig und muss auch nicht speziell gefördert werden! Laute Musik oder Umgebungslärm können das Kind aber auch durchaus stören. Sorgen Sie also vor allem beim Füttern und wenn Ihr Kind schlafen möchte für eine ruhige Umgebung.

Schon in dem frühen Alter ist ein Hörtest möglich. Vermutlich wurde das Hörvermögen Ihres Kindes in der Geburtsklinik mit sogenannten „otoakustischen Emissionen" getestet. Dabei werden die äußeren Haarzellen des Innenohrs mit sogenannten

Clicks akustisch gereizt. Die Emissionen werden mit einem Mikrofon im äußeren Gehörgang aufgenommen. Der Test ist in der Neugeborenenzeit sehr zuverlässig. Man kann therapeutisch relevante Hörstörungen frühzeitig erkennen und therapeutische Maßnahmen einleiten. Ihr Kind muss bei diesem Test natürlich noch nicht mitteilen, was es hört (wie sollte das auch gehen?). Man testet einfach die Reaktion der Haarzellen, Ihrem Kind tut das nicht weh. Man kann diesen Test sogar im Schlaf durchführen. Später erworbene Hörstörungen schließt der Test natürlich nicht aus.

▲ Ich werde mit „otoakustischen Emissionen" (OEA) getestet!

Ein Tipp für Sie

Pucken Sie Ihr Kind

Ihr Kind ist aus dem Mutterleib gewöhnt, auf allen Seiten einen engen Kontakt zu spüren. Nun liegt es auf einmal in einer Wiege oder einem weiten Bettchen. Nach allen Seiten ist Platz. Nicht jedes Kind fühlt sich da gleich wohl. Vielleicht bemerken Sie, dass Ihr Kind immer an das Fußende oder an eine Seite rutscht und den Kontakt zur Wand sucht. Helfen sie Ihrem Kind, indem Sie
- Ihr Kind zunächst in eine kleinere Wiege legen,
- ein großes Bettchen seitlich etwas auspolstern oder
- Ihr Kind pucken. Hierbei schlagen Sie Ihr Kind in ein Moltontuch ein, das ihm ein Gefühl der Begrenzung und Geborgenheit gibt.

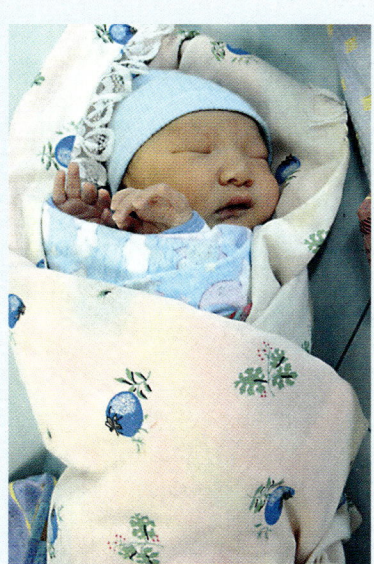

▲ So werde ich in der Mongolei gepuckt. Gut für die Seele, schlecht für die Hüfte.

Was Ihr Neugeborenes sonst noch kann

Neugeborene können schon gut zwischen Geschmacksstoffen unterscheiden, sie reagieren z. B. auf etwas Bitteres mit einem entsprechend abweisenden Gesichtsausdruck. So können Sie z. B. durch den Geruchssinn zwischen der Brust der eigenen Mutter und der einer anderen Frau unterscheiden.

Besonders erstaunlich ist die Fähigkeit des Neugeborenen, auf Berührungen sofort zu reagieren. Durch eine liebevolle „Intrauterinhaltung" zum Beispiel lässt sich oft auch der unzufriedenste Säugling schnell und zuverlässig beruhigen.

▶ Hält man mich ganz fest und gibt mir nach allen Seiten eine Begrenzung, so höre ich auch zu schreien.

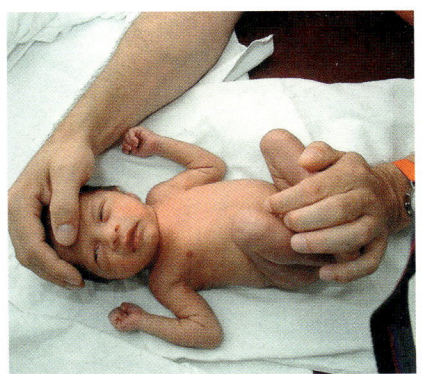

Was Ihr Kind jetzt versteht

Es ist nicht leicht, zu wissen, was im Kopf eines Neugeborenen alles vor sich geht. Da ein so kleines Kind ein eingeschränktes Kommunikationsvermögen hat, oder besser, weil wir seine „Sprache" nicht voll verstehen können, sind wir auf Vermutungen und einige Erkenntnisse aus Studien angewiesen. Die große Herausforderung für uns besteht darin, Untersuchungsmethoden zu entwickeln, die Aussagen über die kognitive Entwicklung erlauben. In den ersten Monaten wird die Entwicklung des Säuglings in der Regel anhand der motorischen Leistungen beurteilt. Oder anders gesagt: Anhand dessen, wie sich ein Kind bewegt, wird auf sein Entwicklungsalter geschlossen und damit indirekt auf seine kognitiven Fähigkeiten. Das ist aber eigentlich sehr ungenau – vielleicht erinnern Sie sich an einen motorischen „Tolpatsch" in Ihrer Schulklasse, war er auch gleichzeitig dumm? Wohl meistens nicht! Seien wir also vorsichtig in der vorschnellen Beurteilung der kognitiven Fähigkeiten des Säuglings und lassen Sie sich überraschen. Intuitiv spüren Sie aber, wie viel Ihr Kind schon „versteht", wenn sie es berühren, pflegen, stillen, unterhalten, baden oder zärtlich verwöhnen.

Der Tag-und-Nacht-Rhythmus

Ein Neugeborenes zeigt noch keinen ausgeprägten Schlaf-Wach-Rhythmus. Im Mutterleib waren die Schlaf- und Wachperioden des Kindes auch noch nicht an den Tag-Nacht-Rhythmus oder die Schlaf-Wach-Perioden der Mutter gebunden. Vielleicht erinnern Sie sich noch an Ihre Schwangerschaft, in der Ihr Kind genau dann hellwach wurde und kräftig strampelte, wenn Sie gerade schlafen gehen wollten. In der Neugeborenenphase führt das Kind zunächst seinen eigenen Wach-Schlaf-Rhythmus weiter, oft zum Leidwesen der Eltern. Neugeborene schlafen zwar sehr viel, 10–18 Stunden/Tag, aber noch sehr unorganisiert. Die Zeiten des Wachseins verteilen sich gleichmäßig über Tag und Nacht. Anhand der äußeren Gegebenheiten wie dem Wechsel in

Erstes Kennenlernen – das Neugeborene

der Helligkeit und der Geräusche, der Temperatur oder auch der Aktivität lernt Ihr Kind allmählich den Rhythmus der Familie kennen. Man kann diesen Rhythmus auch nur schlecht beeinflussen. Zwischen den Schlafperioden hat Ihr Kind Hunger und will gestillt werden. Danach folgen kurze Perioden des Wachseins und der Interaktion mit der Umgebung. Es gibt große individuelle Unterschiede in der Schlafqualität und der Schlafdauer. Auch schon sehr früh zeigt sich, ob Ihr Kind ein Eulenmensch ist: vor allem abends und in der Nacht aktiv, oder eher ein Morgenmensch. Dies können sie kaum beeinflussen. Menschen sind halt manchmal so wie sie sind.

Wie können Sie Ihr Kind unterstützen?

Helfen Sie Ihrem Kind dabei, indem Sie die Signale Ihres Kindes beobachten und kennenlernen. Je älter das Kind, desto besser wird man Signale für Hunger von Müdigkeit, Langeweile, Schmerz usw. unterscheiden und darauf reagieren können. Achtung: ein schreiendes Baby hat nicht immer Hunger, und es muss lernen, sich auch anders als an der Brust der Mutter zu beruhigen. Achten Sie auch darauf, von Beginn weg einen Unterschied zwischen Tag und Nacht zu machen. Versuchen Sie die nächtlichen Mahlzeiten des Babys so unattraktiv (langweilig und kurz) wie möglich zu gestalten. Es soll ja

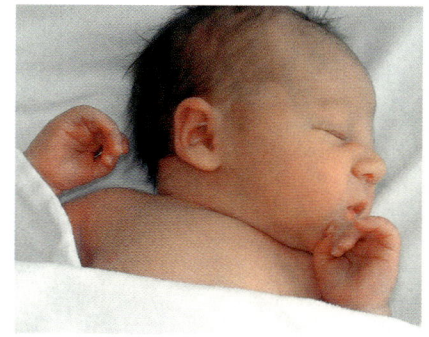

▲ Ich halte die Augen geschlossen, atme regelmäßig und bewege mich nicht.

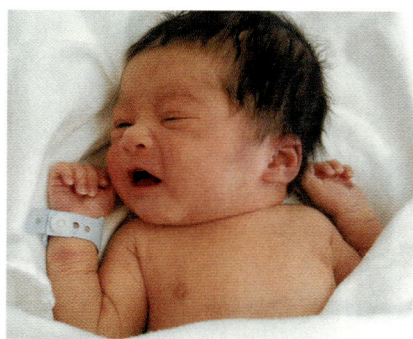

▲ Ich habe meine Augen geschlossen, atme aber unregelmäßiger und bewege mich selten.

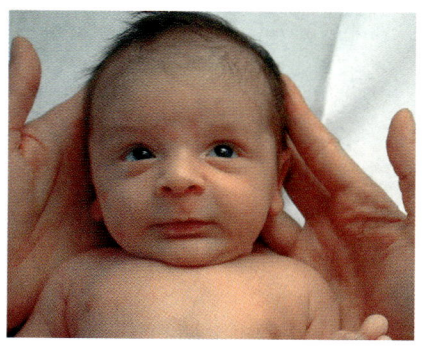

▲ Ich habe die Augen geöffnet und bewege mich weich und sanft.

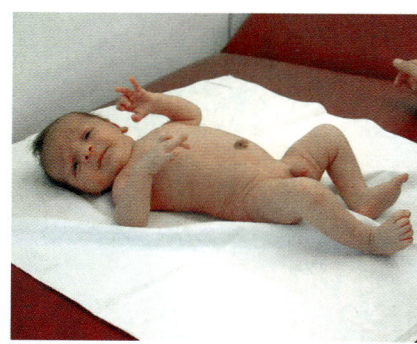

▲ Ich habe die Augen geöffnet und strample sehr lebendig.

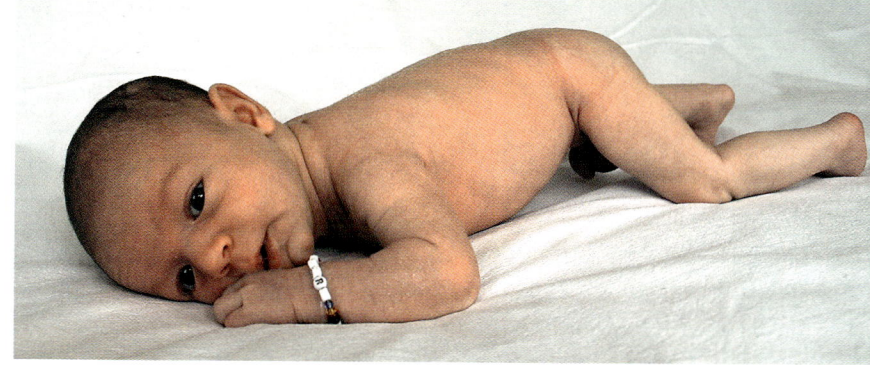

▲ In Wachphasen beobachte ich meine Umgebung.

lernen, dass man nachts schläft, und dass um diese Zeit keine „Action" zu erwarten ist. Zünden Sie das Licht nicht voll an, spielen Sie nicht mit dem Kind und legen Sie das Kind schläfrig, aber noch wach wieder ins Bett. Sonst gewöhnt es sich daran, an der Brust bzw. an der Flasche einzuschlafen. Sobald sich ein Tagesrhythmus eingespielt hat, sollten Sie versuchen, diesen konsequent einzuhalten. Sie werden feststellen, dass Ihr Kind immer länger schläft und die nächtlichen Mahlzeiten weggelassen werden können

Die Wachphasen

Während der, allerdings eher kurz dauernden, Wachphasen des Neugeborenen öffnet es die Augen, blickt umher ohne längere Zeit zu fixieren. Es gibt Geräusche von sich, weint vielleicht auch mal und zeigt harmonische, aber ungezielte Bewegungen. Sie können hier verschiedene Verhaltensweisen beobachten:

Während der ersten 10 Lebenstage sind die Bewegungsmuster des Neugeborenen sehr starken Schwankungen unterworfen. Die Spontanbewegungen werden durch Primitivreflexe und -muster überlagert. Der Verhaltenszustand wechselt in den ersten Tagen sehr stark, und das Kind kann ohne äußeren sichtbaren Grund von ruhigem Schlaf zur vollen Aktivität und zum Weinen wechseln. Unterlassen Sie in den ersten Lebensstunden den Vergleich mit anderen Kindern. Die Unterschiede sind zu gewaltig und sagen nichts aus.

Die Schlafphasen

Wir bevorzugen es, wenn unsere Kinder in der Nacht durchschlafen. Nur ist es leider so, dass je nach Untersuchung zwischen 30 und 40 Prozent der dreimonatigen Kinder dies nicht tun. Ja, noch im Alter von 9 Monaten schlafen 25 Prozent der Kinder nicht durch und auch mit zwei Jahren werden noch etwa 25 Prozent der Kinder mehr als 2-mal nachts wach. Wie Sie sehen, ist das Durchschlafen gar nicht so häufig, wie man bei der Befragung von Freunden und Bekannten annehmen könnte. Die häufigsten Ursachen und die erfolgreiche Behandlung der sogenannten Schlafstörungen werden hier kurz dargestellt. Das Ziel unserer Bemühungen ist es, dem Kind klarzumachen, dass die Nacht zum Schlafen da ist. Sein Bettchen soll der Ort sein, wo es sich in der Nacht aufhält, und es muss lernen, in der Nacht alleine wieder einzuschlafen. Es geht hier nicht darum, einen Säugling zu „erziehen", sondern ihn und Sie vor unnötigen Belastungen zu bewahren. Vergessen Sie nicht, dass es auch Ihren Schlaf betrifft

Der gesunde Schlaf

Der Schlaf des Kindes verläuft, wie der eines Erwachsenen, in Zyklen.

In den Phasen des oberflächlichen Schlafes können Sie durch die geschlossenen Augendeckel heftige Augenbewegungen beobachten. Diese Schlafphase wird auch REM-Schlaf (vom englischen „rapid eye movement", d.h. schnelle Augenbewegungen) genannt. In den REM-Schlafphasen schläft das Kind unruhig. Es träumt, bewegt sich, atmet unregelmäßig und ist auch leicht weckbar. Im tiefen Schlaf (Non-REM-Schlaf) liegt das Kind ruhig da, bewegt sich kaum und atmet regelmäßig. In so einer Schlafphase können Sie sogar im Kinderzimmer staubsaugen, Ihr Kind wird nicht aufwachen.

Im Schlaf durchlaufen wir verschiedene Schlafphasen: Tiefschlaf, Leichtschlaf, Traumphase, Aufwach- und Wiedereinschlafphase. Die Dauer eines solchen Schlafzyklus mit all diesen Phasen ist bei Babys viel kürzer (ca. 45–50 Min.) als bei einem Erwachsenen. Während der Leichtschlaf- und Aufwachphasen ist es völlig normal, dass sich das Kind bewegt, leise jammert, sich streckt, das Gesicht verzieht, unregelmäßig atmet, grunzt, schnaubt, zuckt und vielleicht auch ein wenig schreit. Je kleiner das Kind, desto ausgeprägter die beschriebenen Phänomene. Ebenfalls normal ist es, dass Babys in den ersten Lebensmonaten nachts ein- bis viermal gefüttert werden müssen. Ab dem Alter von vier bis sechs Monaten sind die Kinder jedoch „biolo-

Erstes Kennenlernen – das Neugeborene

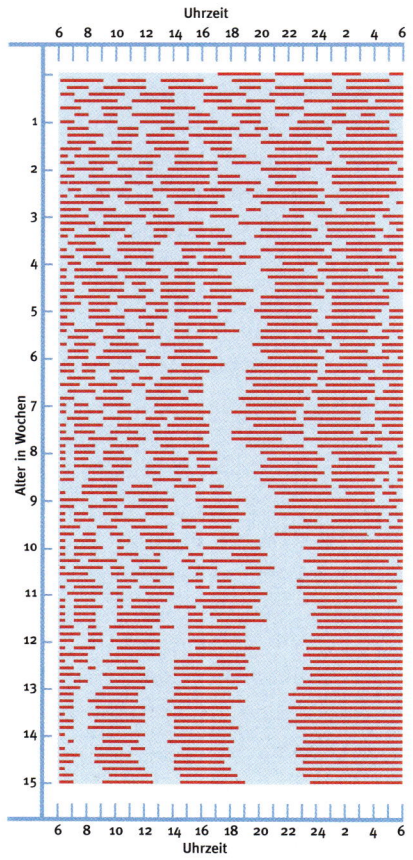

▲ Das Schlaf-Wach-Muster ist in den ersten Lebenswochen noch sehr unregelmäßig. Das ist normal. Man kann aber deutlich sehen, dass sich nach 10 bis 12 Wochen ein regelmäßiger Rhythmus herausgebildet hat.

gisch" so weit, dass sie ohne Mahlzeit durchschlafen könnten. Dementsprechend pendelt sich langsam ein regelmäßiger Tag-Nacht-Rhythmus ein. Wie lange ein Kind pro Tag insgesamt schläft, ist sehr variabel. So gibt es zwar Durchschnittswerte, die sind für das einzelne Kind jedoch nicht hilfreich. Was nützt es Ihnen zu wissen, dass ein Neugeborenes durchschnittlich 16,5 Stunden schläft, dass aber auch 10 oder 22 Stunden normal sein können. Viel wichtiger ist deshalb die Frage, ob das Kind zwischen den Schlafphasen gut erholt ist, voll leistungsfähig ist und im Schlaf die Energie getankt hat, um sich normal zu entwickeln.

Der gestörte Schlaf

Es gibt eine Reihe verschiedener Ursachen für einen gestörten Schlaf von Säuglingen und Kleinkindern. So können in den ersten Lebensmonaten Säuglingskoliken (auch Dreimonatskoliken genannt) eine wichtige Rolle spielen. Unter Säuglingskoliken versteht man ein übermäßiges Schreien in den ersten drei Lebensmonaten ohne klaren Grund (siehe S. 67). Schreien wegen Hunger, Schmerzen, Müdigkeit etc. sind dabei ausgeschlossen. Etwa 15 Prozent aller Säuglinge leiden unter diesem Problem und haben entsprechend große Probleme, einen Tag-Nacht-Rhythmus zu finden. Säuglingskoliken verschwinden nach den ersten Lebensmonaten spontan. Bei Säuglingen nach dem Alter von 4 bis 6 Monaten sind viele Schlafprobleme auf ein nächtliches Gewohnheitstrinken zurückzuführen. Diese Kinder erwachen nachts oft und verlangen dann nach der Brust oder dem Fläschchen. Ab ca. 4 Monaten brauchen Kinder eigentlich keine nächtliche Mahlzeit mehr. Hingegen brauchen viele Kinder das Stillen oder die Flasche zur Beruhigung und aus Gewohnheit.

Die nächtlichen „Gewohnheitsschreier" sind ein weiteres Problem. Das sind Kinder, älter als vier Monate, die fortgesetzt in der Nacht erwachen und schreien. Beim Aufnehmen beruhigen sie sich meist sehr schnell. Die meisten dieser Kinder haben diese Gewohnheit seit der Geburt. Bis zu 15 Prozent der neun Monate alten Säuglinge werden nachts aus diesem Grund aufgenommen. Die Störung kommt daher, dass das Kind gewohnt ist, auf den Armen der Mutter oder des Vaters einzuschlafen. Wenn es in der Nacht erwacht, fehlt ihm diese Person und es beginnt zu schreien. Es hat nicht gelernt, alleine einzuschlafen.

Ein weiterer Grund ist ein um seine Ruhe besorgter Vater. Die Mutter, mit nur leichtem Schlaf, springt dann beim kleinsten Laut ihres Kindes auf, um ja den goldenen Schlaf ihres Mannes nicht durch das Geschrei des Kindes zu stören. Auf die selteneren Ursachen, wie z. B. den Pavor noc-

turnus (Nachtschreck) oder Albträume, wird hier nicht eingegangen. Fragen Sie dazu Ihren Kinderarzt.

Mangelndes Durchschlafen

Nur wenn das Kind alleine einschlafen kann, wird es nachts den Schlaf wiederfinden, wenn es im Rahmen der normalen Schlafzyklen kurz erwacht. Wenn Ihr Kind also selbstständig einschlafen kann, kann es auch lernen, durchzuschlafen.

Wichtigstes Prinzip für die Eltern ist: Rennen Sie nicht zu schnell. Reagieren Sie also nicht sofort, wenn Ihr Kind Geräusche von sich gibt oder weint, außer es hat Schmerzen oder ist krank. Sie stören das Kind sonst dabei, den Schlaf selbst wiederzufinden. Falls das Kind nicht zu weinen aufhört, wenden Sie die Methode wie beim Einschlafritual an. Damit Sie nicht die „Fliegen husten hören" empfiehlt es sich, das Kinderbettchen in einem anderen Zimmer unterzubringen.

Darf Ihr Kind in Ihrem Bett schlafen?

Könnten Sie Ihr Kind schon fragen, wo es schlafen möchte, so würde es mit Sicherheit antworten „im Körperkontakt zu Ihnen, seiner wichtigen Bezugsperson". Nun ist es verständlicherweise nicht jedermanns Sache, mit einem Säugling im Bett zu schlafen. Nicht wenige habe Angst,

Sie könnten ihr Baby im Schlaf erdrücken. Einige wichtige Vorraussetzungen sollten erfüllt sein:

- Das Baby sollte in Rückenlage ohne Kopfkissen schlafen.
- Die Unterlage muss fest sein (keine Wasserbetten, Sofas oder weichen Matratzen).
- Das Gesicht Ihres Kindes darf nicht von losen Kissen oder Decken verdeckt werden.

Natürlich ist das Schlafen des Kindes im Bett der Mutter für die Mutter auch sehr bequem. Sie muss für das nächtliche Stillen nicht aus dem Bett.

Sollten Sie zu den Eltern gehören, die mit dem Baby im gemeinsamen Bett kein Auge zutun, so stellen sie doch eine Wiege im Schlafzimmer auf. Säuglinge, die im gleichen Raum schlafen, scheinen zufriedener zu sein als jene, die allein schlafen. Schon die Schlafgeräusche der Mutter zu hören und die vertrauten Gerüche wahrzunehmen beruhigt Ihr Kind. Bei stärkerem Kontakt zur Mutter und häufigerem Stillen weinen sie weniger und – entgegen der landläufigen Meinung –, es erhöht sich die Schlafdauer von Mutter und Kind.

Längerfristig sollte Ihr Kind natürlich in einem eigenen Bettchen und in einem anderen Raum als Sie schlafen. Aber seien Sie unbesorgt. In den ersten Monaten geben Sie Ihrem Kind so viel Geborgenheit und Sicherheit,

Erstes Kennenlernen – das Neugeborene

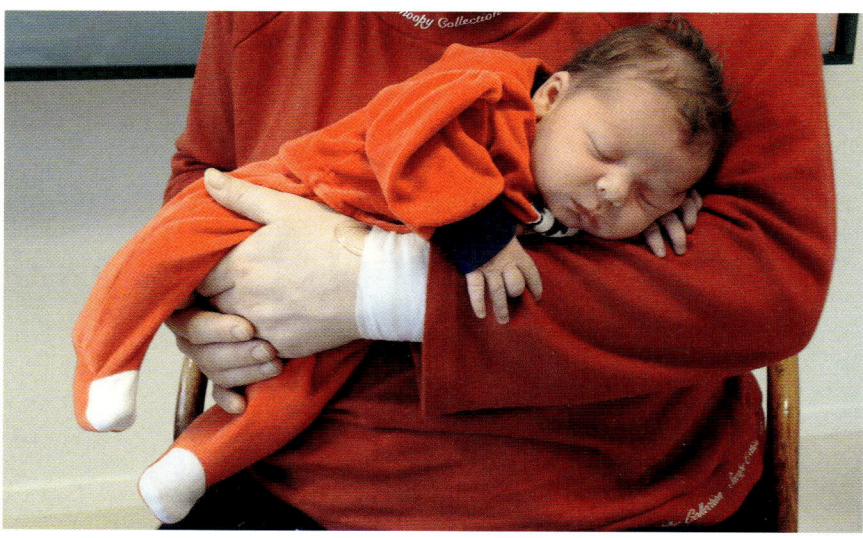

▲ Ich ruhe mich mal aus.

dass es diesen Schritt später auch ohne größere Schwierigkeiten schaffen wird.

Denken Sie auch an sich

Die ersten Monate und manchmal gar die ersten Lebensjahre eines Kindes können für die Eltern enorm belastend sein. Es ist jedoch viel leichter, auf die Bedürfnisse des Babys einzugehen, wenn die eigenen nicht vernachlässigt werden. Versuchen Sie, jeden Tag mindestens einmal etwas für sich allein zu tun, das Ihnen Spaß macht. Schon eine halbe Stunde kann Wunder wirken. Erwarten Sie nicht, dass Ihr Haushalt immer tipptopp sein kann und Sie täglich drei komplette Mahlzeiten kochen können. Schrauben Sie Ihre Ansprüche herunter und holen Sie sich Hilfe von Partner, Freunden, Verwandten und Bekannten. Die meisten Schlafstörungen sind mit diesen einfachen Maßnahmen leicht zu verhüten. Sollte dem nicht so sein, wird Ihnen der Kinderarzt gerne weiterhelfen. Und jetzt: Gute Nacht.

Die Beziehung zur Umwelt

Schon sofort nach der Geburt erkennen Sie als Mutter den Schrei Ihres Kindes aus dem anderer Kinder heraus. Und auch umgekehrt erkennt schon Ihr Neugeborenes Sie genau. Ihr Kind lässt sich von Ihrer Stimme und durch Berührungen von Ihnen meist leicht beruhigen, wenn es nicht gerade Hunger hat. Die Beziehung ist vor allem durch den direkten Hautkontakt geprägt, wird aber durch das Sehen und Hören intensiviert. Auch der Vater sollte jetzt möglichst viel Kontakt zum Kind haben, um schnell eine enge Bindung aufzubauen. Diese ersten Stunden und Tage sind für die gegenseitige Bindung sehr wichtig. Genießen Sie diese erste Zeit und verbringen Sie möglichst viel ungestörte Zeit miteinander!

Die erste Begegnung

Die Mutter-Kind-Bindung findet ihren Anfang in der ersten Begegnung, im ersten Zusammensein außerhalb der Gebärmutter. Hier werden die Weichen für das weitere Zusammenleben gestellt. Kurz nach der Geburt wird Ihnen Ihr Kind auf den Bauch gelegt. Halten Sie Ihr Kind gut und sicher in Ihren Armen und lassen Sie sich beide mit warmen Tüchern zudecken. Vielleicht legt auch der Vater noch seine Hand dazu. Ihr Kind hat den Mutterleib verlassen und damit seine bisher gesicherten Lebensbedingungen aufgeben müssen. Um sein Überleben zu sichern und die Mutter zur Zuwendung zu bewegen, beginnt es meist mit dem ersten Atemzug aus Leibeskräften zu schreien. Waren Sie eben noch von der Anstrengung der Geburt völlig vereinnahmt, so reagieren Sie spätestens auf den ersten Schrei Ihres Kindes und wenden sich ihm zu.

Versäumen Sie nicht diesen Augenblick zu beobachten: Es ist immer wieder faszinierend zu sehen, wie schnell und zuverlässig sich das neugeborene Kind im Körperkontakt mit Ihnen, seiner Mutter entspannt. Nach den anstrengenden Stunden der Geburt kehrt jetzt Ruhe ein, und eine tiefe Zufriedenheit macht sich bei Mutter, Vater und Kind breit – ein unvergesslicher Moment.

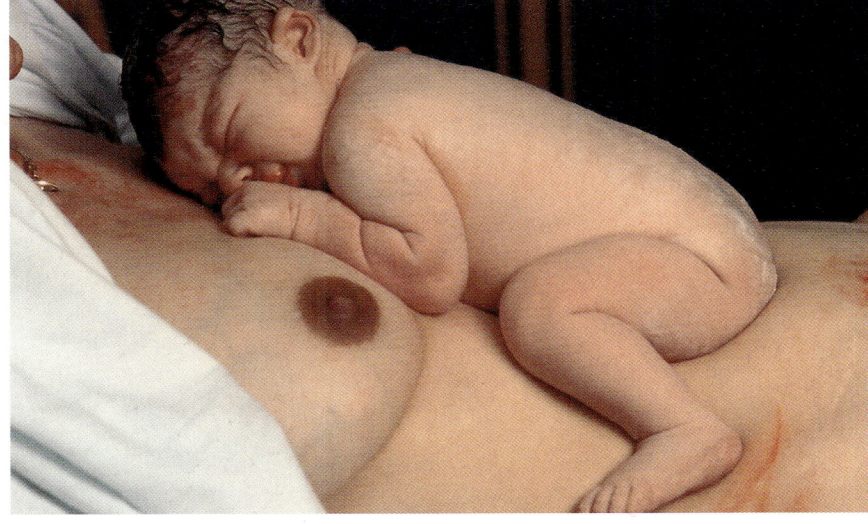

▲ Nach der Geburt liege ich auf dem Bauch der Mutter. Meine erste Berührung!

Spielt Ihr Kind schon?

Was verstehen wir unter „spielen"? Ein Spiel ist „eine freiwillige Handlung oder Beschäftigung, die nach bestimmten Regeln verrichtet wird und ihr Ziel in sich selber hat" – soweit die etwas spröde Definition. Ein Spiel wird immer von einem Gefühl der Spannung und Freude begleitet und ist von dem Bewusstsein des „Anders als das gewöhnliche Leben" geprägt. In diesem Sinne „spielt" auch schon ein Neugeborenes. Es übt und übt, allerdings noch vorwiegend motorische Aufgaben. Bewundern Sie, was es schon alles kann! Sie können Ihrem Kind helfen, sich schnell zurechtzufinden, indem Sie ihm bei jeder Zuwendung den nötigen Halt geben.

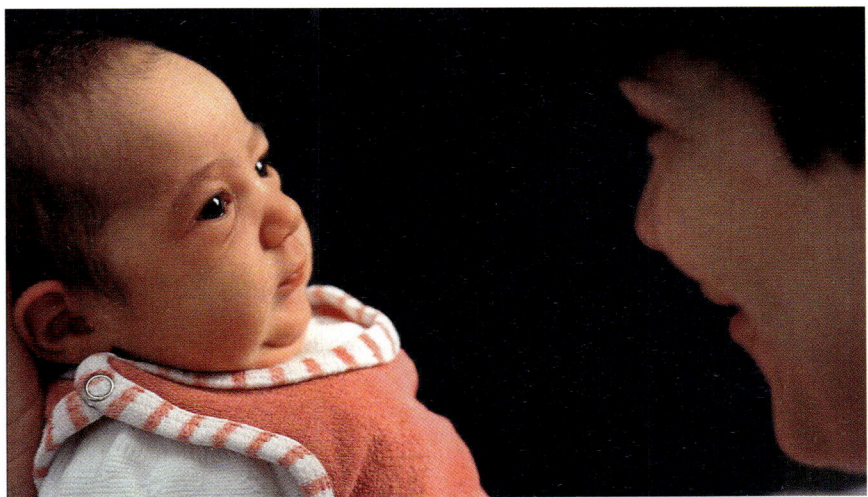

▲ Ich beobachte mein Gegenüber schon sehr genau!

43

Das Handling – der tägliche Umgang mit dem Kind

Im Mutterleib hatte Ihr Kind rund um die Uhr Körperkontakt und Hautstimulationen. Die Gebärmutter berührt das Kind, massiert und bewegt es. Über die Haut können Sie ihr Kind auch nach der Geburt gut erreichen. Wenn es berührt wird, spürt es sich und wird sich seiner selbst bewusst. Es bekommt eine Vorstellung davon, wie seine Lage und Haltung gerade sind. Denn die Bewegungsentwicklung des Kindes ist von Geburt an gekennzeichnet durch die Aufrichtung gegen die Schwerkraft. Die Entwicklung erfolgt aus der unsicheren Beugehaltung des Neugeborenen in kleinen Fortschritten bis hin zum aufrechten Gang. Durch eine richtige Handhabung geben wir dem Säugling eine sichere Lage, aus denen er aktiv werden kann.

Sie können diese Entwicklung Ihres Kindes unterstützen, wenn Sie bei den täglich immer wiederkehrenden Handlungen (dem „Handling"), wie z. B. beim An- und Ausziehen, Baden, Füttern, Tragen und Spielen, einige Dinge beachten:

- Geben Sie so wenig Hilfestellung wie möglich, aber so viel wie nötig. Ihr Kind soll möglichst viel selber machen.
- Führen Sie langsame, dosierte Bewegungen aus!
- Lassen Sie Ihrem Kind viel Zeit, die Bewegungsabläufe aktiv mitzuerleben und zu reagieren.

1. Das An- und Ausziehen

Achten Sie darauf, beim An- und Ausziehen von Hemdchen, Jäckchen oder Strampelhose das Kind über die Hüfte oder die Schulter erst auf die eine, dann auf die andere Seite zu drehen. So behält immer eine Körperhälfte einen festen Kontakt zur Unterlage. Sie vermeiden so zu heftige, schnelle – und für das Kind unangenehme – Lagerungsveränderungen. Ältere Kinder können Sie im Sitzen an- und ausziehen.

2. Das Hochnehmen und Ablegen

Wenn Sie das Kind beim Aufnehmen aus der Rückenlage über die Seite drehen, kann es leichter den Kopf halten. Vom Rücken her werden die Schultern dabei sanft nach vorne gedrückt, damit das Kind nicht nach hinten überstreckt. Legen Sie es auch wieder über die Seitenlage ab.

3. Das Wickeln

Mehrmals am Tag wickeln Sie Ihr Kind. Daher ist es sinnvoll, sich einmal darüber klar zu werden, wie man es am besten macht. Schnell werden diese sinnvollen Handgriffe Routine, und Sie tun bei jedem Wickeln Ihrem Kind etwas Gutes. Fassen Sie Ihr Baby nicht an den Füßen an (sog. Hasengriff), wenn Sie es zum Wickeln anheben. Führen Sie Ihre rechte Hand unter dem linken Beinchen des Kindes hindurch und greifen Sie auf den rechten (gegenüberliegenden) Oberschenkel des Kindes. Jetzt können Sie das Gesäß des Kindes leicht anheben. Umgekehrt können Sie das Kind auch von der anderen Seite wickeln.

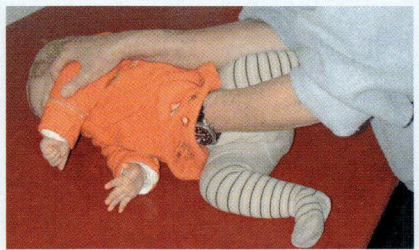

▲ Man dreht mich auf die Seite und richtet die oben liegende Seite aus. Die Arme werden nach vorne gehalten.

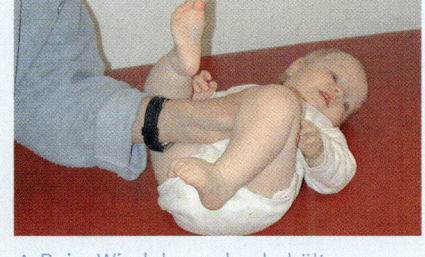

▲ Beim Windeln wechseln hält man mein gegenüberliegendes Beinchen und hebt meinen Po ab.

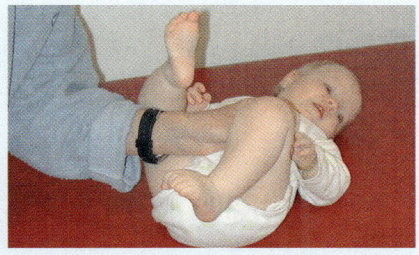

▲ Ich werde über die Seite und nicht über den Rücken aufgenommen und abgelegt.

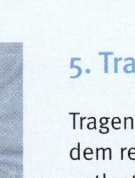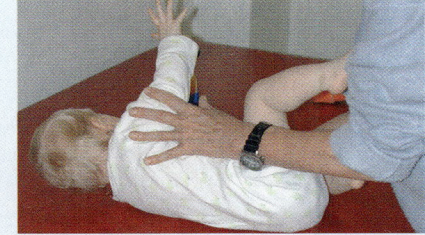

▲ So dreht man mich auf die Seite: man zieht am unten liegenden Bein und stößt an den oben liegenden Arm.

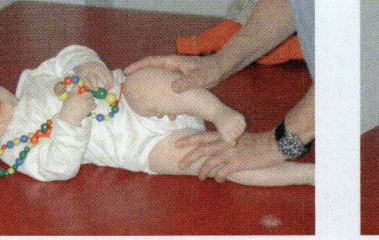

▲ Voilá! Meine Arme lässt man in Ruhe: ich möchte ja auch etwas beitragen.

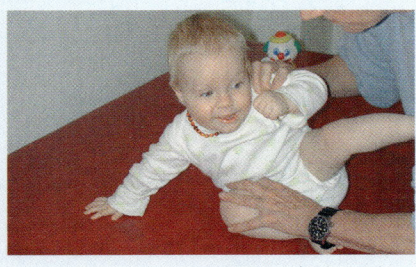

▲ So komme ich mit Hilfe hoch: Mein unteres Bein wird gehalten, und die Hand wechselt zur Schulter.

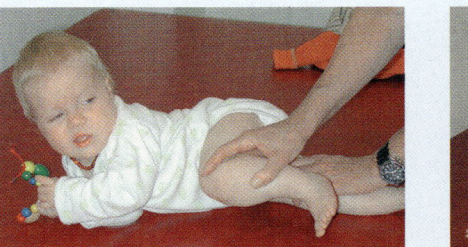

▲ So werde ich in die Bauchlage gedreht.

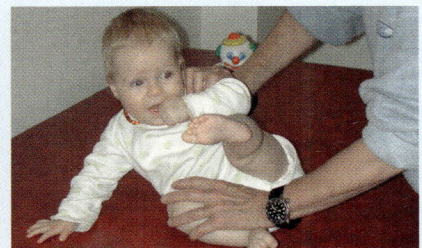

▲ Jetzt sitze ich schon fast.

4. Drehen des Kindes

Wenn Sie Ihr Kind drehen möchten oder eine Drehung unterstützen möchten, so sollten Ihre Bewegungen beim jüngeren Säugling vom Schultergürtel ausgehen. Beim älteren Säugling können Sie eine Drehung über die Beugung der Beine einleiten. Der ältere Säugling kann sich aktiv mit dem Arm abstützen.

5. Tragemöglichkeiten

Tragen Sie Ihr Kind abwechselnd auf dem rechten und linken Arm, das entlastet auch Ihre Muskulatur. Beide Arme des Kindes sollten stets nach vorne zeigen, der Kopf darf nicht nach hinten fallen. Sie haben natürlich viele Möglichkeiten, wie Sie Ihr Kind tragen können. Achten Sie dabei auf Folgendes:

- Beim Tragen in Bauchlage darf Ihr Kind sich nicht überstrecken, die Beine sind vorne.
- Wenn Sie Ihr Kind über der Schulter tragen, sollten beide Arme des Kindes über Ihrer Schulter liegen.
- Beim Tragen am Oberkörper schaut das Kind in den Raum. Ein Bein wird angebeugt.
- Etwa ab dem 8. Monat dürfen Sie Ihr Kind auf der Hüfte tragen. Zu diesem Zeitpunkt wird Ihr Kind seinen Rumpf gut aufrichten können. Fixieren Sie Ihr Kind gut am Becken, die Beine sind gebeugt.
- Sie können Ihr Kind auch seitlich vor dem Körper, wie in einem „Nestchen" tragen. Dabei sollten beide Arme vorn sein.

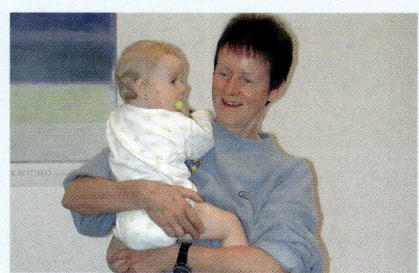

▲ Ich kann über die Schulter gucken.

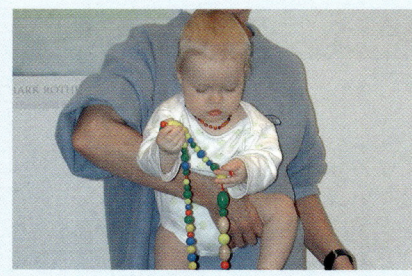

▲ Man hält mich an einem Oberschenkel, die Arme sind frei.

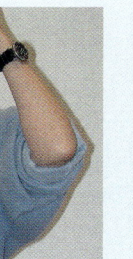
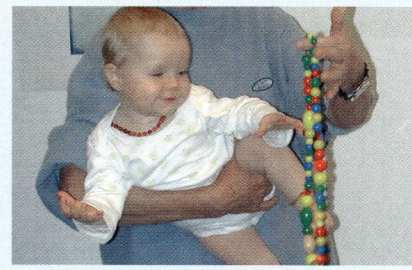

▲ Man trägt mich seitlich auf der Hüfte, meine beiden Arme sind dabei frei.

▲ Man macht Gleichgewichtsübungen mit mir.

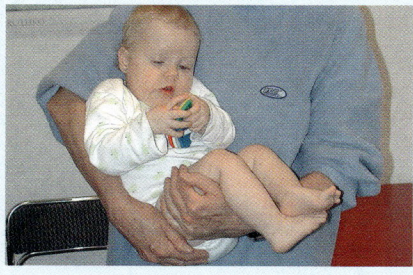

▲ Das ist meine geliebte „Nesthaltung".

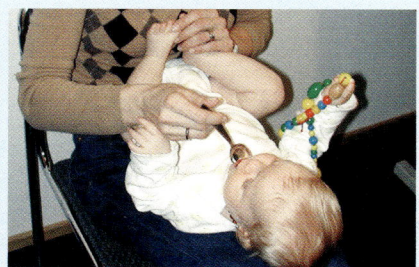

▲ So kann ich auf dem Schoß gefüttert werden.

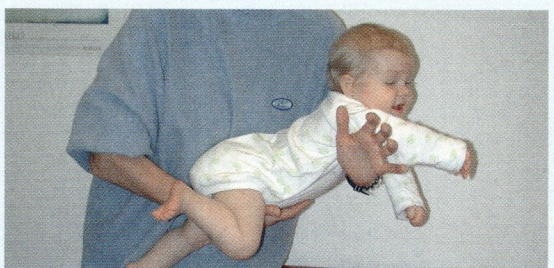

▲ So „fliege" ich in Bauchlage um die Welt.

6. Schoßhaltung

Sie sitzen auf einem Stuhl und stellen Ihre Füße auf einen Schemel. Ihr Kind liegt in Beugehaltung auf den Oberschenkeln. Diese Position biete viele Vorteile:

- Sie haben einen guten Blickkontakt zu Ihrem Kind.
- Sie stimulieren die Sprachentwicklung, weil Ihr Kind genau sieht, was Sie beim Sprechen machen.
- Sie haben einen engen Körperkontakt.
- Sie können Ihr Kind gut massieren.
- Diese Haltung eignet sich auch gut zum Füttern.

Die Ernährung

Die allerersten Fragen, die Sie sich als Mutter stellen, betrifft meistens die Ernährung Ihres Kindes. Kann ich mein Kind stillen? Reicht meine Milch? Wann beginne ich mit dem Zufüttern? Auf diese Fragen finden Sie in den Babyratgebern (siehe Anhang Seite 194) viele Seiten mit Informationen. Hier sollen nur ein paar Bemerkungen dazu fallen:

- Ernähren Sie, wenn irgend möglich, Ihr Kind mit Muttermilch. Aber keine Sorge, wenn es mit dem Stillen nicht klappen will! Sie können auch beim Füttern aus dem Fläschchen eine gute Bindung zu Ihrem Kind aufbauen.
- Stillen Sie Ihr Kind zunächst nach seinem Bedarf („feeding on demand"). Sie und Ihr Kind finden schnell einen gemeinsamen Rhythmus.
- Sorgen Sie sich nicht, wenn Ihr Kind sehr unterschiedliche Mengen trinkt. Wenn Sie regelmäßig das Gewicht kontrollieren, erhalten Sie die Gewissheit, dass Ihr Kind genügend trinkt.
- Wenn Sie Ihr Kind mal nicht stillen können, können Sie Muttermilch abpumpen. Das ermöglicht Ihnen, die Ernährung auch mal an den Vater abzugeben, wenn Sie etwas zu erledigen haben.
- Wenn Sie den Eindruck haben, Sie haben nicht genug Milch, fangen Sie nicht an, mit der Flasche zuzufüttern. Sie gefährden den perfekt funktionierenden Regelkreis: Wenn Ihr Kind Durst hat und aus der Brust trinkt, werden Sie dem Bedarf entsprechend Milch produzieren. Mit der Zwischenmahlzeit wird bei Ihnen die Milchbildung zurückgehen. Besser ist es für Sie, einen regelmäßigen Mittagsschlaf einzuführen, der die Milchproduktion fördert. Wenn das alles nicht hilft, sollten Sie Ihre Hebamme oder Ihren Arzt fragen.

Ein Blick in die Windel

Gestillte Kinder können bis zu 10-mal am Tag oder auch nur einmal in zehn Tagen die Windel voll machen. Das ist vollkommen normal. Bei Flaschenkindern stimmt dies allerdings nicht. Hier sollten Sie die Konsistenz beobachten. Der Stuhl muss breiig und darf nicht geformt sein!

Das Stillen in den ersten Tagen

Heute ist es in den meisten Kinderkliniken üblich, die Kinder kurz nach der Geburt einmal anzulegen. Damit wird die Milchbildung bei Ihnen gefördert. Das Neugeborene hat einen angeborenen Saugreflex und findet die Brust schnell.

- Erstes Anlegen innerhalb der ersten 2 bis 3 Stunden nach der Geburt, dann – je nach Wachzustand – 4- bis 6-stündlich.

Ein Tipp für Sie

Ihre Zeit gehört Ihnen und Ihrem Kind

Sie haben durch die Geburt eine riesige Leistung erbracht und haben es verdient sich auszuruhen – gemeinsam mit Ihrem Kind! Genießen Sie es, sich verwöhnen zu lassen und bewundert zu werden. Nehmen Sie sich Zeit, Ihr Kind kennenzulernen. Freuen Sie sich gemeinsam mit Ihrem Partner und beziehen Sie diesen mit ein. Natürlich bringen Kinder nicht nur Freude mit. Sie bedeuten auch viel Arbeit und Mühe (auch wenn dies Ihnen vielleicht niemand deutlich sagt). Freuen Sie sich an jedem Tag. Wenn Sie Fragen haben, stellen Sie diese Ihrem Kinderarzt oder einer erfahrenen Mutter und lassen Sie sich helfen. Legen Sie aber die Erziehungsratgeber erstmal auf die Seite und hören Sie auf Ihre Gefühle.

In den ersten Wochen gilt Ihre Aufmerksamkeit vor allem Ihrem Kind. Nicht umsonst gab es früher die Einrichtung des Wochenbetts, wo die eigene Mutter sechs Wochen kam, um die Wöchnerin zu unterstützen. In der heutigen Zeit ist das nur noch selten möglich, deshalb:

- Ruhen Sie sich so viel wie möglich aus! Wenn Ihr Kind schläft schlafen Sie auch.
- Seien Sie so eng wie möglich mit Ihrem Kind zusammen.
- Lassen Sie Dinge im Haushalt auch mal liegen und widmen Sie sich Ihrem Kind.

Erstes Kennenlernen – das Neugeborene

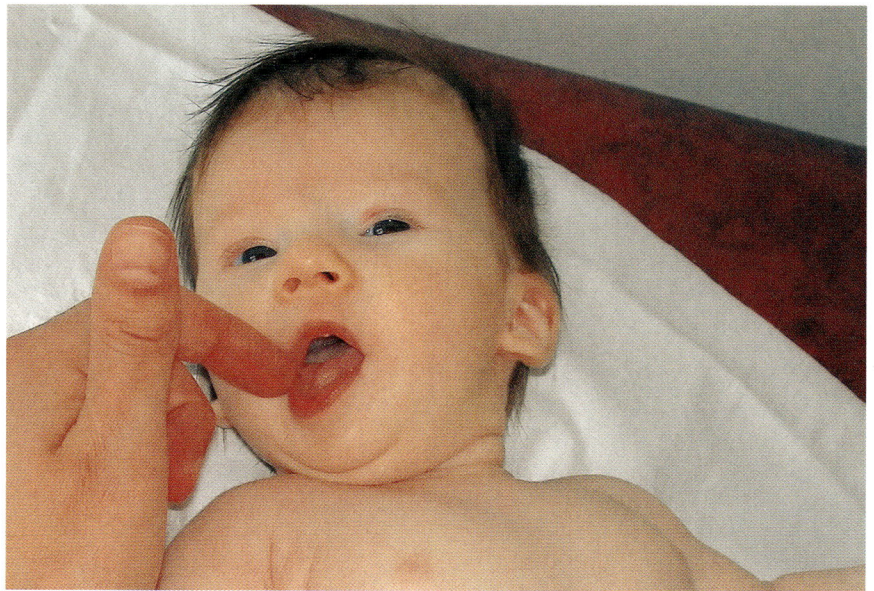

▲ Der Suchreflex hilft mir die Brust der Mutter zu finden: Ich drehe auch den Kopf in Richtung der Stimulation.

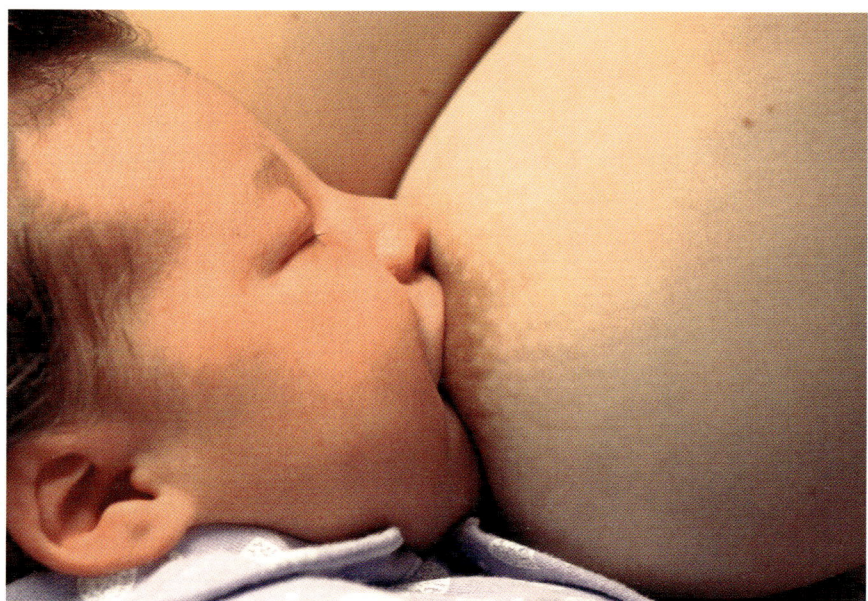

▲ Ich trinke kräftig und dabei bleibt meine Nase frei!

▮ Ab 2. Tag: Freies Stillen nach Bedarf, Frequenz steigernd 5- bis 8-mal pro Tag, und später 8- bis 12-mal pro Tag.

Achten Sie darauf, dass Ihrem Neugeborenen auf der Säuglingsstation keine Zusatzflüssigkeit und/oder Muttermilchersatzpräparate nach der Geburt und in den ersten Lebenstagen gegeben werden. Dies ist selten notwendig und sollte nicht als Routinemaßnahme, sondern nur bei medizinischer Indikation erfolgen.

Die Vorsorgeuntersuchungen

Direkt nach der Geburt, in den ersten Tagen und von nun an in bestimmten Abständen wird Ihr Kinderarzt Ihr Kind untersuchen. Das Ziel der regelmäßigen Vorsorgeuntersuchungen, von der Geburt bis ins Jugendlichenalter, ist das frühe Erfassen von Gesundheitsstörungen. Daneben gibt es Ihrem Kinderarzt die Möglichkeit, Ihr Kind in seiner Entwicklung zu begleiten, Ihre Familie kennenzulernen und die Lebenswelten Ihres Kindes zu erfassen. Untersuchungen bei bester Gesundheit, sogenannte „well baby visits", bilden eine sehr gute Voraussetzung, um Ihr Kind bei einer Krankheit auf einer Vertrauensbasis objektiver beurteilen zu können.

Diese Gesundheitsförderung wird Ihnen als Familie angeboten. Sie als Eltern sollen dabei nicht passive Informationsempfänger sein. Dank des erworbenen Wissens wird die Basis für ein partnerschaftliches Verhältnis mit dem Arzt aufgebaut. Ziele der Vorsorgeuntersuchungen sind:

- Förderung von optimaler Gesundheit und Entwicklung des Kindes
- Früherfassung von Abnormitäten
- Vorbeugung von Krankheiten, Unfällen und Misshandlung im weitesten Sinne
- Verbesserung der Chancen auf eine gesunde kindliche Entwicklung durch die Gesundheitserziehung und präventive Beratung der Eltern
- Ernährungsberatung
- Erkennung und falls möglich die Elimination von Faktoren, die die Entwicklung, das Verhalten und die Schulbildung des Kindes negativ beeinflussen
- Interaktion zwischen Kind und Eltern/Bezugspersonen soweit möglich zu verstehen und zu optimieren
- Orientierungshilfe bei der Erziehung
- Stress und Belastungssituationen in der Familie, die sich negativ auf die Entwicklung auswirken könnten, früh zu erfassen und abzubauen
- Erfassung von genetischen (familiären) und umweltbedingten Risikofaktoren
- Kinder vor Krankheiten durch Impfungen zu schützen
- Verständnis für den sozio-ökonomischen und kulturellen Hintergrund der Kinder zu erhalten und damit auch den Umgang mit einer allfälligen Krankheit
- Frühzeitiges Vermitteln von kompetenter Hilfe bei Problemen.

Bei allen kinderärztlichen Vorsorgeuntersuchungen wird die körperliche und psychische Entwicklung genau untersucht. Die Sinnesorgane (Sehen, Hören, Riechen, Gleichgewicht usw.) werden wiederholt geprüft. Mit den Eltern werden zum Beispiel Ernährungsprobleme, Erziehungsfragen und andere Probleme im Zusammenhang mit dem Kind besprochen. Impfungen sind notwendig, aber im Rahmen der Vorsorgeuntersuchungen eher nebensächlich. Ziel der Untersuchungen ist es, Ihnen möglichst viel Wissen und damit Selbstverantwortung zur schwierigen Aufgabe der Erziehung mit auf den Weg zu geben. Es sollte Ihnen auch die Sicherheit geben, um bei auftretenden

Ein Tipp für Sie

Gezielte Förderung durch Therapien

Heute beobachten Eltern die Entwicklung Ihres Kindes sehr aufmerksam und machen sich große Sorgen, wenn sie meinen, eine Entwicklungsverzögerung zu bemerken. Sprechen Sie mit Ihrem Kinderarzt. Er wird je nach Auffälligkeit Ihres Kindes anlässlich der Vorsorgeuntersuchung unter Umständen eine unterstützende Maßnahme vorschlagen. In den ersten Lebensmonaten kommt, falls es sich um eine motorische Störung handelt vor allem die spezifische Krankengymnastik zum Zuge. Diese Therapeutinnen und Therapeuten haben eine besondere Ausbildung im Umgang mit Säuglingen. Bei Störungen der Sinnesbereiche sind spezielle Fördermaßnahmen angezeigt. Ihr Arzt wird Ihnen weiterhelfen.

Die Vorsorgeuntersuchungen

Krankheiten das Kind angemessen zu pflegen. Die Untersuchungen erlauben dem Kinderarzt, Ihr Kind bei guter Gesundheit kennenzulernen. Diese Vertrauensbasis ermöglicht später auch eine gründliche Untersuchung, wenn Ihr Kind krank werden sollte. Die Untersuchungen im Einzelnen:

Neugeborenes

Die erste Untersuchung Ihres neugeborenen Kindes wird in den ersten Lebenstagen vorgenommen. Das Kind wird gründlich auf seine Anpassung ans Leben außerhalb der Gebärmutter überprüft. Erste Fragen im Zusammenhang mit dem Stillen und dem allgemeinen Verhalten des Neugeborenen usw. werden besprochen. Ein Hörtest wird oft schon in der Gebärklinik durchgeführt.

Ein Monat

Im Alter von einem Monat geht es darum, die normale Entwicklung zu überprüfen. Eine Ultraschalluntersuchung der Hüfte und eine gründliche körperliche Untersuchung wird durchgeführt. Ernährungsfragen und die Fragen rund um die anstehenden Impfungen werden erörtert.

Zwei Monate

Untersuchung der körperlichen und psychomotorischen Entwicklung. Das Kind erhält die erste Impfung (Diphtherie, Starrkrampf, Kinderlähmung, Keuchhusten, Haemophilus influenzae Typ B und eventuell Hepatitis B sowie Pneumokokken).

Vier Monate

Untersuchung und Wiederholung der ersten Impfung. Untersuchung der psychomotorischen Entwicklung.

Sechs Monate

Untersuchung und zweite Wiederholung der Impfung. Körperliche und psychomotorische Entwicklungsuntersuchung. Eventuell werden Blut und Urin untersucht.

Ein Jahr

Bei der Jahreskontrolle wird die körperliche Untersuchung mit einem Test über die psychomotorische Entwicklung des Kindes ergänzt. Prüfung der Sinnesorgane. Erste Masern-Mumps-Röteln-Impfung, evtl. auch gegen Pneumokokken und Meningokokken.

Achtzehn Monate

Körperliche Untersuchung, Wachstumskontrolle, Untersuchung der Sprachentwicklung. Auffrischimpfungen.

Zwei Jahre

Körperliche und psychomotorische Entwicklungskontrolle, Untersuchung der Sinnesorgane, Auffrischimpfungen.

Drei Jahre

Körperliche und psychomotorische Entwicklungskontrolle mit Schwerpunkt der Untersuchung der Sprach- und Spielentwicklung.

Vier und sechs Jahre

Körperliche Untersuchung und Entwicklungskontrolle, Untersuchung der Sprachentwicklung, Sehen und Hören wird getestet, Prüfung der psychomotorischen Entwicklung. Wenn nötig werden Impfungen aufgefrischt. Erörterung der Fragen rund um die Einschulung.

Zehn Jahre

Untersuchung der körperlichen Entwicklung, genaue Erfassung des Bewegungsapparates und dessen Störungen, sportärztliche Beratung, erfassen von Schulschwierigkeiten und Verhaltensstörungen.

Pubertät (14 bis 16 Jahre)

Überprüfung der Reifung aller körperlichen und seelischen Funktionen, Untersuchung der normalen psychosozialen und sexuellen Entwicklung, Erörterung spezieller Fragebogen. Gesprächsthemen im Zusammenhang mit der Pubertät, Aufklärung, Schwangerschaftsverhütung, Ablösung, Drogen, Berufswahl usw. Auffrisch- und Nachholimpfungen.

Die Vorsorgeuntersuchungen sollen vorsorgen! Das tun sie auch, wenn sie regelmäßig durchgeführt werden. Sie werden sehen!

Der 1. Lebensmonat

Schon vier Wochen ist Ihr Kind nun auf der Welt. Sie werden bemerken, dass sich erste Regelmäßigkeiten in seinem Verhalten leise anzudeuten. Langsam stellt sich bei Ihrem Kind ein Rhythmus bei den Essens- und Schlafenszeiten ein. Sie entwickeln eine immer tiefere Bindung zu Ihrem Kind, genauso wie Ihr Kind Sie immer besser kennenlernt. Da sich die Sinneswahrnehmungen Ihres Kindes immer mehr verbessern, können Sie sich immer aktiver miteinander beschäftigen. Wenn Sie einen Gegenstand vor dem Kind bewegen, wird es diesen schon neugierig mit den Augen verfolgen können.

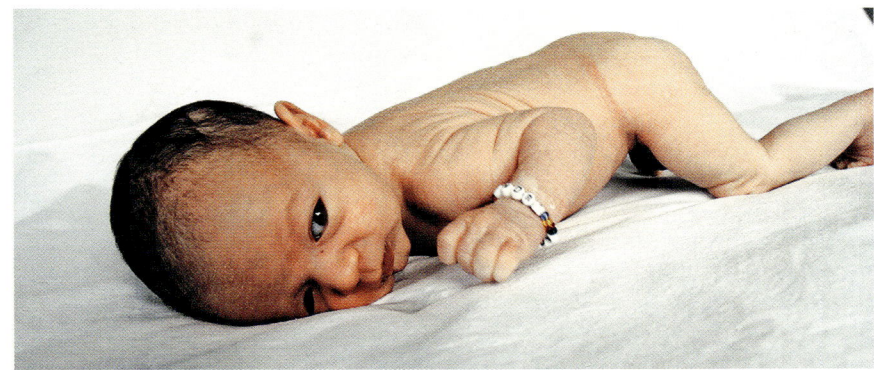

Genießen Sie diese ersten Wochen mit Ihrem Kind. Jedes Kind braucht seine Zeit, um diese erste Phase der Anpassung an die neue Umgebung zu meistern. Meist werden Sie in diesen Wochen noch nicht viel Kontakt zu Gleichaltrigen haben, sodass Sie keine Vergleichsmöglichkeiten haben. Ich möchte fast sagen, das ist auch gut so! Geben Sie Ihrem Kind die Ruhe und Geborgenheit, den es für seinen Start braucht.

Wie sich Ihr Kind bewegt

Ihr Kind beginnt, sich etwas mehr zu strecken. Die Beugemuster sind zwar noch erkennbar, aber nicht mehr so bestimmend. Auch der Einfluss der Primitivreflexe beginnt nachzulassen. Die Bewegungen sind jedoch nach wie vor meistens ungezielt.

Körperhaltung in Rückenlage

Ihr Kind liegt immer noch meist in Beugehaltung und dreht den Kopf zur Seite. Das ATNR-Muster (siehe S. 15) bestimmt die Bewegungen der Arme, kann aber zeitweise schon mal unterbrochen werden. Die Beine sind meist gebeugt und leicht nach außen gedreht. Die Fersen liegen auf der Unterlage. Die spontanen Bewegungen sind mittlerweile recht abwechslungsreich, aber immer noch sehr ungezielt. Da der Beugetonus überwiegt, fühlt man bei passiver

Der 1. Lebensmonat

Streckung der Beine einen recht starken Widerstand. Beobachten Sie mal das alternierende Strampeln, während das eine Bein gestreckt wird, wird das andere gebeugt. Die Beine bewegen sich dabei von einer kompletten Beugung bis zu einer halben Beugung, d. h. um eine mittlere Stellung herum. Die Arme sind aktiver als die Beine.

Körperhaltung in Bauchlage

Auch in der Bauchhaltung herrscht noch die allgemeine Beugehaltung vor. Ihr Kind kann den Kopf nur kurzzeitig von der Unterlage anheben und zur Seite drehen. Die Arme sind meist gebeugt und an den Körper gelegt. Die Beine in Knie und Hüften gebeugt, das Gesäß ist deshalb in der Höhe und die Beine sind meist noch unter dem Gesäß. Manche Bewegungen erinnern ans Kriechen. In der Schwebelage kann der Kopf knapp zur Horizontalen angehoben werden.

Passive Bewegungen

Ziehen Sie Ihr Kind zum Sitzen hoch, so bleibt der Kopf zurück und muss meist noch gestützt werden. Sie können aber eine beginnende Beugung im Beckenbereich beobachten und die Arme werden leicht angebeugt. Ihr Kind beginnt quasi schon zu „helfen".

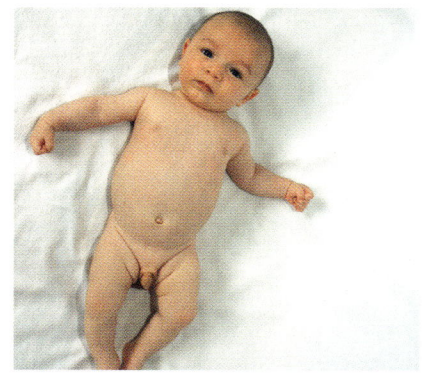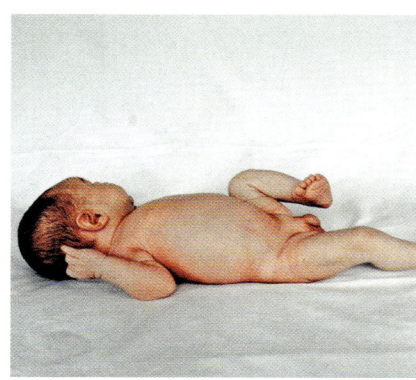

▲ Zwischen kurzen Phasen, in denen ich ruhig liege, bewege ich mich alternierend: auf einer Körperseite beuge ich den Arm und strecke das Bein, auf der anderen Seite mach ich es gerade umgekehrt.

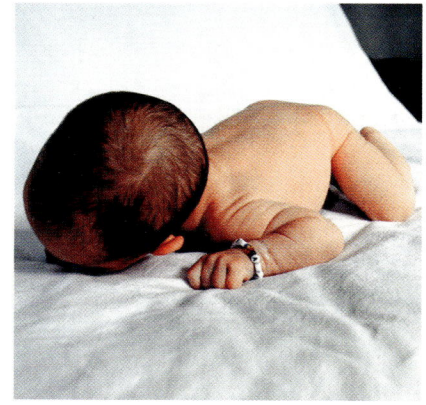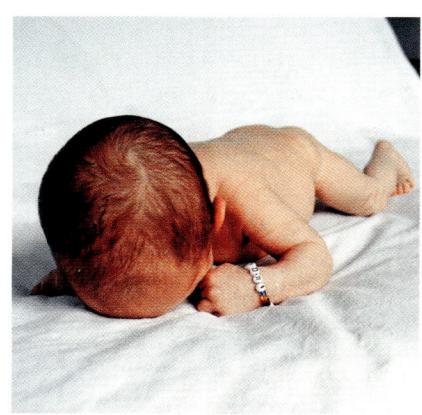

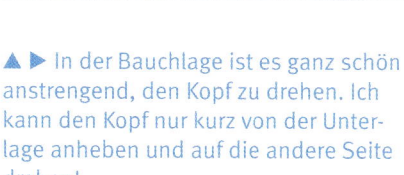

▲ ▶ In der Bauchlage ist es ganz schön anstrengend, den Kopf zu drehen. Ich kann den Kopf nur kurz von der Unterlage anheben und auf die andere Seite drehen!

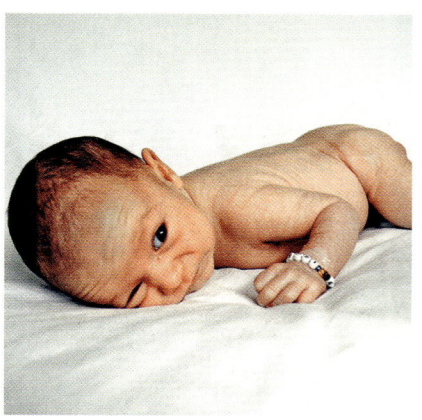

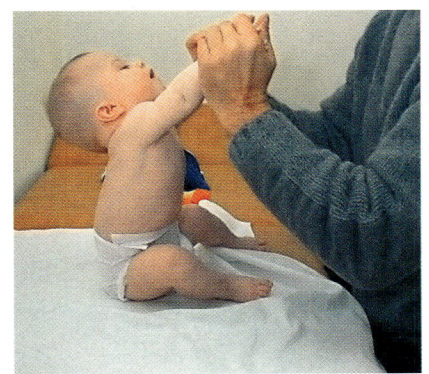
▲ Sitzend gehalten kann ich den Rücken nur ungenügend strecken, und die Kontrolle meines Kopfes gelingt mir auch noch nicht gut.

Sitzend gehalten zeigt sich die noch mangelhafte Kopfkontrolle deutlich. Der Kopf kann kurz angehoben werden, fällt dann aber nach vorne auf die Brust. Der Rücken ist dabei gleichmäßig gerundet. Halten Sie Ihr Kind aufrecht und stellen es auf die Füße, dann übernimmt das Kind für kurze Zeit sein Gewicht und richtet sich auf (Aufrichtereaktion). Der automatische Gang ist aber immer noch auslösbar.

Die Feinmotorik

Die Hände Ihres Kindes sind noch vorwiegend als Fäustchen geschlossen. Gelegentlich wird, in Kopfseitlage, eine Faust oder eine Finger zum Mund geführt. Wollen Sie Ihrem Kind eine Rassel geben, so werden Sie merken, dass das gar nicht so einfach ist. Das Kind zeigt einen großen Widerstand beim passiven Öffnen der

Hand. Sie müssen die Faust mit Kraft öffnen, um eine Rassel in die Hand zu geben. Das Kind greift einen in die Hand gelegten Gegenstand oder Finger übrigens nur mit den Fingern (Greifreflex), der Daumen bleibt unbenützt. Ihr Kind kann noch keine Gegenstände zum Mund führen, das verhindert immer noch der ATNR und die damit verbundene Streckung des Gesichtsarmes.

Die Hüftentwicklung

Die Erkrankungen, besser Reifungsstörungen, der Hüften beim Säugling sind recht häufig. Mädchen sind sieben Mal häufiger betroffen als Knaben. Man unterscheidet zwei Fälle:

▌ Falls sich der Hüftkopf aus der Hüftpfanne rausdrücken lässt, spricht man von einer Hüftluxation.
▌ Ist nur die Hüftpfanne ungenügend ausgebildet, von einer Hüftdysplasie.

Die angeborene Hüftdysplasie ist eine Reifestörung der Hüftgelenke. Zwei bis drei von 100 Neugeborenen leiden an einer Hüftdysplasie. Durch diese Störung kann der Oberschenkelkopf aus der Hüftpfanne herausrutschen (Luxation). Dies führt zu einer Beinverkürzung, und das Gehen wird nur noch stark hinkend möglich sein. Aber auch leichtere Grade von Hüftdysplasien führen möglicherweise zu Arthrose im Alter. Bei einer

Erfassung der Hüftdysplasie im Säuglingsalter ist die Behandlung relativ einfach und Operationen sind kaum je nötig. Es ist darum äußerst wichtig, Hüftgelenksentwicklungsstörungen möglichst frühzeitig zu erfassen. Ein idealer Zeitpunkt ist die zweite Vorsorgeuntersuchung im Alter von einem Monat (maximal sechs Wochen) bei Ihrem Kinderarzt. Bei speziellen Risikofaktoren wie z. B. Steißlage oder Fällen von Hüftdysplasie in der Familie kann die Untersuchung auch schon früher indiziert sein.

Die manuelle Untersuchung auf eine Hüftabspreizhemmung in der Neugeborenenzeit durch den Kinderarzt kann leider nicht alle

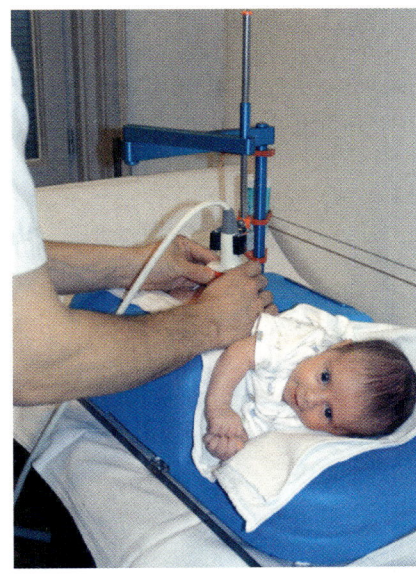
▲ Die Hüftsonografie macht mir keine Sorgen.

Der 1. Lebensmonat

schlechten Hüften erfassen. Die routinemäßige Untersuchung der Neugeborenenhüften mit Röntgen kann aus Gründen der Strahlenbelastung nicht verantwortet werden. Eine zuverlässige Methode der Erkennung bietet der Ultraschall. Die Untersuchung bietet verschiedene Vorteile:

▌ Sie kann schon in den ersten Lebenswochen durchgeführt werden.

Dadurch kann kostbare Zeit für die allenfalls notwendige Behandlung eingespart werden.

▌ Sie ist nach heutigem Wissen ohne Neben- oder Spätfolgen für das Kind.

▌ Sie gibt definitiv über die Hüfte Ihres Kindes Auskunft.

▌ Sie ist völlig schmerzfrei.

▌ Sie ist für den geübten Untersucher einfach und schnell.

▌ Sie kann Gewebe darstellen, die im Röntgen nicht sichtbar sind.

▌ Sie hat die Röntgenuntersuchung der Hüften überflüssig gemacht.

Aus all diesen Gründen ist eine möglichst frühzeitige generelle Vorsorgeuntersuchung mit Ultraschall auf diese folgenschwere Erkrankung des Bewegungsapparates sinnvoll. Fragen Sie Ihren Arzt!

Die Entwicklung der Sinne

Das Sehen

Die Sehkraft Ihres Kindes verbessert sich nun täglich. Ihr Kind beobachtet Ihr Gesicht, wenn Sie mit ihm sprechen und schaut in diffuses Licht. Die visuelle Auflösung ist noch schlecht, das Farbsehen ist erst in Entwicklung. Die Sehschärfe entspricht in etwa der Nachtsehschärfe von Erwachsenen. Es können also nur relativ große Objekte mit hohem Kontrast gesehen werden.

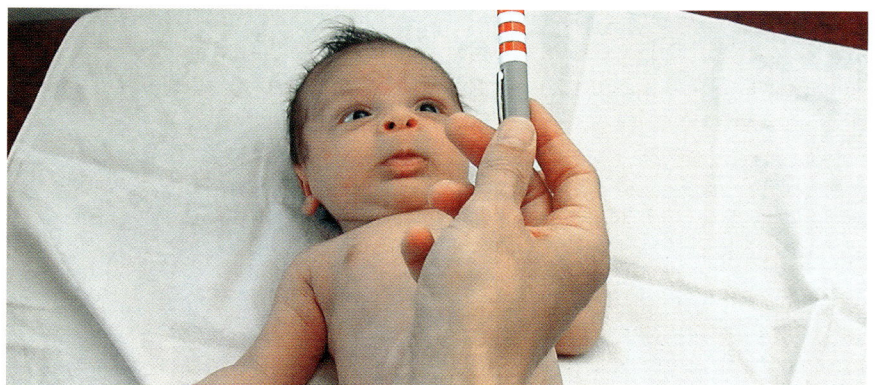

Ihr Kind beobachtet nun einen in etwa 20 cm Entfernung hingehaltenen baumelnden Ring, wenn er in seine Blickrichtung gehalten wird. Bewegt man den Gegenstand, so verfolgt Ihr Kind ihn mit Kopf- und Augenbewegungen. Nun können

▶ Ich beobachte mein Gegenüber ganz genau und verfolge Gegenstände mit dem Blick.

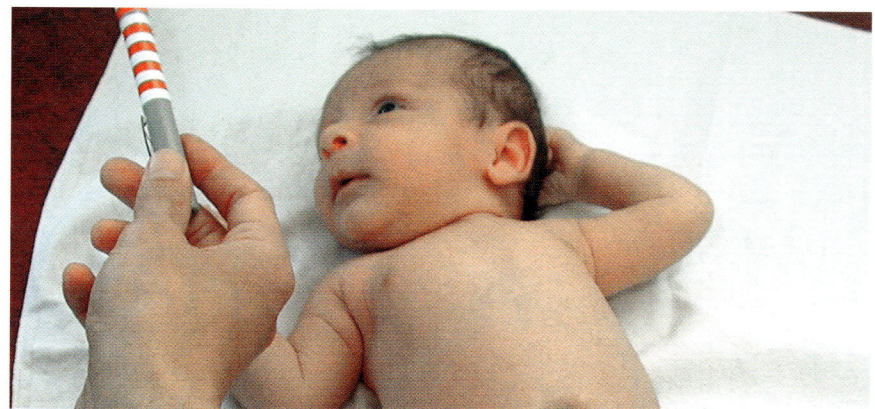

Sie schon ein bisschen mit Ihrem Kind spielen. Wenn Sie Ihr Baby wickeln und noch einen Moment nackt strampeln lassen wollen, so können Sie es gut beschäftigen, wenn Sie einfach einen Gegenstand, z. B. einfach eine Cremedose, vor ihm langsam hin und her bewegen. Ihr Kind wird versuchen, den Gegenstand zu fixieren.

Das Hören

Auch die Gehörleistungen Ihres Kindes verbessern sich. Das Kind hält einen Moment in der Bewegung inne, wenn eine Glocke läutet oder ein anderes Geräusch erzeugt wird. Das Gehör hört noch nicht so gut wie das der Erwachsenen, kann aber gesprochene Worte besonders gut wahrnehmen. Allerdings kann es diese Geräusche noch nicht weiterverarbeiten. Ihr Kind hört zwar ein Geräusch, weiß aber noch nicht, dass es einen Sinn macht, den Kopf zur Geräuschquelle zu drehen, weil es dort vielleicht etwas Interessantes zu sehen gibt. Ihr Kind kennt die mütterliche Stimme besonders gut. Sprechen und singen Sie viel mit Ihrem Kind.

Spüren

Kinder in diesem Alter reagieren erkennbar positiv auf angenehme Geschmäcker. Sie zeigen Grimassen und veränderte Bewegungsmuster mit dem ganzen Körper, wenn sie Unangenehmes spüren. Eine typische Grimasse ziehen sie bei bitterem oder saurem Geschmack. Sie können angenehme Gerüche auch schon recht zuverlässig wiedererkennen. So drehen sie erwartungsvoll den Kopf, wenn sie die mütterliche Brust riechen.

Auch auf Berührungen reagieren sie sehr stark. So löst die Berührung gewisser Körperstellen immer noch Reflexe aus. Wenn beispielsweise die Wange berührt wird, dreht das Kind den Mund zum Finger. Alle diese Leistungen ermöglichen es dem kleinen Säugling, schnell und zuverlässig seine Mutter zu kennen und helfen ihm entscheidend, seine Ernährung sicherzustellen. Geben Sie Ihrem Kind viel Körper- und Hautkontakt, z. B. mit einer Massage.

Massieren Sie Ihr Baby schon jetzt

Die Babymassage ist in den letzten Jahren für viele Eltern und Hebammen zu einem festen Bestandteil des ersten Lebensjahres geworden. Meistens wird sie in Kursen etwa ab dem vierten Lebensmonat angeboten. Aber schon vorher kann die Massage dem Baby helfen, Anpassungsprobleme besser zu bewältigen.

Im Mutterleib wurde Ihr Kind durch die Berührungen der Gebärmutter sanft massiert. Bei jeder weichen, warmen, fließenden Berührung erinnert Ihr Kind sich an die Hautreizungen und Empfindungen im Mutterleib. Die Massage als Ritual, z. B. nach dem Baden oder beim Wickeln gibt Ihrem Kind die Geborgenheit und Sicherheit, die es braucht.

Was Ihr Kind jetzt versteht

Um zu wissen was ein Säugling denkt, wäre es schön, er würde uns davon erzählen. Mit anderen Worten: es ist sehr schwierig, die intellektuelle Leistung zu messen. Allerdings hat die moderne Säuglings-Verhaltensforschung schon Erstaunliches zutage gebracht. Gehen Sie davon aus, dass das Kind mehr „weiß" als wir ahnen! Säuglinge lernen sehr schnell, welche Handlungen zu welchem Ziel führen: Ein typisches Beispiel dafür ist der Versuch mit der Schnur, den Wissenschaftler am Fuß eines Kindes befestigt haben. Bewegt das Kind den Fuß, so wackelt ein darüberhängendes Mobile. Sehr schnell erkennt der Säugling den Zusammenhang und kann das Mobile „gezielt" bewegen. Das Kind kann sich auch noch Wochen später an den Zusammenhang zwischen Fuß und Mobile erinnern und bei erneutem Festbinden sofort wieder das Mobile bewegen.

Papa-Blues

Herzlichen Glückwunsch, Sie sind Vater, ein ganz neues Gefühl. Auch wenn Sie eigentlich neun Monate Zeit hatten, sich darauf einzustellen, so wird dennoch der Wechsel vom „Lover" zum „Windelwechsler" als meist ziemlich heftig empfunden. Die Aufmerksamkeit Ihrer Partnerin hat sich nun völlig auf das Kind verschoben. Da fragen Sie sich vielleicht „Und wo bleibe ich?" Hier einige Tipps...

Der Alltag

Einige Väter spüren sofort väterliche Gefühle, wenn sie ihr Kind zum ersten Mal sehen. Das ist aber nicht die Regel. Väter werden trotz der neun Monate Vorlauf vom Geburtsereignis meist ein bisschen überrumpelt. Es braucht Zeit und Engagement, sich in der neuen Rolle zurechtzufinden. Beteiligen Sie sich von Beginn an der Pflege. Über die Pflege können Sie langsam aber sicher eine Beziehung zu Ihrem Sprössling aufbauen!

Studien haben gezeigt, dass nicht nur Mütter an postpartaler Depression (Wochenbettdepression) leiden, auch Väter tun dies und zwar recht häufig. Nach den Ergebnissen der Wissenschaftler treten bei 14 Prozent aller Mütter von Neugeborenen mittelschwere oder schwere Depressionen auf, bei den frischgebackenen Vätern sind es 10

Prozent und damit doppelt so viele wie in der Durchschnittsbevölkerung. Nur werden diese oft nicht als solche wahrgenommen. Das hat auch damit zu tun, dass Männer oft nicht gewohnt sind, über ihre Schwierigkeiten zu reden. Zudem erscheint es im allgemeinen Freudentaumel ob dem schönen, gesunden Kind deplatziert, mit den eigenen Sorgen zu kommen. Trotzdem, oder gerade deshalb sollten Sie auf sich hören und Ihre Gedanken mit der Mutter, sicher jedoch mit jemandem Ihres Vertrauens austauschen. Nichts ist schlimmer als verdrängte Frustrationen, die später wie ein auf dem Herd vergessener Dampfkochtopf explodieren können!

Die Beziehung

Es steht viel geschrieben, wie wichtig die Bindung, das Bindungsverhalten des Kindes an die Mutter für die weitere Entwicklung des Kindes ist. Genauso wichtig ist auch die Bindungsentwicklung zwischen Kind und Vater. Setzen Sie sich dafür ein. Ihr Kind wird es Ihnen später danken!

Aber nicht nur die Beziehung zum Kind muss gepflegt werden, sondern vor allem auch die Beziehung zwischen den Eltern. Statistisch gesehen gehen etwa die Hälfte der Beziehungen im ersten Lebensjahr des ersten Kindes in die Brüche. Entweder wirklich in die Brüche,

oder nur inoffiziell, in Form eines Arrangements. Was können Sie dagegen tun? Nur eine regelmäßige Pflege der Beziehung schützt vor Unheil. Vorbeugung ist dabei alles. So könnten Sie vereinbaren, dass ein Abend der Beziehung gehört – ohne Kind, außer Haus (sonst machen Sie nur in gewohnter Weise im Haushalt weiter).

Der Beruf

Häufig sind die Väter gerade am Beginn einer Karriere, wenn das erste Kind kommt. Sie möchten Investitionen in die Zukunft machen, was ein vermehrtes berufliches Engagement verlangt. Das lenkt das Interesse und Engagement von der Familie weg. Also, überlegen Sie gut, wie viel Zeit Sie für den Beruf opfern wollen, oder ob es nicht eher eine Flucht in den Beruf ist. Es lohnt sich, dies möglichst noch vor der Geburt des Kindes mit der Partnerin zu erörtern und festzulegen. Und noch etwas, wenn Sie zu Hause sind, dann seien Sie zu Hause und nicht noch in Gedanken bei Ihrer Arbeit!

Für alle Väter gilt: „Dran bleiben, es gibt viel zu gewinnen und andernfalls viel zu verlieren", frei nach dem Motto: „Es gibt viel zu tun, packe es an", Ihren Kindern, Ihrer Beziehung und letztlich auch Ihnen zuliebe.

Der Tag-und-Nacht-Rhythmus

Langsam lernt Ihr Kind den Unterschied zwischen Tag und Nacht kennen. Unterstützen Sie Ihr Kind dabei. Versuchen Sie, die Nacht nicht zum Tag werden zu lassen. Die Nacht ist zum Schlafen da, das muss Ihr Kind jetzt lernen. Dämpfen Sie die Geräuschkulisse sowie das Licht. Die einzelnen Schlafperioden, d. h. die Zeit, die Ihr Kind am Stück schläft, werden länger, ebenso auch die Wachphasen. Der Schlaf Ihres Kindes ist phasenweise nicht sehr tief. Durch Lärm, dauernde Annäherung oder Berührung kann der Schlaf empfindlich gestört werden. So hat das Kind dann auch Mühe, seinen Rhythmus zu finden.

Die Beziehung zur Umwelt

In den ersten Wochen hat Ihr Kind schon viel gelernt. Es weiß, bei wem es Geborgenheit und Ruhe findet und kann, aber nur wenn der Durst nicht allzu groß ist, auch schon mit dem Schreien aufhören, wenn es Sie kommen hört oder sieht: es erkennt die Mutter genau. Seien Sie nicht beunruhigt, wenn das nicht immer klappt. Es gibt so viele Gründe, zu schreien. Hat Ihr Kind Hunger?, Ist die Windel voll?, Ist Ihr Kind vielleicht ein bisschen wund? oder fühlt es sich einfach einsam? Die Schreidauer wird in den nächsten Wochen noch zunehmen. Das Schreien ist die einzige Möglichkeit Ihres Kindes, seine Bedürfnisse auszudrücken. Je mehr Sie darauf eingehen, desto ruhiger wird Ihr Kind werden. Es entwickelt die Gewissheit, „es ist jemand da, der sich um mich kümmert."

Da Ihr Kind nun schon mehr von seiner Umgebung mitbekommt, ist es sinnvoll, diese anregend, aber nicht zu unruhig zu gestalten. Ein Mobile mit wenigen, einfachen Gegenständen über dem Bettchen reicht völlig aus. Ihr Kind beobachtet, hört und spürt seine Umgebung, zeigt aber noch eher ein passives Spielverhalten. Es beginnt mit ersten aktiven Interaktionen auf seine Umgebung einzuwirken, bzw. zu reagieren.

Ein Tipp für Sie

Muten Sie sich nicht zu viel zu!

In den ersten Wochen sollten Sie sich ganz auf Ihr Kind konzentrieren können. Versuchen Sie, andere Verpflichtungen abzugeben und sich Hilfe zu organisieren:

- Fragen Sie Ihren Partner, ob er in den ersten Wochen Urlaub nehmen kann.
- Organisieren Sie sich eine Hilfe für den Haushalt, für das Einkaufen oder für die Wäsche.
- Wenn Ihr Kind schläft, sollten Sie auch schlafen oder zumindest ruhen. Die Bügelwäsche oder andere Haushaltsdinge können Sie auch erledigen, wenn Ihr Kind wach ist.
- Viele Freunde und Verwandte wollen das neue Familienmitglied besuchen. Lassen Sie doch von Freunden eine kleine Begrüßungsfeier organisieren. Ein kurzer Besuch von mehreren ist so mancher jungen Mutter lieber, als ein ständiger Besucherstrom.
- Nutzen Sie auch in der Zeit des Wochenbetts die Begleitung durch eine Hebamme.
- Im Geburtsvorbereitungskurs oder anderen Angeboten der Hebamme nach der Geburt (Rückbildungsgymnastik, Babymassage etc.) lernen Sie andere Mütter kennen, mit denen Sie sich austauschen können.
- Machen Sie, wenn irgend möglich, einen Mittagsschlaf oder kleine sogenannte „Powernaps" (15- bis 30-minütiger Kurzschlaf), um sich zu erholen.

Der 1. Lebensmonat

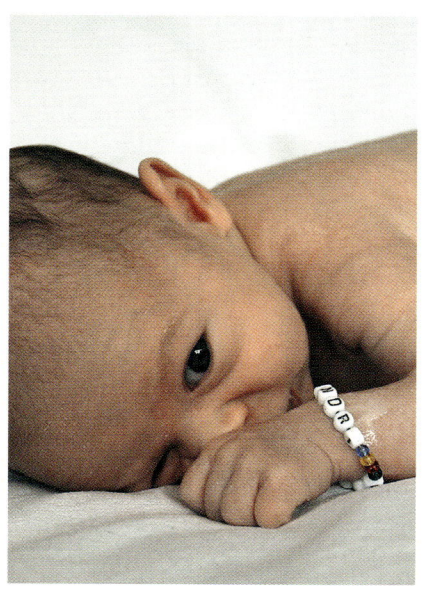

▲ Ich krieg schon die Finger/die Hand in den Mund, um mich zu beruhigen.

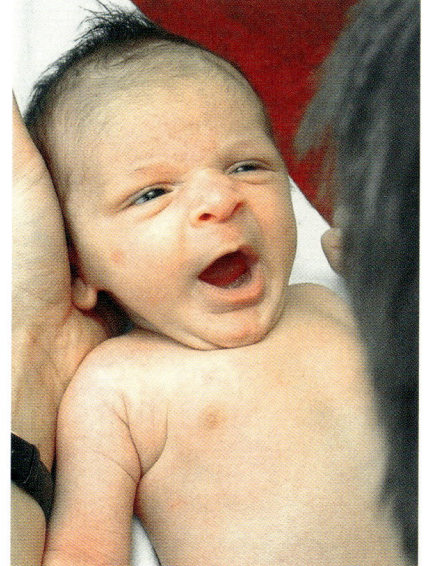

▲ „Schau mir in die Augen Kleines...!"

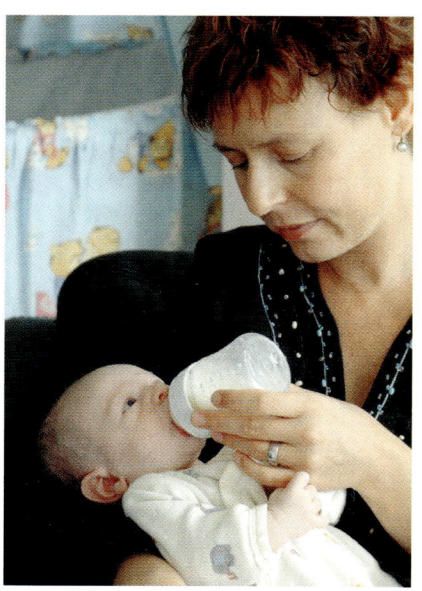

▲ Auch wenn ich aus der Flasche trinke, kann ich meine Mutter ganz genau betrachten.

Die Ernährung

Sie können nun auch schon die ersten Anzeichen eines sozialen Lächelns erkennen, d.h. Ihr Kind beginnt Sie anzuschauen und zurückzulächeln. Beim Stillen, aber natürlich auch beim Füttern mit der Flasche, beobachtet Ihr Kind Sie ganz genau und lernt Sie genau kennen.

Sie haben Ihr Kind jetzt schon gut kennengelernt, das Stillen hat sich eingespielt. Stillen Sie Ihr Kind nach wie vor, wenn es Durst hat. Säuglinge wachen in der Regel auch nachts, zum Teil mehrmals auf und wollen gestillt werden, das ist ganz normal. Auch wenn Sie Ihrem Kind die Fla-

sche geben, ist dieses „Füttern nach Bedarf" möglich. So kleine Kinder erhalten noch keine Beikost, die Milch enthält alles was sie brauchen.

In den ersten Wochen können Sie bei der Ernährung Ihres Kindes eigentlich nichts falsch machen. Wenn Sie stillen, erhält Ihr Kind mit der Muttermilch (fast) alles was es braucht. Wenn Sie nicht stillen können, geben Sie Ihrem Kind ein Fläschchen. Das Angebot von Milchnahrungen ist heute sehr groß. Lassen Sie sich vom Kinderarzt, in der Apotheke oder von Ihrer Hebamme beraten. Bis zum ersten Brei (siehe S. 106) bleibt es bei der Milchmahlzeit.

Für Säuglinge aus Allergikerfamilien, die nicht gestillt werden können und bei denen noch keine Allergie vorliegt, gibt es die „HA-Nahrung". HA steht für hypoallergene Säuglingsnahrung. Das Milcheiweiß wurde in einem Hydrolysierungsprozess in kleine Bestandteile aufgespalten, sodass die Kuhmilcheiweiße nicht mehr vom Körper als fremd erkannt werden sollen. Die HA-Nahrung wird von Babys in der Regel gut vertragen.

Vitamin K

Das Vorkommen von Vitamin K im Organismus ist unverzichtbar für das Funktionieren der Blutgerinnung. Die Vitamin-K-Zufuhr beim Neugeborenen ist von Natur aus gering. Alle Neugeborenen haben daher einen Vitamin-K-Mangel, der ausgeglichen werden muss. Bei Kindern, die mit zu wenig Vitamin K geboren werden, besteht sonst das Risiko einer Hirnblutung. Deshalb wird allen Kindern in drei Portionen (bei der Geburt, in der ersten Lebenswoche und nochmals im Alter von einem Monat) Vitamin K vorbeugend gegeben. Die Verabreichung des Vitamin K zur Vorbeugung einer Vitamin-K-Mangelblutung gehört zum geburtshilflichen Standard beim Neugeborenen.

Vitamin D

Nur mithilfe eines Abkömmlings von Vitamin D kann der Körper die Menge Kalzium aus der Nahrung aufnehmen, die er zur Ausbildung der Knochen dringend braucht. Die Menge von Vitamin D im Körper ist abhängig von den UV-Strahlen aus dem Tageslicht, da es nur unter Einwirkung des Sonnenlichts im Körper selbst gebildet werden kann. Da im Herbst, Winter und Frühling die Tage kurz sind und gerade Neugeborene bei niedrigen Temperaturen weniger im Freien sind, kann es wegen des Lichtmangels zu einem Vitamin-D-Mangel kommen, woraus eine geringe Aufnahme von Kalzium aus der Nahrung folgt. Daraus kann eine mangelnde

Verknöcherung des Skeletts resultieren, die Rachitis, die zu Skelettverformungen, Brustkorbeinziehungen, einem abgeplatteten Hinterkopf und zu Rückgratverkrümmungen führt. Muttermilch und auch andere tierische und pflanzliche Lebensmittel enthalten nur wenig Vitamin D. Lebertran, Pilze, Ei und Hefe enthalten reichlich Vitamin D, gehören aber nicht zum Speiseplan Ihres Kindes im ersten Lebensjahr. Daher bekommen die Babys im ersten Lebensjahr als Rachitisprophylaxe Vitamin D in Form von Tropfen.

Der Wärmehaushalt Ihres Kindes

Im Mutterleib lebte das Ungeborene in einer Umgebungstemperatur von 37 °Celsius. Nach der Geburt ist das Temperaturregulationszentrum im Gehirn noch nicht voll ausgereift. Ihr Kind kann noch nicht schwitzen, also die überschüssige Wärme noch nicht abgeben. In den ersten Wochen nach der Geburt müssen Sie Ihr Kind daher gut warm halten, Sie dürfen es aber auch nicht zu warm anziehen. Wird Ihr Kind auffallend unruhig, hat es einen roten Kopf oder bilden sich im Nacken kleine Schweißtröpfchen, so ist es überwärmt. Über dem Wickeltisch eignet sich eine Wärmelam-

pe als Wärmequelle. Halten Sie bei der ersten Inbetriebnahme fünf Minuten Ihren Unterarm darunter, um zu testen, ob es zu heiß wird.

Die Körperpflege

Sie müssen heute Ihr Kind nicht mehr, wie das früher üblich war, täglich baden. Wenn es Ihrem Baby Spaß macht, gewickelt, an- und ausgezogen, gewaschen oder gebadet zu werden, so nutzen Sie die Körperpflege zum gemeinsamen Spiel und Lernen. Schreit Ihr Baby dagegen und findet offensichtlich keine Freude an diesen Maßnahmen, so ist es wichtig, das An- und Ausziehen zielgerichtet und zügig zu verrichten und nicht durch permanentes Hochnehmen und Trösten in die Länge zu ziehen.

Das Bad dient nicht nur der Körperpflege. Viele Kinder genießen es, im warmen Badewasser (Temperatur etwa 37 °Celsius) schwerelos zu strampeln, später zu sitzen und zu spielen. Schließlich kennen sie das nasse Element ja aus dem Mutterleib. Lassen Sie Ihr Kind nie alleine in der Badewanne. Die Haut Ihre Babys braucht auch nicht unbedingt Cremes und Lotionen. Wenn Sie Ihr Baby nach einem Bad massieren wollen, eignen sich aber sanfte Öle.

Der 1. Lebensmonat

Die Bindungsentwicklung prägt für das ganze Leben

Kinder sind darauf angewiesen, von Beginn an bedingungslos akzeptiert zu werden. Für die Erhaltung des Lebens der Kinder muss so lange gesorgt werden, bis sie selbst die Verantwortung dafür übernehmen können. Vor allem die sichere Bindung des Neugeborenen an seine Mutter bzw. seinen Vater ist ein Schutzfaktor für die weitere psychosoziale Entwicklung. Nur wenn ein Kind von Anfang an diese bedingungslose Liebe und Akzeptanz erfährt, kann es ein Gefühl für seinen Selbstwert entwickeln, lernt es seine Gefühle zu steuern und ist in der Lage ein Beziehungsverhalten aufzubauen. Nur wenn ein Kind sich sicher gebunden fühlt, kann es die Motivation entwickeln, Neues zu erkunden und es wagen, später selber Bindungen einzugehen.

Die Bezugspersonen entwickeln eine besondere Feinfühligkeit für die Bedürfnisse des Kindes, sie stellen sich auf dessen Temperament ein und sind damit in der Lage, seine Persönlichkeit zu respektieren. Die sichere Bindung entwickelt sich durch eine intensive liebevolle Interaktion zwischen der Mutter (Vater) und dem Kind. So „lernen" Kinder im Alter von zwei Wochen schon die Stimme der Mutter deren Gesicht zuzuordnen. In dem Konzept der Bindung steht das Neugeborene als aktives (es schreit), selbstmotiviertes (es schreit, weil es Hunger hat) und seine Entwicklung selbst vorantreibendes Individuum (es will essen, um sich zu entwickeln) einer Umwelt, den Eltern, gegenüber, die ebenso aktiv das Neugeborene unterstützen und die Bedürfnisse bestenfalls erfüllend.

Im Gegensatz dazu steht die unsichere Bindung. Sie stellt einen Risikofaktor für die weitere psychosoziale Entwicklung dar. Natürlich haben nicht alle unsicher gebundenen Kinder später psychosoziale Probleme. Im Laufe der Entwicklung können sich die Bindungsverhältnisse ändern. Ein Kind, das von sich aus eine stabile Persönlichkeit mitbringt oder sichere neue Ersatz-Bezugspersonen findet, wird Defizite auch später noch ausgleichen können. So können solche Schutzfaktoren gegenüber Risikofaktoren überwiegen. Schwierige Lebenssituationen können überstanden werden, man spricht dann von einer Resilienz.

Eine sichere Bindung wird sich im Kleinkindesalter, in der Schule, aber auch im Erwachsenenleben positiv auswirken. Sie ist die Basis, um das Leben und seine Unwägbarkeiten sicherer zu bestehen. Zwischen dem vierten und sechsten Lebensjahr wird sich Ihr Kind aber Stück für Stück von Ihnen lösen.

Positive Interaktionen zwischen Eltern und Kind

Positive elterliche Reaktionen

Instinktive Pflegehandlungen
Körperkontakt, Nähe, Zärtlichkeit
Nahrungszufuhr
Verbale Zuwendung
Interesse zeigen
Altersgemäße Überwachung und Stimulation

Positive psychomotorische, sprachliche und soziale Entwicklung

Positive kindliche Auslöser

„Kindchenschema"
Lächeln
Lallen
Personen erkennen
Interesse zeigen
Spielfreude
Regelmäßigkeit

▲ Reagieren die Eltern positiv auf die kindlichen Auslöser, so kann sich das Kind positiv entwickeln.

Negative Interaktionen zwischen Eltern und Kind

Negative elterliche Reaktionen

Vernachlässigung
Erniedrigung
Überbeschützende Haltung
Übermäßige Kontrolle
Zwang
Körperstrafe
Misshandlung

Somatische psychomotorische und soziale Entwicklungshemmung

Negative kindliche Auslöser

Unerwünschtes Kind
Assoziationen an ungeliebte Verwandte
Missbildungen
Unberechenbares, heftiges Temperament
Exzessives Schreien
Nahrungsverweigerung
Schlafstörungen
Hyperaktivität

▲ Spürt ein Kind, dass die Eltern ihm gegenüber negativ eingestellt sind, so äußert sich dies in negativem Verhalten, welches die Ablehnung der Eltern nur noch verstärkt.

Der 2. Lebensmonat

Stück für Stück legt Ihr Kind die Beugehaltung weiter ab. Der Körper kann sich zunehmend strecken, und auch die Kopfkontrolle gelingt Ihrem Kind besser. Manche Kinder scheinen ständig unruhig und in Bewegung zu sein, andere wirken dagegen eher ruhig. Die Bandbreite ist hier sehr groß.

Wie sich Ihr Kind bewegt

Ihr Kind hat in der Zwischenzeit sein erstes soziales Lächeln gezeigt. Damit erhält seine Beziehung zu Ihnen, seinen Eltern, eine neue Dimension. Diese Veränderung auf der Beziehungsebene ist von großer Bedeutung und gibt Hinweise für die normale psychosoziale Entwicklung von Kind und Familie. Der Vater sollte in diese Entwicklung möglichst eng eingebunden werden können. Der Einfluss der intrauterinen „Zwangshaltung" hat etwas abgenommen und damit die allgemeine Beugehaltung des Kindes. Damit zeigt das Kind mehr Streckung. Es ist deutlich wacher geworden und nimmt mehr von der Umgebung wahr und mehr daran teil.

Körperhaltung in Rückenlage

Ihr Kind bewegt die Beine meist abwechselnd, ein Bein wird gebeugt während das andere sich streckt. Manchmal legt es den Kopf zur Seite und winkelt die Arme dabei neben dem Körper an, die Hände sind oft geöffnet. Die Arme werden angehoben, jedoch noch nicht bis zur Mittellinie zusammengeführt. Insgesamt liegt der Körper symmetrisch, manchmal sieht man noch Verkürzungen derjenigen Rumpfseite, die der Gesichtsseite abgewendet ist (ATNR). Die Beine können sich in mehr Richtungen bewegen. Ihr Kind übt die Außendrehung und Abwinklung in der Hüfte.

Wichtig

Seien Sie aufmerksam!

Die Bandbreite der kindlichen Entwicklung ist sehr groß. Heute gibt man den Kindern viel Spielraum im Entwicklungstempo und beobachtet sie mit viel mehr Gelassenheit, als frühere Generationen dies taten. Das Tempo, in dem die einzelnen Entwicklungsschritte erfolgen, kann von Kind zu Kind sehr unterschiedlich sein, das ist ganz normal. Dennoch kann es sein, dass Sie an Ihrem Kind etwas Auffälliges beobachten, vor allem im Vergleich zu anderen Kindern. Dann sollten Sie, bevor Sie überhaupt anfangen, sich Sorgen zu machen, dies mit Ihrem Kinderarzt besprechen. Er wird Ihr Kind genau untersuchen und eventuell notwendige Maßnahmen mit Ihnen besprechen. Dabei können es Kleinigkeiten sein, mit dem Sie Ihr Kind unterstützen können. Im vorliegenden Buch werden Sie immer wieder kleine Hinweise finden, auf welche Dinge Sie achten sollten.

Dreht Ihr Kind das Köpfchen auf beide Seiten?

Wenn Ihr Kind auf dem Rücken liegt, dreht es das Köpfchen mal auf die eine, mal auf die andere Seite. Vermeidet Ihr Kind eine Seite ganz gezielt? Schaut es immer auf dieselbe Seite, auch wenn das Licht oder vertraute Stimmen sich auf der anderen Seite befinden? Dann machen Sie Ihren Kinderarzt darauf aufmerksam!

Der 2. Lebensmonat

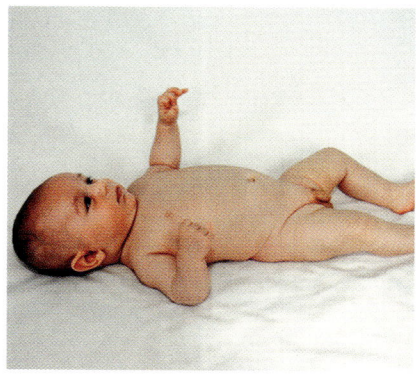

▲ Mein Strampeln ist viel abwechslungsreicher geworden, der Radius meiner Bewegungen wird größer!

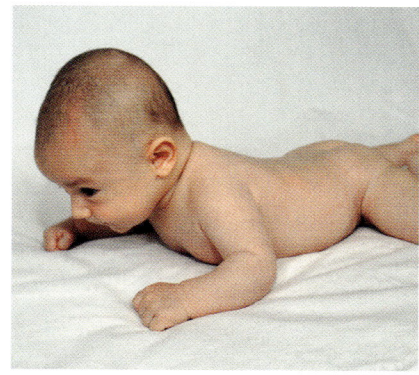

▲ Ich hebe den Kopf in der Bauchlage schon viel besser und kann ihn auch schon etwas oben halten!

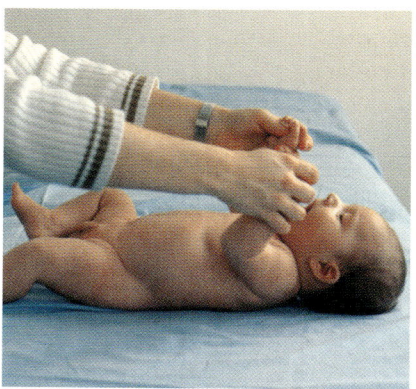

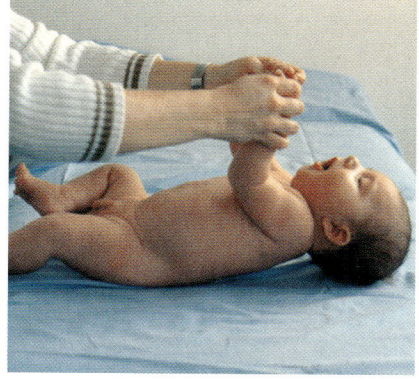

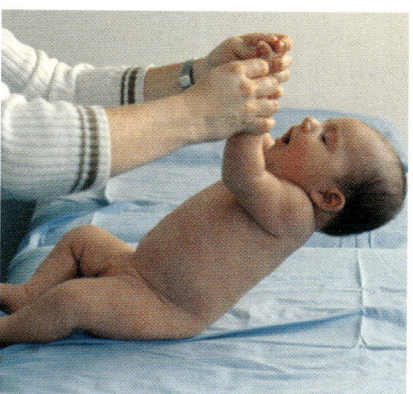

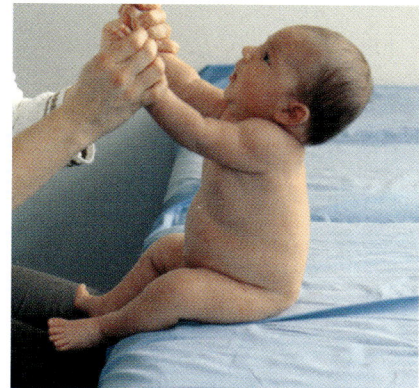

▲ Wenn ich zum Sitzen hochgezogen werde, kommt mein Kopf schon etwas mit!

Körperhaltung in Bauchlage

Legen Sie Ihr Kind auf den Bauch, so merken Sie, dass die Beine meist noch gebeugt sind. Das Gesäß ist wegen dieser Hüftbeugung immer noch leicht angehoben. Nun kann Ihr Kind den Kopf schon kurzfristig, noch leicht schwankend, anheben. Insgesamt erkennen Sie deutlich, dass Ihr Kind in der Rücken- und Bauchlage durch die Gleichgewichtsreaktionen etwas stabiler liegt.

Passive Bewegungen

Die Kräfte Ihres Kindes beginnen zu wachsen. Wenn der Kinderarzt es an den Händen zum Sitzen hochzieht, kann es den Kopf schon etwas halten und zieht auch mit den Armen leicht mit. Der Kopf kommt anfangs schon recht gut mit, fällt dann aber noch nach vorn oder hinten. Sitzend gehalten kann der Kopf noch nicht sicher gehalten werden. Auch der Rumpf ist noch instabil. Geben Sie Ihrem Kind also immer noch den dringend notwendigen Halt. Vielleicht beobachtet Ihr Kinderarzt immer noch eine geringe Haltungsasymmetrie. Je nach dem Tonus der Muskulatur und dem ATNR ist das noch völlig normal.

Hält er Ihr Kind stehend, so kann es unter dem Einfluss der Aufrichtereaktion kurzfristig die Füße belasten, knickt aber dann in den Knien wieder ein. Diesen Vorgang nennt man Astasie.

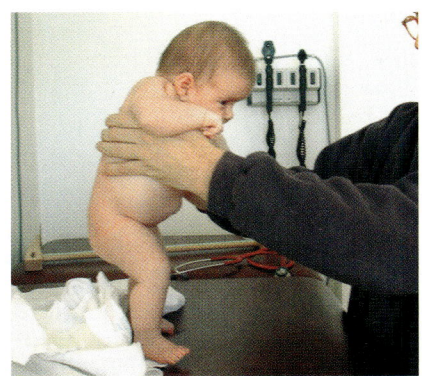

▲ Ganz kurz kann ich meine Füße schon belasten, aber dann knicken meine Knie wieder ein.

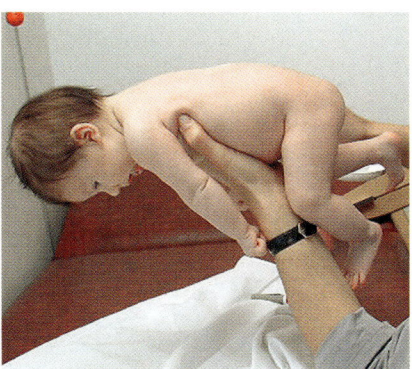

▲ Beim Schweben kann ich den Kopf in der Verlängerung der Körperachse halten!

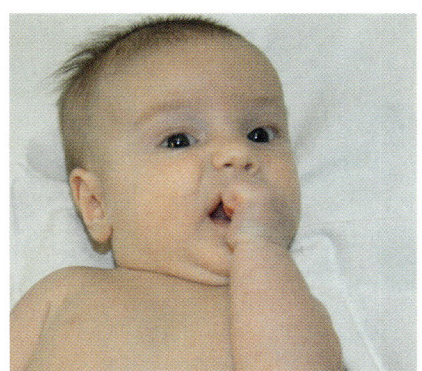

▲ Manchmal gelingt es mir sogar, die ganze Hand in den Mund zu stecken.

Hält der Kinderarzt das Kind in der Schwebe, so kann der Kopf knapp in der Verlängerung des Rumpfes gehalten werden. Die Beine werden angehoben, aber noch nicht bis zur Körperachse. Der Beugetonus hat so stark abgenommen, dass bei passiver Streckung der Beine gegen die Beu-

gung kein großer Widerstand mehr besteht. Die gestreckte Extremität schwingt allerdings nach dem Loslassen in die leicht gebeugte Ausgangsstellung zurück. Die Reste der angeborenen Reflexe und die Einflüsse der tonischen Haltemuster sind auch in diesem Alter noch sichtbar. Sie

behindern aber die Koordination der Bewegungen nicht mehr so stark.

Die Feinmotorik

Die Hände sind meist noch locker gefaustet, zwischenzeitlich aber auch spontan offen. Manchmal steckt Ihr Kind die Hand oder auch nur den Daumen in den Mund, das ist aber wohl eher Zufall. Die Hand öffnet sich nun bei Berührung. Ihr Kind hält Gegenstände sehr fest (Greifreflex), kann sie aber noch nicht wieder loslassen. Der Daumen hat noch wenig mit der Greifbewegung zu tun, er steht eher etwas unbeteiligt ab.

Meiner Meinung nach

Überflüssige Turnstunden

Jedes Mal, wenn meine Mutter mich zum Kinderarzt bringt, muss ich ganz viel Gymnastik machen. Er dreht und wendet mich und hebt mich ich die Luft. Was soll das denn? Ich bin noch nicht kräftig genug, um meinen Kopf selber zu heben, aber ich finde, es wird schon besser! Und auf meinen Füßchen kann ich auch schon kurz stehen. Etwas Geduld müssen die Erwachsenen schon haben. Wenn nur diese lästigen Reflexe nicht wären.

Dann wäre manches leichter. Aber die werden schon noch ganz verschwinden und es mir ermöglichen, das zu greifen, was mich interessiert. Und dann steh ich ganz schnell auf meinen Beinchen und gehe meinen Weg. Ihr werdet schon sehen. Ich hoffe, Mama macht diese Spielchen zu Hause nicht weiter! Ich finde es viel schöner, wenn sie mich massiert und mir etwas vorsingt.

Der 2. Lebensmonat

Die Entwicklung der Sinne

Das Sehen

Nun kann Ihr Kind bewegte Gegenstände im Abstand von 30 bis 40 cm wahrnehmen und fixieren. Die Augen können einen Gegenstand verfolgen, meist geht der Kopf dabei mit. Mit großer Aufmerksamkeit verfolgt Ihr Kind jetzt die Bewegungen eines Mobiles über dem Bett oder dem Wickeltisch. Die Augenbewegungen sind aber noch nicht voll koordiniert, mitunter schielt Ihr Kind leicht. Wenn ein Stab hinter einem Blatt Papier bewegt wird, sodass er auf der anderen Seite hervorschaut, kann ein Säugling die Bewegungsinformation aus gemachten Beobachtungen nutzen, den Stab hinter der Teilverdeckung als ganzen wahrzunehmen.

Das Hören

Ihr Kind hört schon gut. Nimmt es ein Geräusch wahr, so unterbricht es sogar eine Bewegung. Allerdings dreht es den Kopf noch nicht zur Geräuschquelle, das ist aufgrund der noch unreifen Vernetzung im Gehirn kaum möglich und wohl eher zufällig. Ihr Kind erkennt vertraute Stimmen sehr genau und bildet auch selber schon verschiedene Laute. Hören Sie genau hin, sicherlich erkennen Sie ein a, ä, o oder u. Ihr Kind kann allerdings die Richtung, aus der der Schall kommt, nur grob schätzen. Der minimale hörbare Richtungsunterschied zwischen zwei Schallquellen beträgt beim Säugling in diesem Alter 27 Grad (bei Erwachsenen ist dies 1 Grad).

Reize für die Sinne

In den ersten Wochen sollten Sie Ihrem Kind Zeit geben, sich an die häusliche Umgebung zu gewöhnen. Überfordern Sie es nicht durch lange Spaziergänge. Sie können Ihr Kind auch im Stubenwagen ans offene Fenster oder auf den Balkon stellen, wenn die Wohnung nicht gerade an einer stark befahrenen Straße liegt. Doch nach einigen Wochen können Sie mit Ihrem Kind – auch bei Wind, Regen und Minusgraden – die Wohnung verlassen. Das ist gesund, sodass Ihr Kind leichter mit Infekten fertig werden kann. Eine Spazierfahrt kann das aber nicht ersetzen.

Allerdings sollten Sie unbedingt darauf achten, dass die Haut Ihres Kindes nicht dem Sonnenlicht direkt ausgesetzt ist. Die zarte Haut ist empfindlich und verbrennt sehr schnell. Da Ihr Kind Temperaturschwankungen noch nicht so gut ausgleichen kann, müssen Sie es draußen immer gut einpacken. An kälteren Tagen sollten Sie über die normale Kleidung noch einen wärmenden Anzug ziehen und das Kind gut zudecken. An wärmeren Tagen muss es nicht ganz so warm eingepackt sein. Das Köpfchen sollte immer mit einem Mützchen bedeckt sein.

Was Ihr Kind jetzt versteht

Wie viel ein Kind in diesem Alter von der Welt versteht, ist schwierig zu beurteilen. Die Gewöhnung (Habituation) und andere Leistungen lassen aber vermuten. dass dies schon eine recht große Menge ist. Ihr Kind gewöhnt sich beispielsweise schon relativ schnell an einen wiederholt gegebenen Reiz: wenn ein Glöckchen immer wieder läutet, reagiert es nicht mehr. Wenn es sich schon mitteilen würde, wüssten wir sicher erheblich mehr darüber!

Der Tag-und-Nacht-Rhythmus

Ihr Kind schläft immer noch die meiste Zeit des Tages. Zwischen 11 und 16 Stunden Schlaf pro Tag sind in diesem Alter völlig normal. Dabei gibt aber schon in diesem Alter Viel- und Wenigschläfer. Der Schlafrhythmus Ihres Kindes ist jetzt sicher regelmäßiger geworden. Nun können Sie Ihren Alltag schon danach einrichten, wann Ihr Baby Ruhe braucht und wann es beschäftigt werden will.

Die Beziehung zur Umwelt

Am Ende des zweiten Lebensmonats kann Ihr Kind noch nicht spielen, zumindest noch nicht so, wie wir Erwachsenen das verstehen. Die Motorik reicht z. B. für gezieltes Greifen noch nicht aus. Das Kind erforscht aber sicher mit seinen Sinnen die Umgebung, wer weiß, vielleicht plant es schon einiges. Es schaut interessiert umher und nimmt seine Umwelt wahr. Für die Qualität Ihrer Beziehung zum Kind ist nicht nur die Dauer der gemeinsam verbrachten Zeit entscheidend, sondern die Intensität der Interaktion. Finden Sie im Laufe eines Tages immer wieder Zeiten, die Sie nur Ihrem Kind widmen. Es verdient Ihre ganze Aufmerksamkeit. Der Säugling bildet schon verschiedene Laute, zufällig ungezielt etwa wie a, ä, o, ü!

Ihr Kind weiß nun schon ganz genau, dass Sie zu ihm gehören. Es erwidert Ihren vertrauten Blick. Ihr Kind nimmt mit diesem Lächeln Kontakt zu Ihnen auf, Sie werden ihm kaum widerstehen können. Manchmal geht das Lachen in ein fröhliches Gurren über. Nicht alle Kinder haben in diesem Alter schon das Lächeln entdeckt. Es gibt auch Kinder, die lächeln nicht jeden an, sie sind einfach ernster. Diese Unterschiede stellen Sie sicherlich auch bei Erwachsenen fest. Sie kennen Ihr Kind nun auch schon gut, denn das Schreien wird differenzierter. Ihr Kind kann deutlich seine verschiedenen Stimmungen zum Ausdruck bringen und lässt sich in der Regel durch Aufnehmen beruhigen. Sicher beobachten Sie, dass die Bewegungen und Reaktionen Ihres Kindes sich seit der Geburt schon stark verändert haben. Der Bewegungsradius der Arme und Beine ist viel größer geworden, die Augen folgen schon Bewegungen. Freuen Sie sich auf die folgenden Wochen, jetzt wird es richtig spannend.

▶ Ich habe eine großeSchwester. Noch kann ich nicht richtig mit ihr spielen. Aber warte nur ab, das dauert nicht mehr lange. Ich glaube, manchmal ist sie ein wenig eifersüchtig, wenn ich mit meinem Lächeln alle bezaubere.

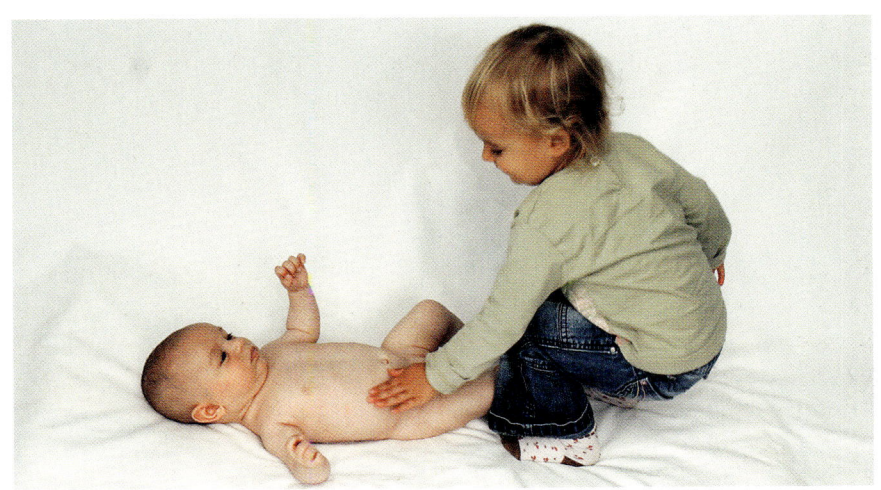

Der 2. Lebensmonat

Gut behütet im Tragetuch

Ihr Kind ist nun schon längere Phasen am Tag wach und fordert Ihre ganze Aufmerksamkeit. Ständig möchte es in Ihrer Nähe sein. Hier lohnt sich die Anschaffung eines Tragetuchs. Es ermöglicht, das Kind auf dem Rücken, auf der Seite oder auch vor dem Bauch zu tragen – wenn das Tuch lang genug ist. Ihr Kind sollte seine Kopfhaltung schon gut kontrollieren können. Das bietet Ihnen und Ihrem Kind eine Menge Vorteile:

Vorteile des Tragetuchs für Ihr Kind:

▌ Der intensive Körperkontakt mit Mutter oder Vater vermittelt Ihrem Kind Geborgenheit.

▌ Ihr Kind ist überall dabei und spürt dies auch.

Die Beinchen befinden sich in der gewünschten Abspreizstellung, die für die Hüftentwicklung sinnvoll ist.

Vorteile des Tragetuchs für die Eltern:

▌ Wenn Sie Ihr Kind in der Wohnung im Tragetuch haben, bleiben Ihre Hände frei, um kleine Haushaltsdinge zu erledigen.

▌ Sie haben Ihr Kind stets bei sich.

▌ Sie müssen nicht immer den Kinderwagen startklar machen.

▌ Sie können problemlos holprige Wege oder enge Treppenhäuser bewältigen oder höhere Stockwerke (ohne Fahrstuhl) erreichen.

▌ Sie können das Tragetuch sehr lange einsetzen, von der Geburt bis etwa zum dritten Lebensjahr.

Das müssen Sie beachten

Achten Sie bei der Tragehilfe darauf, dass es im Schritt Ihres Kindes breit genug ist. Ihr Kind sollte so in der Tragehilfe „sitzen", dass die Hüftgelenke abgespreizt sind.

Tragen Sie Ihr Kind nicht mit dem Rücken zu sich selbst. Ein Baby ist schnell überreizt, wenn es als eine Art Schutzschild vor dem Tragenden her durch die Gegend getragen wird (das gilt besonders für alle Orte, an denen viele Menschen sind: Geschäfte, Marktplätze, Feste und dergleichen mehr). Außerdem baumeln die Beine haltlos umher.

Untröstlich schreiende Kinder

Alle Säuglinge schreien, einige weniger, andere mehr. Im Durchschnitt schreien gesunde Kinder im Alter von ca. sechs Wochen zwei Stunden pro Tag, und erst bei einer Dauer von mehr als drei Stunden spricht man, statistisch gesehen, von übermäßigem Schreien, von Säuglingskoliken oder Schreikindern. In der Praxis ist der Begriff „übermäßig" jedoch stark vom Empfinden der betroffenen Familie abhängig. Das Schreien des Babys kann zu einer großen Belastung der ganzen Familie führen, obschon es sich eigentlich um ein gutartiges und selbstregulierendes Phänomen handelt.

Ist Ihr Kind ein Schreikind?

Übermäßiges Schreien gehört, neben Fütterungsproblemen, zu den häufigsten Gründen, warum Eltern den Kinderarzt aufsuchen. Rund 15 Prozent der Kinder bzw. deren Eltern leiden zumindest zeitweise darunter. Das Schreien zeigt dabei einige typische Charakteristika:

- Es beginnt meist im ersten Lebensmonat und nimmt in den folgenden Wochen an Intensität zu.
- Es tritt gehäuft in den Abendstunden auf.
- Es beginnt plötzlich.
- Das Kind hat einen harten Bauch und angezogene Beine.
- Das Kind lässt sich schlecht beruhigen.
- Das anhaltende Schreien kann ein vermehrtes Schlucken von Luft

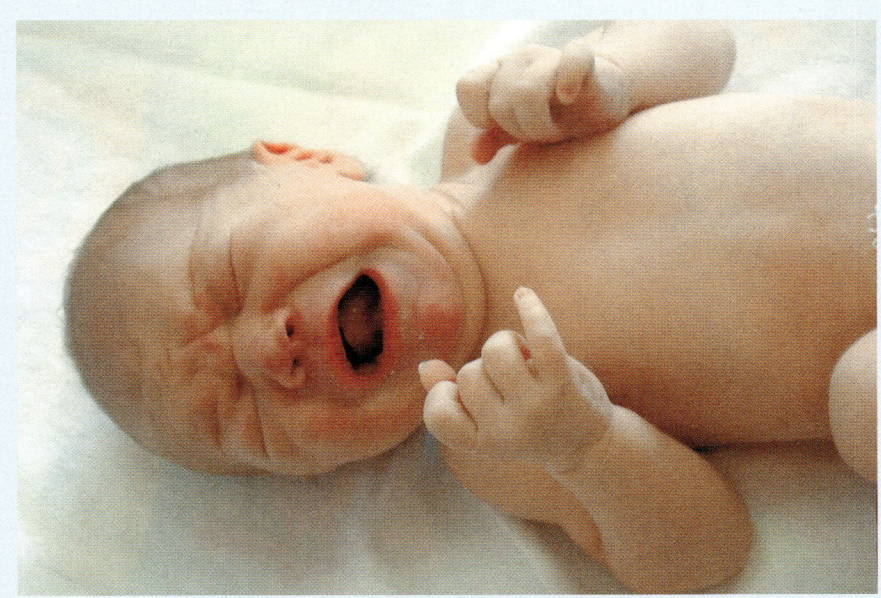

▲ Ich weiß auch nicht warum, aber ich muss einfach schreien.

bewirken, was wiederum Blähungen verursacht.
- Nach dem dritten bis vierten Monat hört das Schreien meist ohne Therapie wieder auf.
- Die Säuglinge sind zwischen den Schreistunden glücklich, gut genährt und aufgeweckt.

Die schwierige Suche nach den Ursachen

Die Ursachen der Säuglingskoliken sind nicht klar. Da betroffene Kinder meist einen harten Bauch, angezogene Beine und oft Blähungen zeigen,

wurden früher häufig Bauchschmerzen als Ursache vermutet. Daher kam auch die Bezeichnung „Säuglingskoliken" oder „Dreimonatskoliken". Wahrscheinlich ist dies jedoch nur sehr selten der Fall. Daher haben auch entsprechende Diäten, Bauchmassagen oder Medikamente gegen Blähungen kaum einen Effekt. Nur in Ausnahmefällen kann eine medikamentöse Therapie einen Nutzen bringen. So kann in bestimmten Fällen die Eindickung der Nahrung (z. B. mit Nestargel) oder ein Medikament gegen Blähungen (Flatulex, Polysilan UPSA) helfen. Es ist aber viel wahrscheinlicher, dass die Blähungen eher eine Folge des

Der 2. Lebensmonat

Schreiens und weniger seine Ursache sind.

Ihr Kinderarzt wird vielleicht eine Reihe von Untersuchungen vornehmen. Aber diese bleiben stets ohne Befund. Obwohl Sie als Eltern vermutlich froh darüber sind, dass Ihr Kinderarzt keine organische Ursache für das Schreien findet, ist es für Sie nur schwer auszuhalten und verunsichert Sie. Heute werden eine ganze Reihe verschiedener Faktoren, bzw. deren Kombination, diskutiert. Es wird z. B. behauptet,

- dass temperamentvolle Kinder häufiger an Koliken leiden,
- dass Erstgeborene vermehrt darunter leiden,
- dass die Mutter nicht genug Feingefühl für ihr Kind hat,
- dass eine Kuhmilchallergie als Ursache in Frage kommt (sehr selten) oder
- dass Säuglinge tagsüber mit Reizen überflutet werden und die abendliche Kolik eine Art Verarbeitungsmechanismus darstellt.

Für alle diese Vermutungen gibt es keine gesicherten Belege.

Was ist die wahrscheinliche Ursache?

Wissenschaftler gehen heute davon aus, dass das Schreien der Säuglinge ein Ausdruck der erschwerten Anpassung an die neue Umgebung ist. Wenn das Kind den Mutterleib verlässt, muss es lernen, sich selber zu regulieren, z. B. beim Finden eines Wach-Schlaf-Rhythmus, bei der Nahrungsaufnahme oder bei der Reizverarbeitung. Diese Fähigkeit zur Selbstregulation ist nicht bei allen Kindern gleich gut ausgeprägt. Schreibabys gelten als sensibler. Sie ha-

ben eine erhöhte Reaktivität bei gleichzeitig verringerter Fähigkeit, sich selber zu regulieren. Die Schreikinder leiden natürlich darunter, dass Sie sich nicht selbst beruhigen können und brauchen Ihre Unterstützung. Akzeptieren sie Ihr Kind so, wie es ist.

Wie können Sie Ihrem Kind helfen?

Selbstverständlich wirkt sich das Schreien eines Säuglings auf das Wohlbefinden seiner Eltern aus. Das ständige Schreien löst bei allen Eltern Sorgen, Ängste und „Stress" aus, was wiederum zu Unsicherheit im Umgang mit dem Kind führt. Sehr oft fühlen sich die frischgebackenen Eltern überfordert und unfähig oder es stellt sich ein Gefühl des totalen Versagens ein. Sie hatten sich auf ein „einfaches" Kind gefreut und sind schnell entmutigt, wenn nichts, was sie mit dem Kind tun, einen Erfolg bringt. Manchmal beschweren sich dann auch noch die Nachbarn über das Geschrei, und vor wohlgemeinten Ratschlägen von Freunden oder Verwandten können Sie sich kaum noch retten. Aber jedes Kind ist ein kleiner Individualist und reagiert anders. Ihr Kind spürt natürlich auch die elterliche Unruhe, bzw. die Art und Weise, wie die Eltern mit ihm umgehen, was zu verstärktem Schreien beitragen kann. Ihr Kind lernt schnell die Verbindung von seinem Schreien und Ihrem Kontakt. Und hier liegt einer der Schlüssel zur Lösung des Problems: Beschäftigen Sie sich viel mit Ihrem Kind in seinen zufriedenen Phasen, so lernt es, das Gutgelauntsein mit dem Kontakt zu Ihnen zu verknüpfen.

Sie können eine Reihe von Maßnahmen ergreifen, um Ihr Kind zu unterstützen. Möglicherweise können Sie damit die eine oder andere Schreiattacke verhindern oder auch nur lernen, selber besser damit fertig zu werden. Härtere Medikamente, wie Schlaf- oder Beruhigungsmittel sind nicht angesagt, denn es handelt sich schließlich meist um eine harmlose Störung, die nach einigen Wochen von selbst verschwindet. Vergessen Sie bitte nicht, die Anstrengungen, die Sie heute unternehmen, zahlen sich morgen und übermorgen aus.

Hilfen für das Baby

- Nicht aus jedem Mucken wird sofort ein Schreien. Manche Babys geben leise Laute von sich, die Sie nur mit einer kleinen Geste, z. B. einem Streicheln, beantworten sollten. Nehmen Sie das Kind nicht sofort hoch, denn dann würden sie es richtig wecken. Das bringt nur Unruhe!
- Steigern Sie Ihre Beruhigungsmaßnahmen: zuerst anschauen, dann berühren und streicheln, anschließend erst aufnehmen, halten und wippen. Mit der Zeit müssen Sie gar nicht mehr das ganze „Programm" ablaufen lassen. Ihr Kind lernt, dass Sie da sind.
- Nehmen Sie Ihr Kind aber immer in die Arme, wenn es richtig schreit. Wenn Neugeborene schreien, haben sie einen Grund. Kein Säugling schreit, um Sie zu ärgern. Nehmen Sie Ihr Kind auf, bewegen Sie es leicht rhythmisch, sprechen Sie ihm beruhigend zu oder singen Sie. Wichtig ist dabei ein enger Körperkontakt. Dies gilt selbstverständlich auch für den

Vater. Säuglinge reagieren sehr gut auf direkten Körperkontakt auf der nackten Haut, was sich auch nachts bewährt.

- Genießen Sie die schönen Momente mit dem Kind. Ein friedliches Miteinander stärkt Sie und Ihr Kind. Es gibt Ihnen einen Vorgeschmack darauf, wie es später sein wird.
- Führen Sie ein Schreitagebuch, um die schönen Momente festzuhalten, eine Besserung sichtbar zu dokumentieren und den Tag zu strukturieren (z. B. regelmäßige Spaziergänge, Massage).
- Tragen Sie das Kind auch tagsüber, wenn es nicht schreit. Damit vermindern Sie das Auftreten von Schreiattacken. Tragehilfen oder ein Tragtuch haben sich dabei sehr bewährt. Sie können mit diesen Mitteln das Kind sehr eng an sich tragen und haben zudem die Hände für Ihre Arbeit frei.
- Manche Kinder reagieren gut auf leise Musik.
- Um ein Kind zu beruhigen, brauchen Sie nicht jedes Mal die Brust oder die Flasche zu geben. Warten Sie mindestens 2 Stunden bei gestillten, 2 ½ Stunden bei Flaschenkindern, bevor Sie es wieder ernähren. Ihr Kind schreit ja nicht, weil es Hunger hat.
- Zur Verringerung des Luftschluckens kann bei Flaschenkindern der Einsatz einer Spezialflasche (z. B. Aventis)

eine Verbesserung bringen. Bei hastigen Brusttrinkern sollten Sie unter allen Umständen versuchen, selbst ruhig zu bleiben. Ihre Ruhe überträgt sich auf Ihr Kind. Bereiten sie die Brust vor, damit der Milcheinschuss gleich kommt. Sprechen Sie auch mit Ihrer Hebamme oder einer Stillberaterin.

Hilfen für die Eltern

- Bitten Sie um Hilfe. Sie müssen sich auch erholen können. Mobilisieren Sie Ihre Freunde und Familie. Geben Sie Ihnen Ihr Kind, auch wenn es mal schreit, für einige Stunden ab und genießen Sie Ihre freie Zeit ohne ein schlechtes Gewissen. Übergeben Sie die brachliegende Hausarbeit ruhig Ihrem Partner oder einer Hilfe. Gehen Sie mit Ihrem Partner mindestens einmal alle zwei Wochen (ohne Kind!) aus und nehmen Sie sich Zeit füreinander.
- Schlafen Sie genügend. Auch zwischendurch. Machen Sie sogenannte „Schönheitsschläfchen". Lernen Sie sich zu entspannen, nehmen Sie ein warmes Bad, träumen Sie, machen Sie autogenes Training oder Tai Chi, was Ihnen guttut. Sie brauchen in dieser anstrengenden Phase Zeit für Entspannung!

Haben Sie Vertrauen. Die Zeit wird Ihnen helfen. Einerseits wird das Kind seine Ruhe besser finden. Andererseits werden Sie es auch immer besser kennenlernen und damit besser spüren, wie Sie auf die Bedürfnisse Ihres Kindes reagieren können. Die Prognose ist sehr gut. Auch untröstlich schreiende Kinder lernen, sich zu beruhigen. Es gibt keine bleibenden Schäden. Der Weg dorthin kann allerdings sehr beschwerlich sein, und die damit verbundenen negativen Erfahrungen können die Eltern-Kind-Beziehung ernsthaft belasten. Um sich über Ihren Säugling freuen zu können, ist es wichtig, das Problem ernst zu nehmen. Sie sind als Eltern nicht schuld daran, dass ihr Kind schreit, sondern eher die Leidtragenden. Sprechen Sie mit Ihrem Kinderarzt offen über die Hilflosigkeit.

Was Sie auf keinen Fall tun sollten

In großer Verzweiflung setzen Eltern auch immer wieder beruhigende Medikamente wie Alkohol, Schlafmittel oder gar Psychopharmaka ein. Diese haben jedoch nachgewiesenermaßen einen negativen Effekt auf die Psyche, das Schlafmuster und die Entwicklung des Säuglings und sind somit unbedingt zu meiden.

Der 3. Lebensmonat

Im dritten Monat nimmt Ihr Kind aktiv Kontakt zu Ihnen auf, indem es Sie anlächelt. Sie werden ihm kaum widerstehen können. Durch unterschiedliche Arten des Schreiens zeigt Ihr Kind Ihnen deutlich, was es möchte. Das erleichtert die Verständigung zwischen dem Kind und seinem Gegenüber. Ihr Kind beginnt, alle Gegenstände, die es interessieren, in den Mund zu nehmen und zu erkunden.

Wie sich Ihr Kind bewegt

Nach acht Wochen verschwinden die Beugemuster zunehmend. Die Bewegungen werden abwechslungsreicher.

Körperhaltung in Rückenlage
Ihr Kind wird nun immer aktiver. Es hat Freude und Lust an der Bewegung, mit heftig strampelnden Beinen liegt es auf dem Rücken. Der Körper liegt nun meist symmetrisch. Die Vielfalt der Bewegungen wird größer, denn die Beine können auch nach außen gedreht und in der Hüfte abgewinkelt werden. Auch den Kopf kann Ihr Kind schon besser kontrollieren. Es legt den Kopf zur Seite. Die Hände sind jetzt meist geöffnet. Ihr Kind kann die Arme anheben und vor der Brust zusammenführen. Oft finden dabei die Hände den Weg zum Mund.

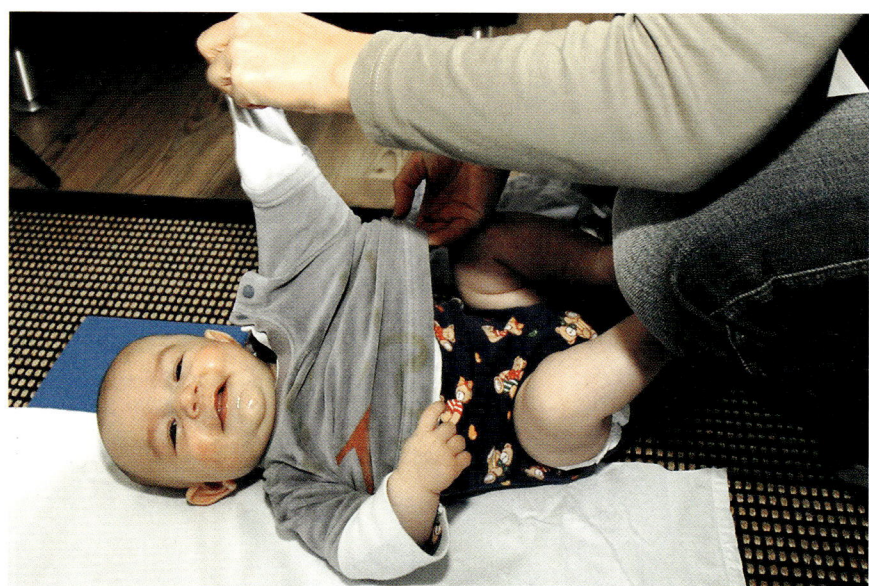

▲ Es macht mir Spaß, wenn ich ausgezogen werde.

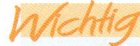

Nie allein auf dem Wickeltisch!

Lassen Sie Ihr Kind niemals auf dem Wickeltisch alleine liegen, nach dem Motto „Es kann sich ja noch gar nicht so bewegen, dass es runterfallen könnte". Ihr Kind lernt nun jeden Tag besser, sich zu bewegen, und eh Sie sich versehen, kann es sich drehen, ein Stück zur Seite rutschen oder mit den Füßchen abstemmen. Die Gefahr, dass es von der Kommode fällt, ist größer als Sie denken! Sehr aktive Kinder können Sie auch auf dem Boden oder auf dem Bett wickeln.

Körperhaltung in Bauchlage

Nun liegt Ihr Kind gerne auf dem Bauch, denn es kann den Kopf schon für kurze Zeit heben, allerdings schwankt er noch leicht. Den Rest des Beugetonus sieht man noch an der leichten Beugung der Beine. Das Gesäß ist immer noch, wegen der Hüftbeugung, leicht angehoben. Die Arme werden nach vorne genommen, und Ihr Kind kann schon einen sehr schönen Ellenbogenstütz machen! Die Gleichgewichtsreaktionen machen das Kind in allen Lagen deutlich stabiler. So kann es sein Gewicht auf eine Seite verlagern. Manchmal fällt es allerdings unfreiwillig in die Rückenlage zurück.

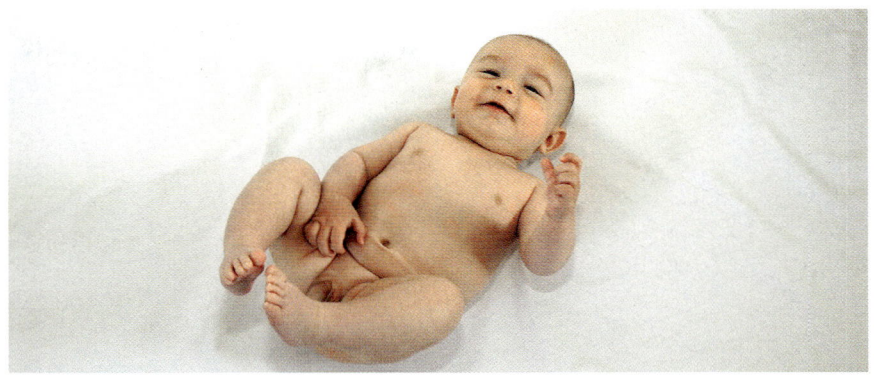

▲ In Rückenlage fühle ich mich wohl und beginne, meinen Körper zu entdecken.

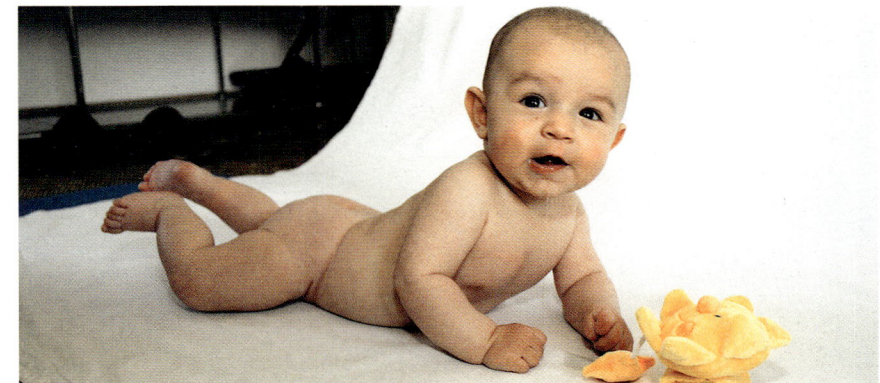

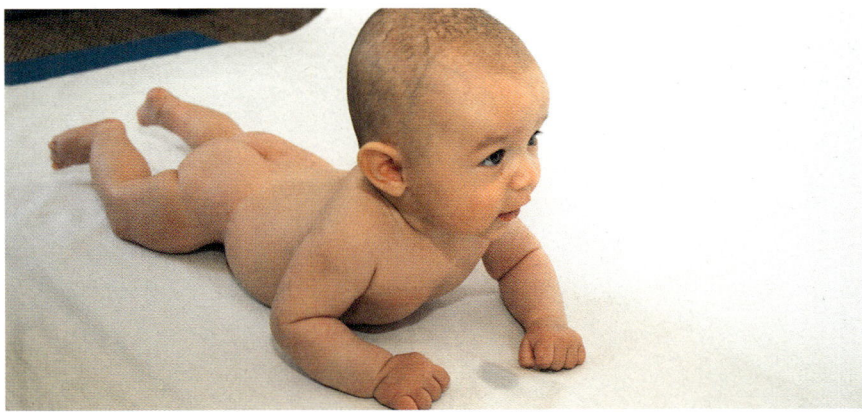

▲ In der Bauchlage kann ich nun gut meinen Kopf hochheben.

71

Der 3. Lebensmonat

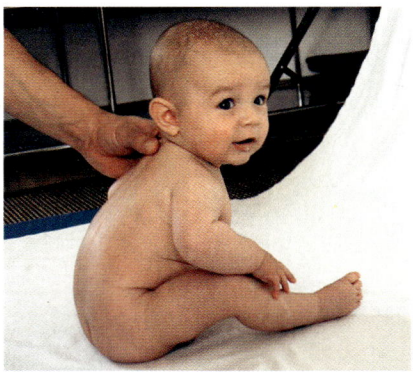 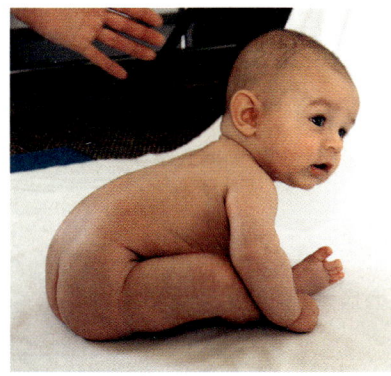

▲ Aufgesetzt kann ich mich nicht halten und kippe zum Beispiel nach vorne.

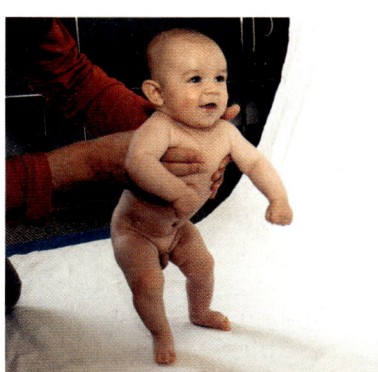 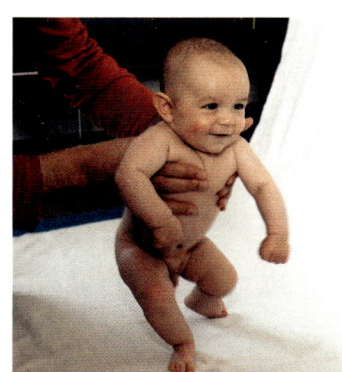

▲ Die Beinchen wollen mich noch nicht tragen.

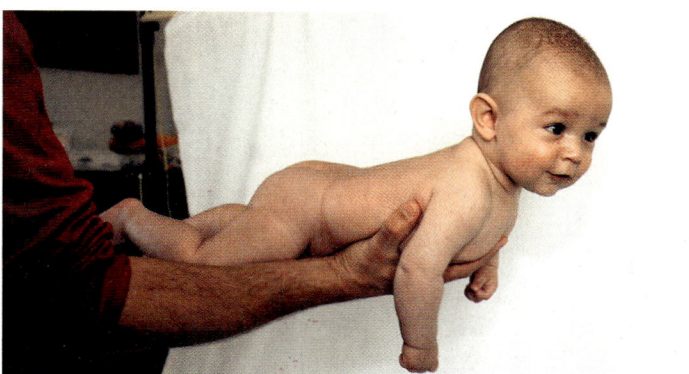

▲ Schwebend gehalten kann ich schon sehr gut meinen Kopf über der Körperachse halten.

Passive Bewegungen

Versuche, Ihr Kind hinzusetzen, werden noch scheitern, denn es kann den Körper noch nicht gut halten und kippt nach vorne. Unterstützen Sie Ihr Kind beim Sitzen, so kann es den Kopf ganz gut halten. Der Rumpf ist aber im Becken noch gebeugt und kann das Gewicht noch nicht halten. Also lassen Sie Ihr Kind lieber im Liegen die Welt entdecken!

Stehend gehalten kann Ihr Kind unter Einfluss der Aufrichtereaktion kurzfristig die Füße belasten, fällt dann aber durch Kniebeugung zusammen. Diesen Vorgang nennt man Astasie. Schwebend gehalten kann Ihr Kind den Kopf schon kurzzeitig in der Körperachse halten und streckt die Beine als Ausgleich schon recht gut. Erinnern Sie sich doch jetzt mal an Ihr Kind als Neugeborenes. Dann erkennen Sie gut, welche Entwicklungsfortschritte Ihr Kind schon gemacht hat.

Die Feinmotorik

Die Hände Ihres Kindes sind jetzt mehrheitlich offen, manchmal auch noch locker gefaustet. Ihr Kind kann nun schon gezielt die ganze Hand oder auch nur den Daumen in den Mund stecken. Die Hand öffnet sich bei Berührung. Ihr Kind kann Gegenstände festhalten, dies ist aber immer noch eine Folge des Greifreflexes. Deshalb kann es die Gegenstände auch noch nicht wieder loslassen.

Mit dem Kind unterwegs

Ihr Kind ist nun schon viel stabiler geworden. Nun möchten auch Sie sicherlich gerne die eigenen vier Wände verlassen. Sie werden wieder mobiler und Ihr Kind soll natürlich mit. Doch wie transportieren Sie Ihr Kind gut und sicher? In Fachgeschäften und Babyratgebern finden Sie hierzu eine Menge Tipps. Lassen Sie sich gut beraten. Für kurze Strecken ist das Tragetuch (siehe S. 66) sicherlich eine gute Transportmöglichkeit. Problemlos können Sie enge Treppenhäuser oder holprige Wege überwinden. Allerdings müssen Sie dabei mit einer

Hand der Kopf des Kindes stützen. Die Kopfkontrolle ist noch nicht über jeden Zweifel erhaben und damit jedem Feldweg gewachsen.

Für längere Ausflüge lohnt sich die Anschaffung eines Kinderwagens. Der Fachhandel hält hier eine breite Auswahl bereit. Informieren Sie sich auch in Secondhand-Läden, denn die Wagen werden nur kurze Zeit verwendet. Schaffen Sie sich für die Ausflüge im Auto unbedingt einen geeigneten Kindersitz an. Dabei müssen Sie darauf achten, dass, wenn Sie

den Kindersitz auf den Beifahrersitz stellen möchten, der Airbag ausgeschaltet sein muss. Beachten Sie die Anweisungen der Kindersitzhersteller.

Was Sie unbedingt beachten sollten

Für die Sicherheit Ihres Kindes im Auto sind die Kindersitze unbedingt notwendig. Ein Autokindersitz ist aber kein Möbel, in dem Sie Ihr Kind ständig aufbewahren sollten! Im Haus sollte Ihr Kind entweder im Bettchen liegen, auf der Krabbeldecke am Boden oder im Laufstall spielen oder getragen werden. Die Schalensitze schaden auf Dauer Ihrem Kind. In den Schalensitzen haben die Säuglinge keine Möglichkeit ihre Rückenmuskeln zum Aufrichten zu trainieren. Auch von den Wippliegen ist aus demselben Grund eher abzuraten. Durch die Schrägstellung des Rückenteils kommt der Säugling zu früh in eine Sitzhaltung.

Beachten Sie auch, dass Ihr Kind in dieser halb aufrechten Sitzposition das Gesichtsfeld eines sechs bis neun Monate alten Kindes hat, welches sich von allein hingesetzt hat. So weit ist Ihr Kind aber noch nicht!

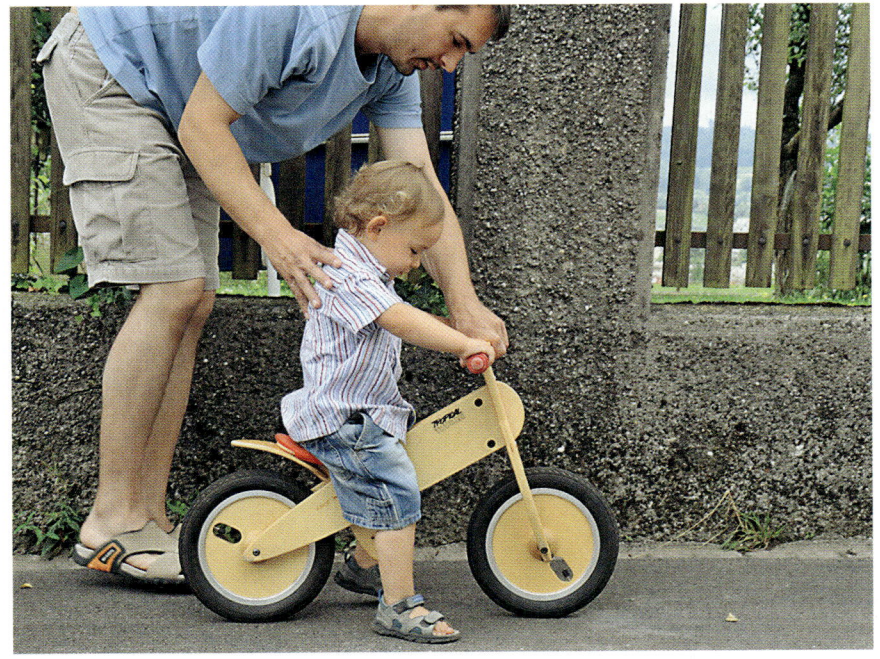

▲ Noch liege ich im Kinderwagen, aber ich freue mich schon auf das Like a Bike.

Das Spiel

Sobald ein Säugling einen Gegenstand in die Hand nehmen kann, diesen manipuliert und zum Mund führt, sprechen wir vom Spielen des Kindes. Aber vielleicht spielt das Kind schon früher, bevor es „handelt", wir wissen es nicht.

Die Formen des Spiels

Sicher aber ist, dass Kinder schon sehr früh sich mit ihrer Umgebung auseinandersetzen, betrachten, hantieren, spüren und aus dem Beobachteten,

▼ Was soll das wohl sein?

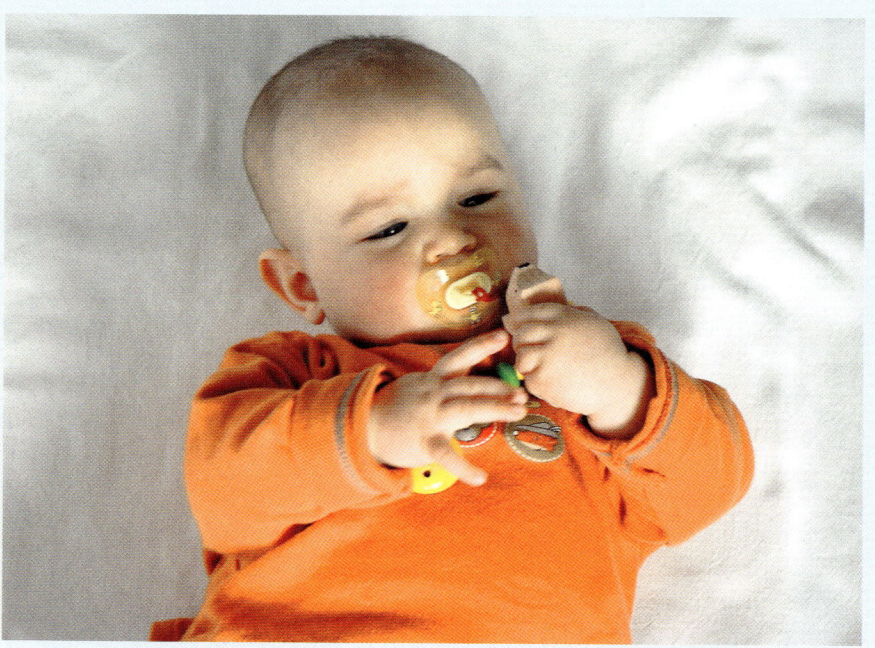

Berührten, Gehörten usw. ihre Schlüsse ziehen und dabei lernen. „Lernen" ist ein Begriff der Erwachsenenwelt, Kinder haben zunächst ganz andere Ziele mit dem Spielen:

- Neben dem Hantieren und dem Erkunden lernen die Kinder die Funktion der Gegenstände kennen. Sie spielen die „So-tun-als-ob"-Spiele.
- Sie machen Versteckspiele, finden versteckte Gegenstände und werfen Gegenstände um sich und freuen sich ob der Reaktion des Gegenübers!
- Sie spielen symbolische Spiele, in de-

nen sie Gegenständen Eigenschaften geben, die nur ihnen bekannt sind.
- Sie bauen, leeren um, imitieren, stellen Regeln auf und üben das soziale Spiel.
- Kinder beginnen zu zeichnen, schauen Bilderbücher an, hören Geschichten zu, lernen spielerisch sogar Schulstoff.

Die Spielentwicklung läuft phasenweise. Eine Spielart wird, sobald sie entdeckt ist, so lange geübt, bis sie langweilig geworden ist, oder das Kind dadurch eine neue Spielart, möglicherweise auf einer höheren Stufe macht. Kinder sind Forscher und Erfinder, und unsere Aufgabe als Eltern ist es, diesen Forschergeist mit allen Mitteln zu unterstützen und nicht zu begrenzen (es sei denn, das Kind kann sich selbst dabei gefährden). Man kann als Erwachsener mitspielen, die Regeln bestimmt aber Ihr Kind. Es ist das Spiel des Kindes und nicht das der Eltern. Wenn das Kind aber Regeln lernen will, so können die Eltern natürlich Regeln dazu beitragen, oder kommentieren.

Welches Spielzeug braucht Ihr Kind?

Spielsachen für Kinder werden von Erwachsenen der Spielzeugindustrie, mit einem genauen Seitenblick auf den vermuteten Geschmack der Eltern, erfunden. Manchmal, nicht oft, haben sie mit den wirklichen Bedürfnissen des Kindes zu tun, meist jedoch zielen sie dahin ab, den Umsatz und den Gewinn der Industrie zu erhöhen. Und die Werbung wird heute zielgruppenspezifisch eingesetzt. Geschickt wird der Gruppendruck unter den Kindern ausgenutzt: Hast du schon, was du hast noch nicht? Dabei haben Spielzeuge doch eigentlich den Sinn, die Welt der Erwachsenen, vor allem aber auch die der Kinder spielerisch zu erlernen. Haben da Kriegsspielzeuge einen Sinn, oder sind sie Ausdruck gerade eben der Fehlfunktion und ihrer Profiteure vom Spielzeug? Diese industriell hergestellten Spielzeuge sind oft so detailliert und dem Erwachsenengeschmack nachempfunden, dass die Spielphantasie des Kindes damit eher eingeschränkt wird. Letztlich muss ja ein Kind entscheiden, was in seinen Augen ein Spielzeug ist, und nicht die Eltern!

Gutes Spielzeug ist nicht weit weg vom Alltagsleben: Kochgeschirr, Puppen, Kleider, Puppenstuben, Bauklötze und Werkzeug. Übrigens, die Präferenzen für gewisse Spielzeuge bei Jungen und Mädchen sind auch, aber nicht nur genetisch determiniert.

Brauchen Sie Lernspielzeug für Ihr Kind?

Mit dem Begriff Lernspielzeug wird ein weiterer Aspekt des Spielzeugs mit einer fraglichen Zielsetzung verknüpft: das Kind soll mittels des Spielzeugs gefördert werden, um später in der Schule oder im Leben erfolgreicher zu sein. Nur liegen diesen Bestrebungen elterliche Vorstellungen und Wünsche zugrunde, die mit denen der Kinder nichts gemein haben. Kinder sollten mit dem Spielzeug spielen dürfen, an dem

sie momentan Interesse haben. Spiel heißt den Alltag zu erforschen, in dem sich das Kind gerade aufhält, und nicht die Zukunft planen.

Aus der Sicht des Kindes ist es sicher sinnvoller im Alltag, im Haus, in der Umgebung ihm zu ermöglichen, am Leben teilzuhaben und Gegenstände für seinen unbremsbaren Spieltrieb selbst auszuwählen. Nehmen Sie am Spiel des Kindes aktiv teil, dann haben alle etwas davon!

Was braucht Ihr Kind überhaupt nicht?

Spielsachen haben natürlich auch die Funktion, die Kinder zu beschäftigen. Die schlimmste Variante mit dieser Zielvorstellung ist das Fernsehen und die diversen elektronischen Spielmöglichkeiten: die Eltern haben damit einen günstigen Babysitter angeschafft und deshalb weniger mit den Kindern zu tun. Den Eltern helfen diese Dinge, sich aus ihrer eigentlichen Aufgabe, sich mit ihren Kindern zu beschäftigen, herauszustehlen: Wiederum, diese Spielsachen sind nicht primär für Kinder, sondern für die Erwachsenen da. Und, da Spielsachen auch dafür da sein sollten, gemeinsame Erfahrungen zu sammeln und voneinander zu lernen, erfüllen diese Spiele auch diesen Anspruch in keiner Weise.

▼ Ich liebe es Verstecken zu spielen.

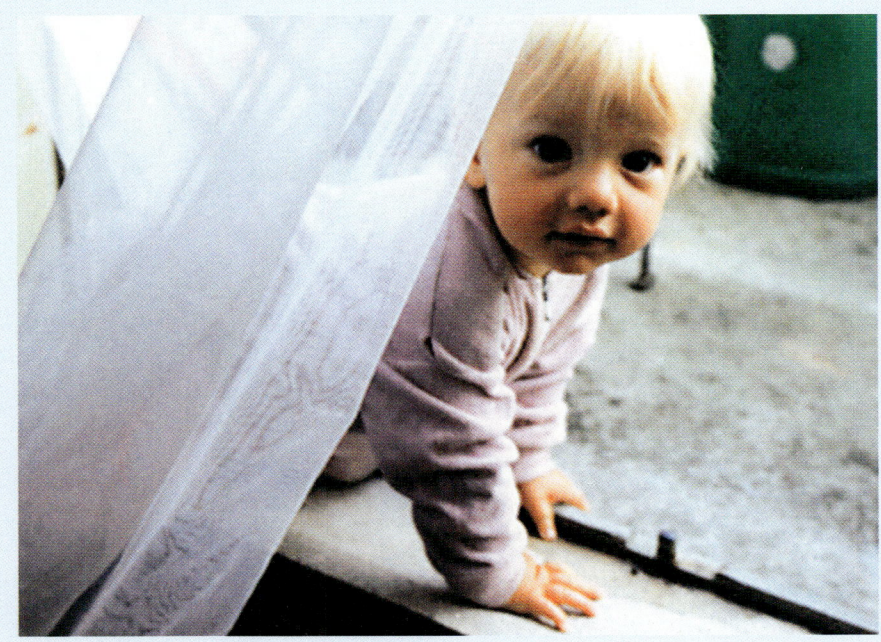

Der 3. Lebensmonat

Die Entwicklung der Sinne

Ihr Kind kann nun immer besser sehen. Es kann den Gesichtsausdruck des Gegenübers erkennen und manchmal imitieren. Alle drei Arten der Zapfen für das Farbsehen sind vorhanden, Ihr Kind kann also schon ziemlich gut Farben sehen. Halten Sie Ihrem Kind einen Gegenstand hin, so fixiert es diesen mit beiden Augen. Manchmal aber schaut es „ins Leere", und es ist auch noch möglich, dass

es z.B. bei Müdigkeit oder wenn es das Gegenüber, den Gegenstand noch nicht fixiert hat, kurz schielt.

Bewegte Gegenstände werden im Abstand von 30 bis 40 cm gut wahrgenommen und fixiert. Die Augen verfolgen einen Gegenstand, meist geht der Kopf dabei mit. Der Blick erreicht die Mittellinie und geht darüber hinaus, bisweilen bis zum Ende, wenn

der Kopf auf der Unterlage aufliegt. Kontrollieren Sie, ob das Mobile über dem Bettchen oder dem Wickeltisch die richtige Höhe hat!

Legen Sie am Schlafplatz Ihres Kindes oder auf der Krabbeldecke am Boden einige wenige „Attraktionen" in Sichtweite Ihres Kindes aus. Dies kann ein Kuscheltier, ein Stoffbilderbuch oder Ähnliches sein. Ein Laufstall eignet

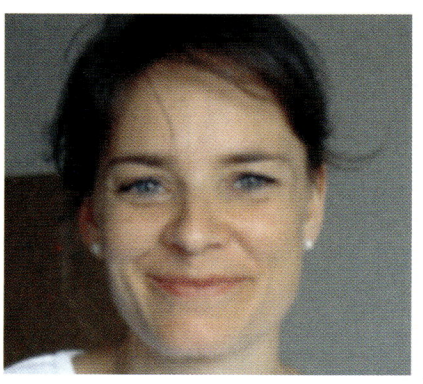

▲ Das ist etwa das, was ich sehen kann.

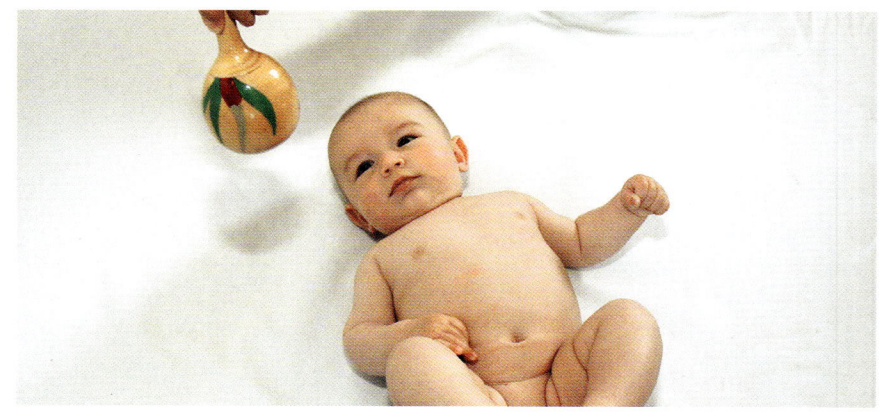

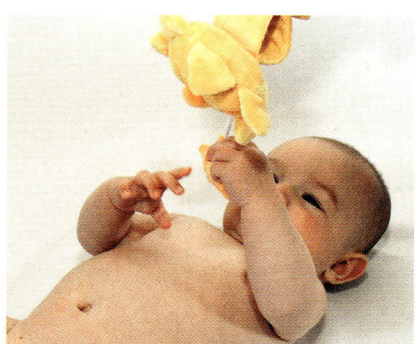

▲ Manchmal kann ich Gegenstände greifen, aber wohl immer noch zufällig.

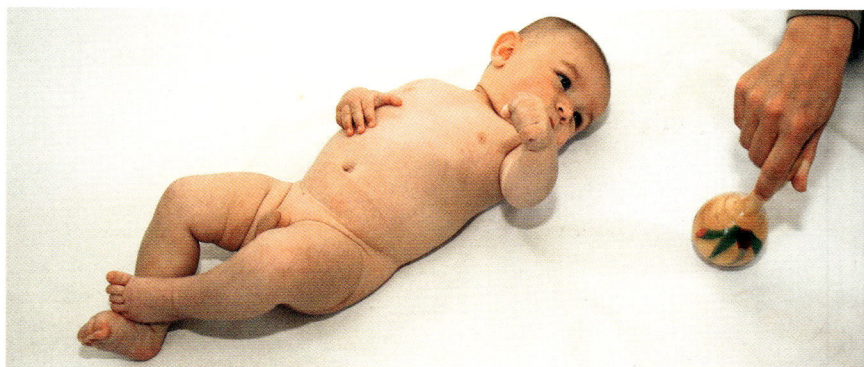

▲ Ich schaue Gegenständen nach und verfolge sie.

Wichtig

Seien Sie aufmerksam!

Sieht Ihr Kind gut?

Versichern Sie sich, ob Ihr Kind gut sieht. Beobachten Sie Ihr Kind und stellen Sie sich folgende Fragen:

- Verfolgt Ihr Kind einen Gegenstand mit den Augen?
- Schielt Ihr Kind andauernd?
- Ist ein Augenhintergrund auf dem Kinderfoto röter als das beim anderen Auge (bei Fotos mit „roten Augen").
- Blitzt der Augenhintergrund bei solchen Fotos gar in einer anderen Farbe auf (katzenaugeartig)?

Sollten Sie in Sorge sein, dass Ihr Kind nicht gut sieht, so ziehen Sie rasch Ihren Kinderarzt zurate. Auch in diesem frühen Alter kann man schon das Sehvermögen eines Kindes genauer untersuchen.

Hört Ihr Kind gut?

Versichern Sie sich schon jetzt, ob Ihr Kind gut hört. Im Laufe des Buches werden Sie noch mehrmals diese Frage lesen, denn mit der weiteren Entwicklung Ihres Kindes werden die Möglichkeiten, das Gehör zu testen, immer besser. Beobachten Sie Ihr Kind und stellen Sie sich folgende Fragen:

- Erschrickt Ihr Kind bei lauten Geräuschen?
- Bewegt sich Ihr Kind im Schlaf oder grimassiert es, wenn in seiner Nähe lauter Lärm zu hören ist?
- Lauscht Ihr Kind auf Ihre Stimme und angenehme Geräusche?
- Verstärkt Ihr Kind sein Plaudern, wenn Sie es in seinen Lauten ansprechen?

---

sich als sicherer Spielplatz. Über dem Laufstall können Sie bequem auch Spielsachen, wie z. B. ein kleines Seidentuch, eine Rassel oder ein Mobile von oben herab aufhängen.

Achten Sie aber darauf, dass Sie die Attraktionen immer beidseitig hinlegen, damit Ihr Kind nicht eine bestimmte Blickrichtung oder Schlafseite bevorzugt. Da Kinder bevorzugt zum Licht schauen, sollte auch der Lichteinfallswinkel wechseln. Stellen Sie den Spielplatz und auch das Bett entweder häufiger um oder wechseln Sie Kopf- und Fußende.

Die Beziehung zur Umwelt

Ihr Kind nimmt mit nun mit Lächeln gezielt mit der Umgebung Kontakt auf. Das Lachen kann in Gurren, Lallen und Vokalisationen übergehen. Diesem Lachen kann man kaum widerstehen. Ihr Kind schreit nun auch nicht mehr so viel. Sie kennen das Schreien Ihres Kindes sehr gut und können oft schon unterscheiden, warum es schreit. Hat es Hunger oder fühlt es sich einsam und will nur Aufmerksamkeit? Das Schreien zeigt schon Stimmungen an.

Ihr Kind erfährt die Umwelt mit dem Mund

Nun können Sie mit Ihrem Kind schon ein bisschen spielen. Ihr Kind kann nun Gegenstände mit den Augen erfassen und ansteuern und dann mit den Händen zum Mund bringen.

Ihr Kind erkundet dabei jeden Gegenstand genau: Wie schmeckt es? Wie ist die Form? Kann ich gut darauf beißen oder ist der Gegenstand eher hart? Kinder in diesem Alter müssen Dinge in den Mund nehmen, der Fachmann nennt das die „orale" Phase. Nur so können Sie die Dinge „erfassen". Sie dürfen dies keinesfalls verbieten oder unterbinden, weil Sie es vielleicht unappetitlich finden.

Der 3. Lebensmonat

Ohne diese Erfahrung fehlt dem Kind sonst Entscheidendes für seine Entwicklung!

Achten Sie aber darauf, was Ihr Kind in den Mund nimmt. Die Gegenstände sollten aus ungiftigem Material bestehen, keine scharfen Kanten haben und nicht zu klein sein. Ihr Kind wird nun auch schneller in seinen Bewegungen. Die Nagelschere (auch wenn sie stumpf ist) hat nun auf dem Wickeltisch nichts mehr zu suchen, blitzschnell könnte sie im Mund landen.

Soll Ihr Kind einen Schnuller haben oder nicht?

Ihr Kind nimmt nun alle Dinge in den Mund. Spätestens jetzt stellt sich die Frage nach dem Schnuller. Dieses Thema des Schnullers führt immer wieder zu langen, zum Teil kontroversen Gesprächen. Man kann eine Reihe von Argumenten für und gegen den Schnuller anführen. Sie als Eltern sollten für Ihr Kind entscheiden, ob Sie ihm einen Schnuller geben wollen oder nicht. Die Liste der Argumente für und gegen den Schnuller ist lang.

Für die Gabe eines Schnullers spricht zum Beispiel:

- Bei Säuglingen dient der Schnuller offensichtlich zur Befriedigung des Saugreflexes. Ihr Baby saugt an der Brust oder an der Flasche ebenso wie später an seinen Händen, Stoffpüppchen oder Kuscheltüchern, am Finger der Eltern oder an dargebotenen Schnullern. Ist Ihr Kind sehr unruhig, kann ein Schnuller hilfreich sein, auch als Einschlafhilfe.
- Möglicherweise ist es günstiger, Ihrem Kind einen Schnuller anzubieten, bevor es den eigenen Daumen schätzen lernt. Das Abgewöhnen des Daumenlutschens ist meist oft noch schwieriger, als das Abgewöhnen des Schnullers. (Die Kieferveränderungen sind in beiden Fällen gleich.)
- Neuere Studien lassen darauf schließen, dass der (sowieso sehr selten gewordene) plötzliche Kindstod bei Kindern, die einen Schnuller haben, noch seltener auftritt.

Gegen den Schnuller sprechen ebenfalls eine Reihe von Argumenten:

- Ihr Kind gewöhnt sich an den Schnuller und braucht ihn zur Beruhigung, zum Verarbeiten von Frustration, zum Einschlafen und zum Entspannen. Dies kann dazu führen, dass Sie als Eltern den Gebrauch eines Schnullers sehr schnell als Erziehungsmittel nutzen. Jede Unmutsäußerung Ihres Kindes oder ärgerliches Weinen wird mit dem Einsatz des Schnullers beendet. So können Sie Ihrem Kind im wahrsten Sinne des Wortes „den Mund stopfen".
- Das Schnullern blockiert den Kontakt von Lippen, Haut, Daumen und Zunge. Auch die Ertastung der eigenen Finger, Zehen und Gegenstände durch den Mund wird erschwert, wenn ständig ein Schnuller im Mund steckt. Damit gehen Ihrem Kind wichtige Erfahrungen verloren, die für seine Entwicklung notwendig sind.
- Die entwicklungsfördernde lustvolle Lautbildung im Säuglingsalter wird unterdrückt. Die Mitteilungsfähigkeit der Kinder zu Beginn des Lebens wird damit eingeschränkt.

Die Entwicklung in Kürze: mit drei Monaten

Ihr Kind hat in den ersten drei Monaten schon eine Menge gelernt. Sicherlich warten Sie oder auch Geschwisterkinder sehnsüchtig darauf, mit Ihrem Kind noch mehr spielen zu können. Haben Sie Geduld. Die Umstellung vom Leben im Mutterleib auf das Leben außerhalb kostet viel Zeit und Kraft. Ihr Kind muss beispielsweise auf einmal selber essen, selbstständig atmen und die Umgebung mit allen Sinnen in sich aufnehmen. Nach drei Monaten kann Ihr Kind kräftig

▼ Gut behütet und begleitet.

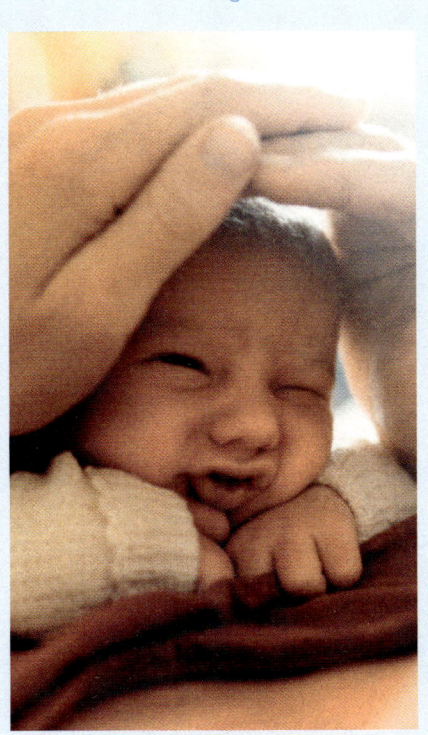

saugen und zügig trinken, die Schlafphasen passen sich allmählich dem Rhythmus der Eltern an. Widmen Sie Ihrem Kind viel Zeit und Aufmerksamkeit, um es bei diesen Entwicklungsschritten zu begleiten.

Motorische/feinmotorische Entwicklung

▌ Auf dem Rücken liegt Ihr Kind symmetrisch und bewegt Arme und Beine lebhaft.
▌ In Bauchlage kann Ihr Kind den Kopf schon heben, dabei stützt es sich auf die Unterarme.
▌ Die Hände und Finger können über der Körpermitte zusammengebracht werden.

Entwicklung der Sinneswahrnehmungen und kognitive Entwicklung

▌ Ihr Kind kann Gegenstände, die vor dem Körper bewegt werden, mit den Augen verfolgen.
▌ Es schaut interessiert umher und nimmt seine Umwelt visuell und auditiv wahr.
▌ Ihr Kind hört Geräusche und hält mit seinen Bewegungen inne. Es erkennt vertraute Stimmen.
▌ Gegen Ende des dritten Monats beginnt Ihr Kind, Gegenstände zum Mund zu führen und sie mit dem Mund zu erkunden.

Sprachentwicklung

▌ Das Schreien Ihres Kindes ist differenziert, je nachdem, was Ihr Kind Ihnen sagen will (Hunger, Schmerz, Einsamkeit).
▌ Ihr Kind bildet verschiedene Laute wie a, ä, o, u. Gelegentlich werden diese Vokale auch mit einem „h" verbunden (ha, hä, ähä).

Sozioemotionale Entwicklung

▌ Ihr Kind lächelt bekannte und unbekannte Gesichter an.
▌ Ihr Kind liebt Berührung und lässt sich dadurch beruhigen, d. h. es reagiert auf Ihre Zuwendung.
▌ Wenn Sie Ihr Kind tragen oder sich mit ihm beschäftigen, fühlt sich Ihr Kind wohl und antwortet Ihnen mit Zufriedenheit.
▌ Manchmal beginnt es sogar, vielleicht weil es gerne etwas anderes möchte, beim Aus- oder Anziehen sich zu wehren, bzw. Unmutgefühle zu zeigen.

Und wie geht es weiter?

Ende des dritten bzw. Anfang des vierten Lebensmonats erlernt Ihr Kind das Greifen. Dies ist ein riesiger Schritt in der Entwicklung und zieht weitere Entwicklungsschritte nach sich. Sie dürfen gespannt sein.

Der 4. Lebensmonat

Ihr Kind ist in der Zwischenzeit „wacher" geworden und zeigt interaktives Verhalten. Er lächelt nun regelmäßig, gibt Töne von sich und zeigt deutlich sein Wohlgefallen. Es kann aber auch schon sein Missfallen äußern. Wie die Veränderungen auf der Beziehungsebene zwischen Mutter und Vater als Partner, aber auch zwischen dem Kind und seinen Eltern von allen Beteiligten verarbeitet werden, ist für die weitere Entwicklung der Familie von großer Bedeutung. Es ist absolut entscheidend, wie Sie als Eltern mit der neuen Aufgabe zurechtkommen. Akzeptieren, ja lieben Sie Ihr Kind. Hat auch Ihre Beziehung zu Ihrem Partner in Ihrem neuen Leben genug Platz? Hat sie durch die neue Rolle eine neue Qualität erhalten? Und Ihre eigenen Interessen? Wenn Sie diese Fragen mit einem kräftigen „Ja" beantworten können, haben Sie die Zukunft mit Ihrem Kind nicht zu fürchten. Ansonsten versuchen Sie, Probleme zu ergründen und Maßnahmen einzuleiten, um Verbesserungen herbeizuführen! Es lohnt sich auf jeden Fall!

Wie sich Ihr Kind bewegt

Körperhaltung in Rückenlage

Ihr Kind kann jetzt den Kopf in der Mittelstellung halten, meist legt es ihn jedoch auf eine Seite. Die Arme werden symmetrisch nach vorne genommen. Ihr Kind spielt viel mit den eigenen Händen. Diese werden vor der Brust oder in der Nähe des Mundes zusammengenommen und die Finger leicht gebeugt bis gestreckt. Die Hände können auch zu den Knien geführt werden und die Beine stärker von der Unterlage abgehoben werden. Der Einfluss des ATNR hört auf, kann aber noch durch passives Drehen des Kopfes des Kindes ausgelöst werden. Die Beine und Arme können sich nun noch besser strecken, sodass das Strampeln der Beine vielseitiger wird. Die Beine werden abgespreizt

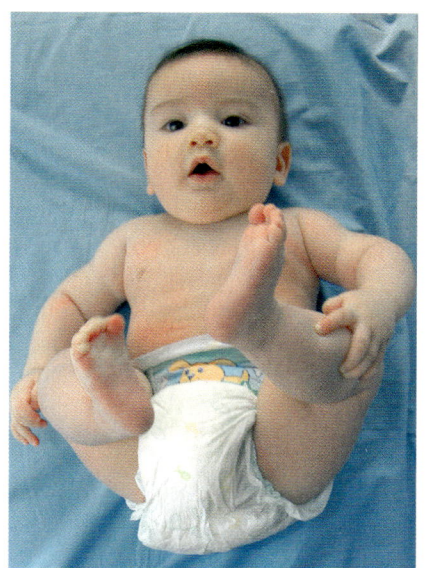 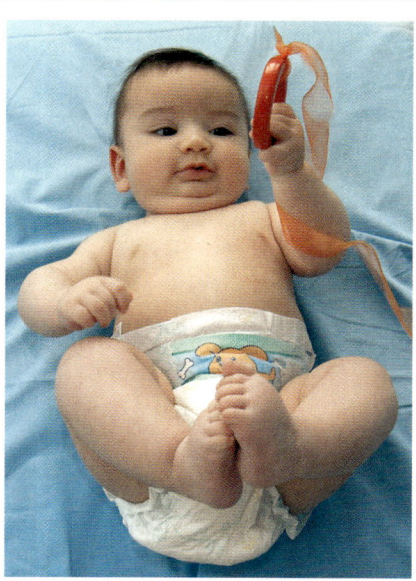

▲ In der Rückenlage kann ich mit den Händen meine Knie erreichen. Wenn man mir ein Spielzeug anbietet, greife ich auch ziemlich sicher danach, allerdings erst nach einer kurzen „Denkpause".

oder auch nach außen gedreht. Ihr Kind kann sich nun zur Seite drehen und zeigt dadurch eine Krümmung in der Wirbelsäule. Keine Sorge, diese Krümmung ist nur das Ergebnis der Haltung und daher völlig normal. Eine leichte derartige Krümmung braucht Sie nicht zu beunruhigen. Schauen Sie sich die Wirbelsäule mal in Bauchlage an. Dann werden Sie sehen, dass die Wirbelsäule sich in Abhängigkeit von der Lage des Kopfes abwechselnd krümmt – ganz normal!

Körperhaltung in Bauchlage

In Bauchlage liegt Ihr Kind nun immer stabiler. Es stützt sich auf die Unterarme, die vor die Schultern nach vorne genommen werden, hebt den Kopf bis 90 Grad von der Unterlage ab und hält ihn in dieser Lage stabil. Es kann einen Arm strecken und rollt dann häufig, oft noch ungeplant, über die gestreckte (lange Seite) zurück in die Rückenlage. Legen Sie Ihr Kind immer wieder auf den Bauch. Viele Kinder fühlen sich in der Bauchlage sehr wohl und schimpfen heftig, wenn sie auf den Rücken gerollt sind. Andere Kinder hingegen sind in der Bauchlage eher unglücklich. Beides ist normal. Ihr Kind sollte aber regelmäßig in beide Lagen gebracht werden. Aber keine Sorge, es dauert nicht mehr lange, dann kann Ihr Kind sich auch selber auf den Bauch drehen.

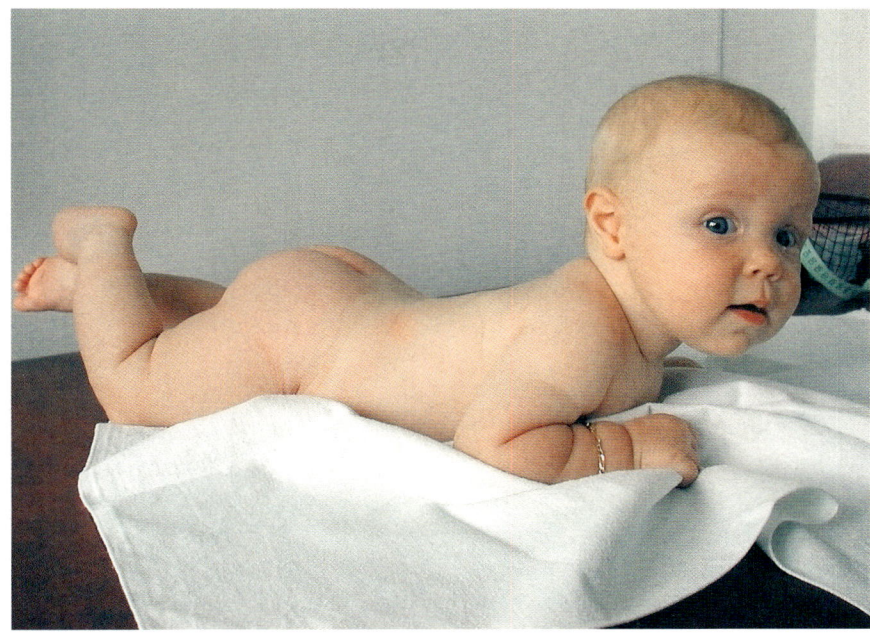

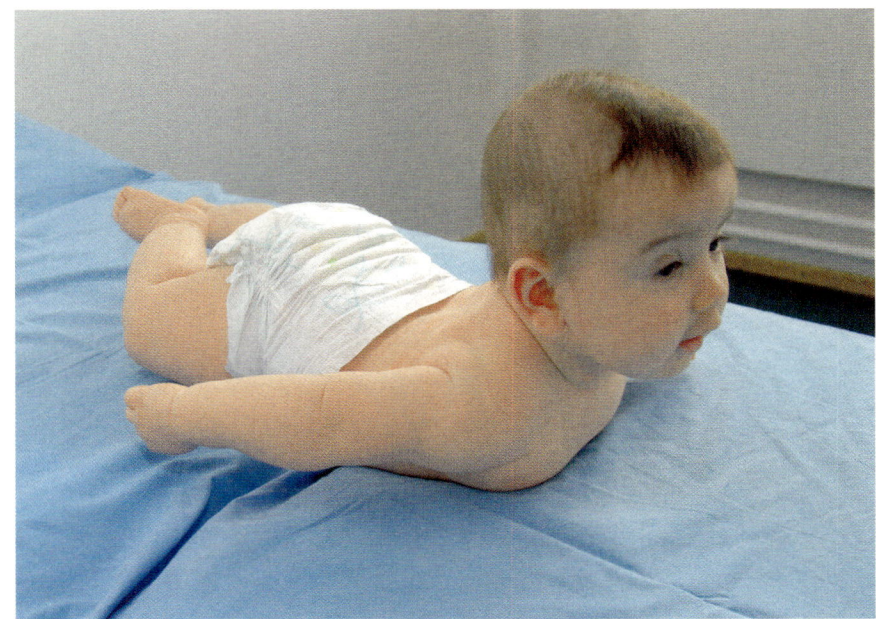

▲ In der Bauchlage kann ich einen schönen Ellebogenstütz zeigen und sogar „fliegen wie ein Jet".

Der 4. Lebensmonat

Passive Bewegungen

Wenn Sie Ihr Kind wickeln, baden oder mit ihm spielen, bewegen Sie es automatisch. Bei diesen passiven Bewegungen merken Sie, wie Ihr Kind reagiert. Dabei können Sie deutliche Veränderungen zu den vorherigen Monaten feststellen. Manches klappt aber auch noch nicht so gut. Die Kraft der Muskeln nimmt zu. Nun kann Ihr Kind den Kopf in Schwebelage leicht über die Horizontale anheben, der Rumpf wird dabei gestreckt.

Kippen Sie Ihr Kind in Richtung der Unterlage so fehlt noch die Fallschirmreaktion (siehe S. 16), d. h. die Ärmchen werden noch nicht zum Abstützen nach vorne gestreckt. Das kann Ihr Kind erst mit etwa 6 Monaten.

Beim Hochziehen zum Sitzen kann Ihr Kind den Kopf, nur zu Beginn der Bewegung noch leicht zurückbleibend, nun in Verlängerung des Rumpfes hochnehmen. Dabei werden die Beine von der Unterlage abgehoben und abgespreizt. Die Kinder sitzen, wenn man sie hält, gerne und nehmen so aktiver an der Umgebung teil. Der Kopf, der jetzt schon recht sicher gehalten werden kann, wird vielleicht leicht nach vorne geneigt. Wenn Sie Ihr Kind auf die Seite kippen, wird der Kopf wieder aufgerichtet (Labyrinthstellreaktion), und der Rücken wird langsam im Brust-

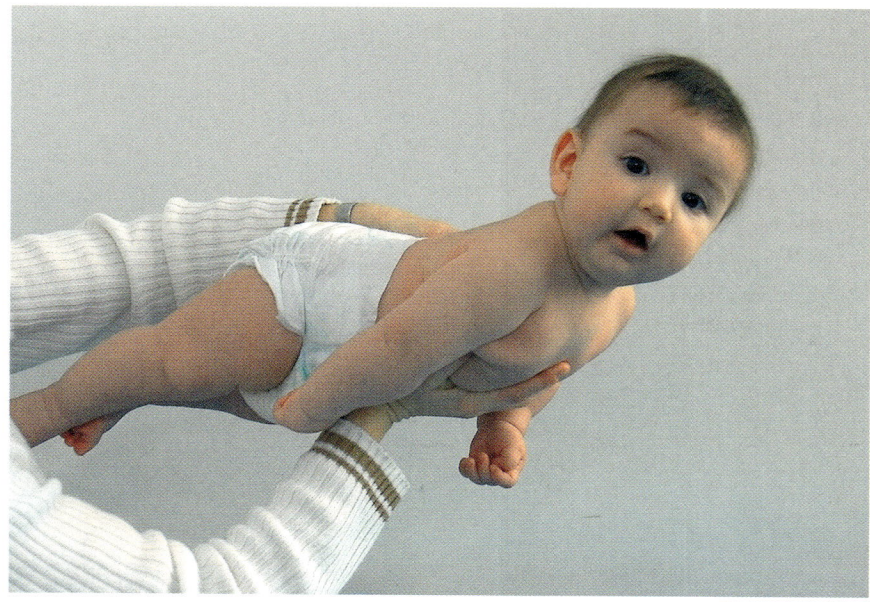

▲ Schwebend gehalten habe ich den totalen Überblick.

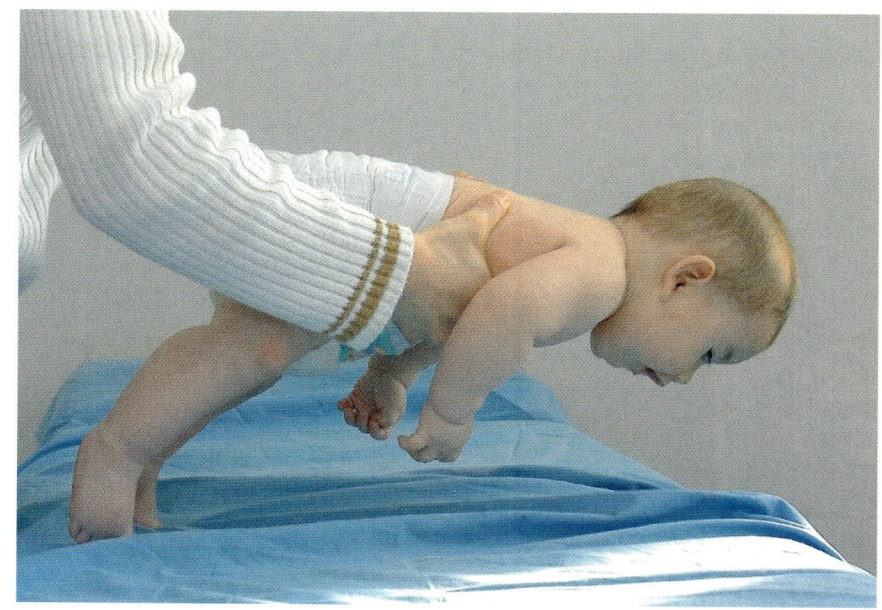

▲ Beim Vorwärtskippen auf die Unterlage fehlen mir noch die Fallschirmreaktionen.

bereich gestreckt. Im Kreuzbereich bleibt er noch leicht gerundet.

Sie werden bemerken, dass Ihr Kind nun „immer" stehen will. Das ist normal und unbedenklich, sofern es die Füße flach auf der Unterlage abstellt und nicht dauernd wie ein Balletttänzer auf den Zehenspitzen steht. Aufrecht gehalten streckt es die Beine und Füße leicht. Kurzzeitig kann es sein Gewicht übernehmen, aber die Beine knicken meist schnell wieder ein (Astasie). Einige Kinder übernehmen jetzt auch schon für recht lange Zeit ihr Körpergewicht.

Die Feinmotorik

Ihr Kind betrachtet nun ausführlich seine Hände und beginnt aktiv, manchmal noch etwas unkoordiniert, nach einem Gegenstand zu greifen, den Sie ihm hinhalten. Alles was es in die Fingerchen bekommt, wird nun ergriffen, Ihre Haare und Kleider, gerne auch Ihre Brille! Wenn Sie ein Tüchlein auf das Gesichtchen legen, zieht Ihr Kind es mit Begeisterung weg – die erste Form des Kuckuckspiels.

So einfach diese ersten Spiele aussehen, Ihr Kind muss einiges leisten! Zunächst muss es den Gegenstand mit den Augen fixieren, dann nähert es sich mit einer oder beiden Händen dem Spielzeug, dann blickt es abwechselnd zu seiner Hand und dem

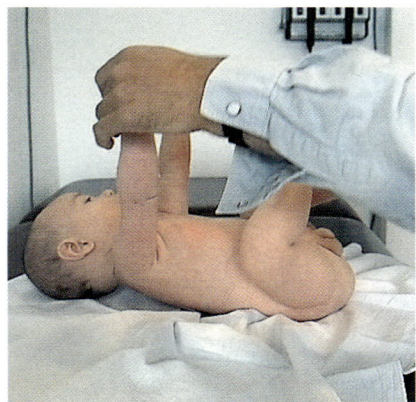
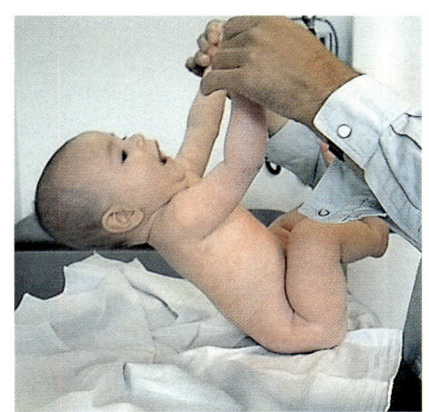
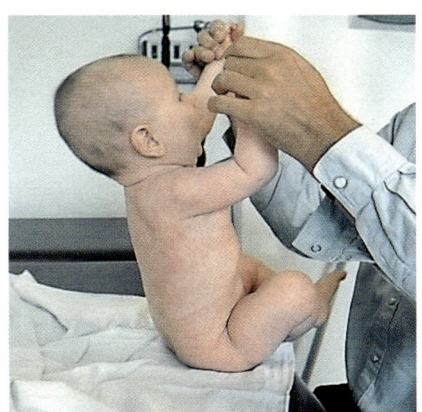
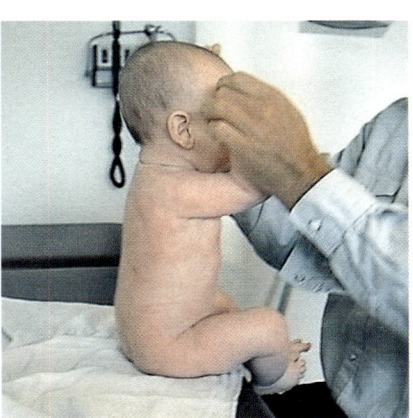

▲ Zum Sitzen aufgezogen helfe ich kräftig mit, wobei ich auch meine Beine in der Hüfte beuge. Sitzend gehalten habe ich eine gute Kopfkontrolle!

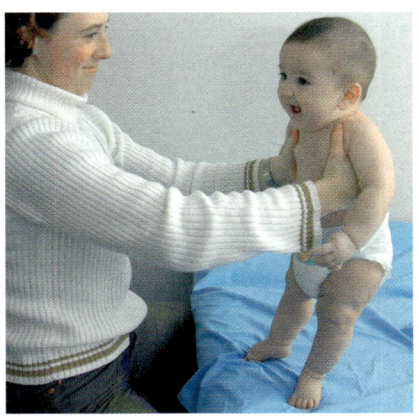

Stehen macht mir großen Spaß! ▶

Der 4. Lebensmonat

Gegenstand. Wenn es eine Beziehung hergestellt hat, kann es mit der Hand den Gegenstand, noch etwas unkoordiniert, ergreifen. Ihr Kind bringt nun die Hände vor der Brust zusammen, packt Haare und Kleider, zieht sogar Stoffe vom Gesicht. Es hält eine Klapper fest und schüttelt sie oder führt sie zum Mund (orale Erkundung). Ihr Kind greift dabei zunächst mit weit geöffneter Hand und schließt sie meist mit dem kleinen Finger zuerst.

Der Daumen wird noch nicht mit einbezogen. Hat es einen Gegenstand ergriffen, führt Ihr Kind diesen zum Mund und erkundet ihn damit genau.

Die Entwicklung der Sinne

Das viermonatige Kind kann bereits die Farben so gut wie ein Erwachsener unterscheiden, wie der Erwachsene benennen kann es sie natürlich noch nicht. Es kann auch Gegenstandskategorien unterscheiden: das ist zum essen, das ist nicht zum essen. Es erkennt die Bewegung der Mutter oder des Vaters. Auch die Fähigkeit, räumlich zu sehen, nimmt zu. Bald kann Ihr Kind die Lage von Gegenständen und Personen im Raum einschätzen, also ob jemand oder etwas weit entfernt oder ganz nah ist.

Das Gehör wird ebenfalls weiter ausgebildet. Säuglinge hören in diesem Alter zwar immer noch leicht schlechter als junge Erwachsene. Aber es reicht schon aus, um Laute und Worte zu unterscheiden. Viele Kinder erkennen in diesem Alter schon ihren Namen. Nun sollte Ihr Kind auch den Kopf zu einer Geräuschquelle bewegen.

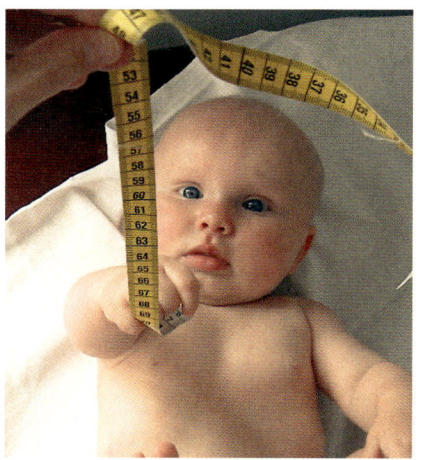 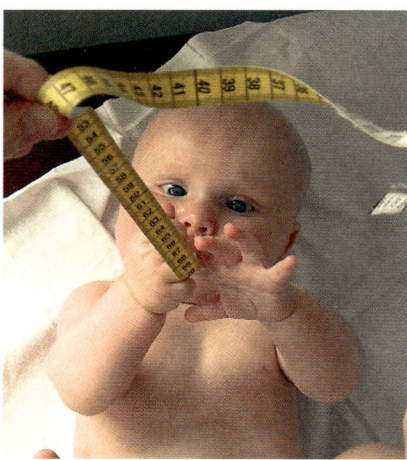

▲ Ich ergreife Gegenstände und führe sie (um zu wissen, was es ist) zuerst zum Mund!

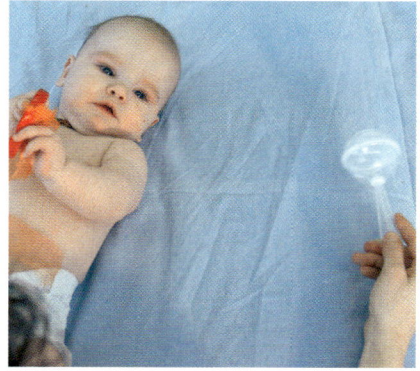 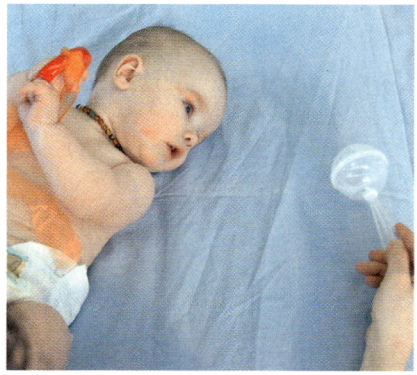

▲ Ich höre was ..., da gibt es sicher auch was zu sehen. Also drehe ich den Kopf in die Richtung wo's herkommt.

Auch das Lautrepertoire Ihres Kindes nimmt zu. Ihr Kind experimentiert mit den Lippen und der Zunge im Sinne richtigen Übens. Es macht Vokalisationen (o-a-a-i-a-o-a), repetitive Silbenfolgen (momomo oder la-lalal), hört sich selber zu und erfreut sich am Gehörten. Die Lallketten werden variantenreicher. Manchmal hält es inne, wenn das Gegenüber die Lallketten wiederholt, als ob es sich fragen würde: was sagt denn der?

Wichtig

Hört Ihr Kind gut?

Ein gutes Gehör ist für die Sprachentwicklung besonders wichtig. Mit vier Monaten sollte Ihr Kind

- sich von einer vertrauten Stimme beruhigen lassen,
- Laute von sich geben und
- sich für Spielzeug interessieren, das Geräusche von sich gibt.

Testen Sie das Hörvermögen Ihres Kindes, z. B. indem Sie es von hinten ansprechen. Reagiert es, obwohl es Sie noch gar nicht sieht? Zuckt es zusammen, wenn eine Tür zuschlägt? Gehen sie zu Ihrem Kinderarzt, wenn Sie das Gefühl haben, dass Ihr Kind nicht gut hört. Dann wird das Gehör Ihres Kindes genauer untersucht werden, um eine Gehörstörung auszuschließen. Denn ein Kind kann schließlich nur selber Laute bilden, wenn es welche hört, die es nachahmen möchte.

Was Ihr Kind jetzt versteht

Der Säugling nimmt seine Umgebung nun viel deutlicher wahr. Er unterscheidet sicher zwischen Mutter und Vater und einzelne Kinder auch schon „Fremde". Durch das Spiel eröffnen sich neue Welten. Ihr Kind zeigt seine Freude, wenn Sie mit ihm kommunizieren oder ihm ein Spielzeug hinhalten und zeigt diese Freude mit Armen und Beinen. Es beobachtet die Gegenstände und seine Umwelt sehr intensiv. Die meisten Kinder mit vier Monaten erlernen nun das Greifen, einige brauchen auch etwas länger.

Durch das allmähliche Erlernen des zuerst ungezielten, dann gezielten Greifens eröffnet sich für Ihr Kind eine neue Welt. Die Gegenstände werden in der Regel nur kurz mit den Augen erkundet und dann sofort in den Mund gesteckt. Das ist normal und muss so sein, denn die Wahrnehmung im Mundbereich ist schon viel ausgereifter als die an den Fingern.

Ihr Kind übt jetzt richtig: immer wieder führt es die gleichen Bewegungen aus, baut aber mit der Zeit immer mehr Varianten ein. Es kann abwechseln zwischen anschauen, greifen und in den Mund führen und kann die Reihenfolge der einzelnen Schritte durchaus auch variieren. So erweitert Ihr Kind im Spiel sein Bewegungsrepertoire. Die oralen Reflexe treten langsam in den Hintergrund.

Die Aufmerksamkeitsdauer ist jedoch noch sehr eingeschränkt. Wenn ein Gegenstand aus dem Gesichtfeld verschwindet, wird er noch nicht vermisst. Ihr Kind schaut einfach weg und sucht nach etwas anderem Interessanten. Und Sie werden sehen, schon bald nach einer Phase der intensiven Beschäftigung überkommt den Säugling der Schlafdruck und er schläft wieder friedlich ein. Ihr Kind braucht noch sehr viel Schlaf. Der Wechsel von Schlaf- und Wachphasen ist regelmäßiger geworden. Ein viermonatiges Kind schläft im Schnitt etwa zwölf Stunden, alles zwischen 9 und 14 Stunden ist aber völlig normal.

Der 4. Lebensmonat

Die Beziehung zur Umwelt

Nehmen Sie sich viel Zeit mit Ihrem Kind auf dem Boden, auf einer Krabbeldecke zu liegen, es anzusprechen, ihm Lieder vorzusingen und seine Laute zu wiederholen. Kleine Kinder lernen vor allem durch Nachahmung. Machen Sie viele verschiedene Geräusche, Ihr Baby liebt die menschliche Stimme. Wie lange Ihr Kind die Aufmerksamkeit aufrechterhalten kann, merken Sie schnell. Wenn es müde wird, wendet es sich ab, reagiert nicht mehr auf Ihr Spielangebot oder beginnt zu quengeln. Meistens dauern die ersten Spielzeiten ungefähr eine Viertelstunde.

Die ersten Spiele mit Ihrem Baby

Sie haben schon eine ganze Reihe von Möglichkeiten, wie Sie mit Ihrem Kind spielen können:

Ihr Kind packt zu

Mit etwa vier Monaten kann Ihr Kind gezielt seine Händchen zum Mund führen. Es kann Gegenstände mit seinem Blick fixieren und zugreifen. Jetzt mag es häufig kleine, griffige Spielsachen, die sich gut zum Mund führen und „bebeißen" lassen. Geben Sie Ihrem Kind verschiedene Gegenstände aus Holz, Stoff oder Papier. Ihr Kind spielt lieber mit Dingen, die die Erwachsenen benutzen, als mit dem eigenen Spielzeug, z. B. Küchenutensilien, Pappkartons oder Filmdöschen, die sie mit verschiedenen Dingen gefüllt haben.

Ihr Kind will entdecken

Ihr Kind will die Welt entdecken. Machen Sie mit Ihrem Kind Spaziergänge durch die Wohnung und ans Fenster. Bleiben sie immer wieder stehen und lassen Sie dem Kind Zeit, alle Eindrücke aufzunehmen.

Ihr Kind will Sie hören und spüren

Erfreuen Sie Ihr Kind mit Liedern und Reimen, die Sie mit Fingerspielen auf dem Bauch, Armen und Beinen Ihres Kindes oder auch mit einer ausführlichen Babymassage kombinieren. Hier kommt es nicht auf die Vielfalt an. Sowohl bei Liedern als auch beim Reimen ist es besser, nur wenige immer zu wiederholen. Sie merken, dass Ihr Kind schon mit fünf bis sechs Monaten das Lied erkennt und in Vorfreude schon entsprechende Bewegungen macht und lacht. Diese Fingerspiele lösen Reize auf der Haut aus und regen zu Bewegungen von Armen und Beinen an. Aber überfüttern Sie das Kind nicht. Es findet ein bekanntes Lied viel spannender und noch lange nicht so langweilig, wie Sie vielleicht vermuten. Erinnern Sie sich noch an „Große Uhren machen tick-tack", „Das ist der Daumen" oder „So reiten die Damen"?

Eine sichere Umgebung für Ihr Kind

Ihr Kind kann nun gut greifen und steckt alles in den Mund. Auch der Bewegungsradius Ihres Kindes wird langsam größer. Nun wird es höchste Zeit, die Wohnung nach möglichen Gefahrenquellen abzusuchen und diese zu beseitigen. Für Sie und Ihr Kind ist es doch viel schöner, wenn das Kind ungebremst, aber sicher in den eigenen vier Wänden auf Entdeckungsreise gehen kann, als wenn Sie dauernd Dinge verbieten müssen und aufpassen müssen, dass nichts passiert.

Hier ein paar Tipps:

- Ihr Kind nimmt alles in den Mund. Kleine Gegenstände wie Murmeln, Geldstücke oder Legosteine sollten daher nicht in Reichweite des Kindes sein. Es könnte daran ersticken.
- Achten Sie darauf, dass Sie nur gut geprüftes Kinderspielzeug kaufen. (Es sollte der europäischen Norm EN71 für Sicherheit von Spielzeug genügen.)
- Gifte und Medikamente gehören in einen Spezialschrank, der abschließbar und außerhalb der Reichweite Ihres Kindes ist. Auch alkoholische Getränke und Reinigungsmittel gehören nie in die Reichweite von Kinderhänden.
- Sichern Sie Besteckschubladen und Schränke mit Reinigungsmitteln durch Kindersicherungen.
- Bringen Sie Schutzgitter an Treppen und Sicherungen an Fenstergriffen an.
- Sichern Sie den Herd mit einem speziellen Schutzgitter.

- Bauen Sie in die Steckdosen eine Kindersicherung ein, damit Ihr Kind nicht mit spitzen Gegenständen in die Löcher stechen kann.
- Entfernen Sie Möbel, an denen sich Ihr Kind verletzen könnte. Das elegante Glastischchen eignet sich zum Beispiel bestens, um sich aufzuziehen, um dann umzufallen und dabei sich an der scharfen Kante zu verletzen.
- Stellen Sie Blumentöpfe möglichst unerreichbar auf und entfernen Sie giftige Zimmerpflanzen, z. B. Alpenveilchen, Oleander und Begonien, aus der Wohnung.
- Katzen und Hunde sollten sich nicht unbeaufsichtigt in der Nähe des Kin-

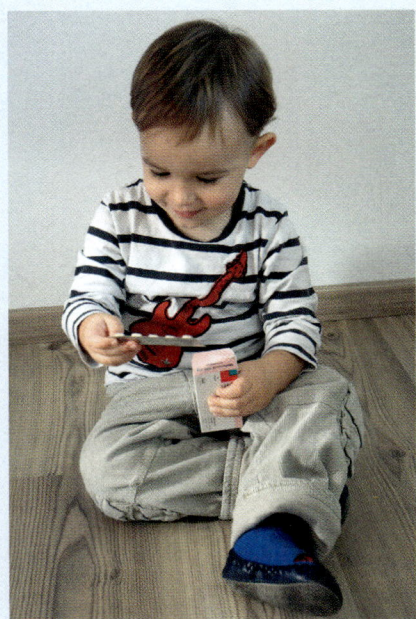

des aufhalten. Sie können durchaus auf scheinbar neue Rivalen eifersüchtig reagieren. Geben Sie ihnen Gelegenheit, das Kind kennenzulernen.

Vermeiden Sie Unfälle im Haus

- Beseitigen Sie rutschige Teppiche und andere Stolperfallen, damit Sie nicht hinfallen, wenn Sie Ihr Kind tragen.
- Trinken Sie nie etwas sehr Heißes und rauchen Sie keine Zigarette, während Sie ein Kind im Arm halten. Durch eine ungeschickte Bewegung des Kindes könnten Sie es verbrühen bzw. verbrennen.
- Während Sie kochen, sollte Ihr Kind nicht auf dem Küchenfußboden krabbeln (Gitter vor der Küchentür!). Heiße Flüssigkeiten sind schnell einmal verschüttet und könnten Ihr Kind verletzen.

◀ Ich stecke alles gerne in den Mund, auch wenn es gar nicht für mich gedacht ist!

Eine gesunde Umgebung für Ihr Kind – das Passivrauchen

In Deutschland wachsen ungefähr 50 Prozent aller Kinder in Haushalten auf, in denen geraucht wird. Leider rauchen immer mehr junge Frauen und sogar 20 Prozent aller Mütter, was vor allem für Babys und Kleinkinder ein großes Gesundheitsrisiko bedeutet.

Tabakrauch ist der bedeutendste und gefährlichste Schadstoff in Innenräumen. Er enthält mehrere Tausend Stoffe, von denen einige die Atemwege reizen (z. B. Formaldehyd und Ammoniak). Diese Stoffe gelangen über den Tabakrauch, den der Glutkegel der Zigarettenspitze abgibt, in die Raumluft. Die Konzentration der gefährlichen Substanzen ist in diesem sogenannten Nebenstromrauch teilweise deutlich höher als in dem Rauch, den der Raucher inhaliert.

Risiken für Ungeborene und kleine Kinder

Kinder werden durch unfreiwilliges Mitrauchen schon in der Schwangerschaft stark belastet. Für Ungeborene steigen die Risiken für niedriges Geburtsgewicht, Frühgeburt, späteres Asthma, plötzlichen Kindstod und sogar Totgeburt.

Kleine Kinder nehmen mehr Schadstoffe durch die Atemluft auf, denn sie atmen im Vergleich zu Größeren etwa zwei- bis dreimal so viel ein und aus. Akut kann Passivrauchen bei ihnen zu Bindehautreizungen, Kopfschmerzen und Übelkeit führen. Gefährlicher noch sind aber die langfristigen Folgen, wie Erkrankungen der unteren Atemwege wie Bronchitis, Lungenentzündung und Bronchialasthma.

Wie schützen Sie Ihr Kind am besten?

Überlegen Sie in der Familie gemeinsam, wie Sie die Wohnung und auch das Auto rauchfrei machen können. Stehen weder Balkon noch Terrasse zur Verfügung, wird es schwierig, vor allem, wenn Sie in einem oberen Stockwerk eines Mehrfamilienhauses wohnen. Wenn Sie Küche oder Wohnzimmer als „Raucherzimmer" nutzen wollen, während Ihr Kind schläft, müssen Sie in jedem Fall für eine gute Lüftung sorgen. Leider lässt sich der Rauch kaum ganz beseitigen – und er „verirrt" sich auch immer wieder in andere Räume.

Woran sollten Sie noch denken?

Weisen Sie auch Besucher, selbst nahe Verwandte, darauf hin, dass in Ihrer Wohnung und vor allem in der Umgebung Ihres Kindes nicht geraucht werden soll. Rauchfrei sollten auch andere mögliche Aufenthaltsorte Ihres Kindes sein, wie Hort, Wohnung der Tagesmutter, Kindergarten, Schule und Sportvereine.

Gesundheitsschädliche Substanzen im Tabakrauch
(aufgeführt sind nur einige der 4000 Stoffe – 40 davon sind krebserregend – im Passivrauch).

Feinstaub	Reizpartikel, gelangen bis in die feinsten Lungenbläschen; Träger von radioaktiven Stoffen und von Schwermetallen
Kohlenmonoxid	Atemgift, verdrängt den lebensnotwendigen Sauerstoff, 3-mal mehr als im Rauch, den der Raucher inhaliert
Ammoniak	Reizgas
Trockenkondensat	„Teer", krebserregend
Formaldehyd	schleimhautreizend, krebserregend, 50-mal mehr als im Rauch, den der Raucher inhaliert
Kadmium	krebserregend, bis 7-mal mehr als im Rauch, den der Raucher inhaliert
Nitrosamine	krebserregend, 400-mal mehr als im Rauch, den der Raucher inhaliert
Nikotin	Nervengift

Der 5. Lebensmonat

Wie sich Ihr Kind bewegt

Die gesteigerten Bewegungsfähigkeiten und die verbesserte Stabilität in allen Körperlagen ermöglichen Ihrem Kind einen immer größer werdenden Bereich besser zu erforschen. Der eigene Körper wird entdeckt. Die Fähigkeiten werden geübt und sind die Vorbereitung für weitere Entdeckungen und Entwicklungs-„Schritte".

Körperhaltung in Rückenlage

In der Rückenlage beobachtet Ihr Kind aufmerksam seine Hände oder ein Spielzeug, das es in den Händen hält. Es berührt mit den Händen seine Knie und unter Umständen schon darüber hinaus die Unterschenkel. Achten Sie darauf, wie gelenkig Ihr Kind ist: Ohne Probleme hebt es die Arme und die Beine bis in die Senkrechte von der Unterlage ab. Alles, was in seine Reichweite kommt, wird es ergreifen, mit den Händen und mit den Füßen! Denn die Füße machen die Greifbewegung mit (bipedales Greifen). Ihr Kind dreht sich auf die Seite. Es gelingt ihm aber noch nicht, sich selbstständig in die Bauchlage zu drehen. Einige Kinder sind eher ruhig und kaum in Bewegung, andere hingegen sind mobil und bewegen sich nahezu immer.

Körperhaltung in Bauchlage

In der Bauchlage kann Ihr Kind seine Ellenbogen strecken, es kommt zum Armstütz. Das Becken ist nun mehr gestreckt und kommt damit besser auf die Unterlage. Die Beine sind gestreckt. Die Arme und die Beine können auch von der Unterlage abgehoben werden. Das sieht aus, als ob Ihr Kind „fliegen" würde. Manchmal, eher ungewollt, dreht bzw. fällt das Baby aus der Bauchlage in die Rückenlage zurück und erschrickt dabei noch stark.

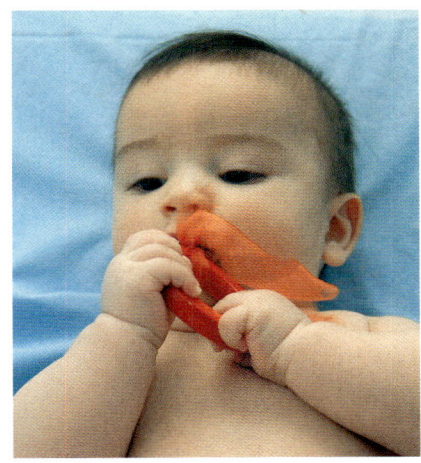

▲ Ich ergreife mir Gegenstände, schaue sie kurz an und führe sie dann zum Mund.

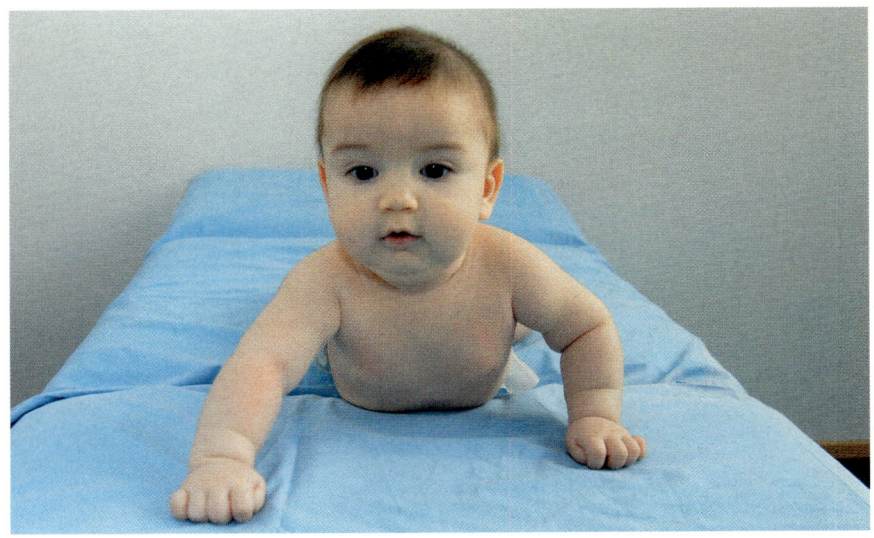

▲ Mein nicht ganz symmetrischer, aber völlig normaler Armstütz.

89

Der 5. Lebensmonat

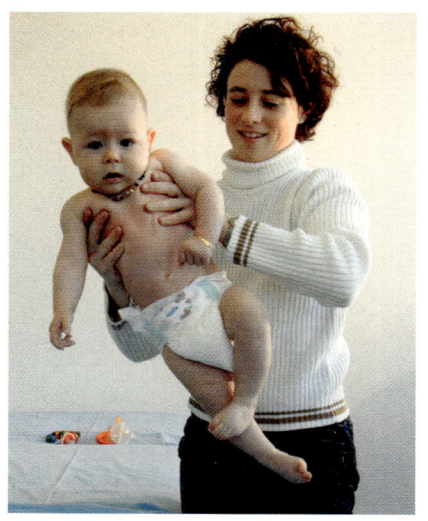

▲ Wenn ich langsam und vorsichtig gekippt werde, beginne ich mit den Armen und Beinen Ausgleichsbewegungen zu machen. Den Kopf stelle ich gut in der Vertikalen ein.

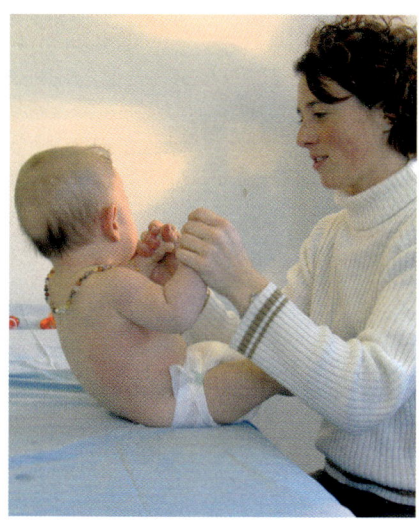

▲ Ich helfe immer besser mit beim Aufziehen!

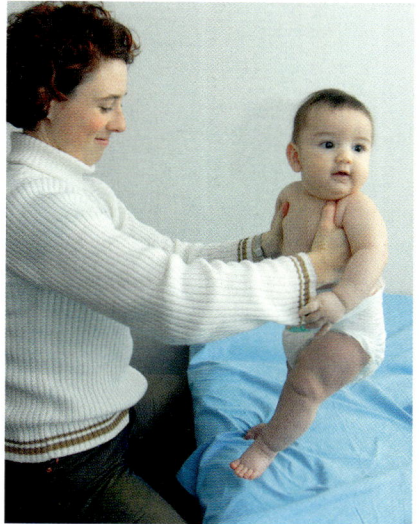

▲ Stehend gehalten knicke ich, nachdem ich durch die Aufrichtereaktion das Becken nach vorne genommen habe, doch noch sehr bald ein!

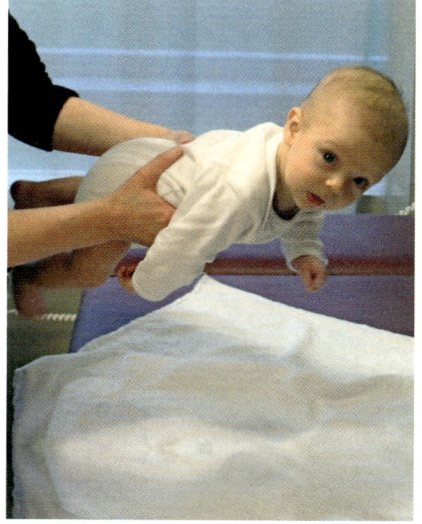

▲ Schwebend gehalten kommt mein Kopf schön über den Körper, und ich hebe auch schon kräftig, zum Ausgleich, die Beine an.

Passive Bewegungen

Nun unterstützt Ihr Kind viele Bewegungen, die Sie mit Ihm machen noch stärker. Beim Aufziehen zum Sitzen kommt der Kopf gut in der Körperachse mit und die Beine werden in der Hüfte gebeugt. Der Rücken ist deutlich gerader geworden. Die Kopfkontrolle im Sitzen fällt dem Kind nun leichter. Aber Ihr Kind kann noch nicht frei sitzen. In der Schwebehaltung wird der Kopf über die Körperachse gehoben und die Beine werden kräftig gestreckt. Stehend gehalten wird das Gewicht immer länger von den Beinen übernommen, es kommt dann aber bei den meisten Kindern zur Astasie. Es gibt Kinder, die gerne stehen; kein Problem, solange sie dies auf flach abgesetzten Füßen tun.

Die Feinmotorik

Ihr Kind greift mit beiden Händen. Es ergreift kleine Gegenstände eher von der Kleinfingerseite her. Der Daumen beginnt nun in einer Scherstellung den Gegenstand mitzuhalten. Die Gegenstände werden von einer Hand in die andere Hand gegeben (passiert). Ihr Kind kann nun schon mit den Augen sehr gut Gegenstände erforschen. Wenn möglich werden sie aber immer noch in den Mund gesteckt. Manche Kinder können in diesem Alter noch nicht gut greifen. Geben Sie Ihrem Kind Zeit, seine Fähigkeiten in Ruhe zu entwickeln.

Die Entwicklung der Sinne

Das Seh- und Hörvermögen entspricht in etwa dem eines Erwachsenen. Allerdings kann Ihr Kind die Dinge, die es hört, noch nicht verstehen. Dazu muss es in den nächsten Monaten und Jahren Erfahrungen sammeln. Die Wahrnehmungsfähigkeit und die Möglichkeit, das Gehörte zuzuordnen, muss sich erst noch weiter entwickeln.

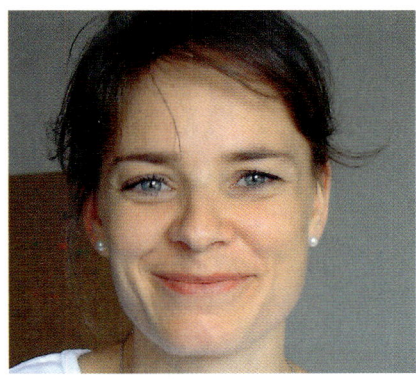

▲ So scharf sehe ich mein Gegenüber.

Die Beziehung zur Umwelt

Das immer besser werdende Zusammenspiel von Auge, Hand und Mund eröffnet Ihrem Kind die Möglichkeit, immer mehr zu entdecken. Es versucht alle Gegenstände zu erreichen, die in seine Reichweite kommen, um sie zu untersuchen. Besonders erfreut ist ein Baby in diesem Alter, wenn es sein eigenes Spiegelbild entdeckt. Immer wieder schaut es sich selber an und lacht.

Neben der Milchmahlzeit (egal ob Fläschchen oder Muttermilch) ist nun eine Beikostmahlzeit angezeigt. Dazu eignen sich verschiedene Früchte- oder auch Gemüsebreie. Vor allem gestillte Kinder haben oft noch wenig Interesse an Löffelmahlzeiten. Mit etwas Geduld bekommen Sie auch diese Kinder dazu, an einem leckeren Obst- oder Gemüsebrei Geschmack zu finden!

Die besondere Art der Kommunikation

Eigentlich gleicht Ihre Kommunikation mit dem Kind eher einem Monolog, denn nur Sie sprechen ja mit ihm. Aber wenn Sie genau hinsehen, „spricht bzw. antwortet" Ihnen auch Ihr Kind. Es antwortet Ihnen mit seiner ganz eigenen Körpersprache, also Mund- und Zungenbewegungen, Bewegungen der Arme und Beine, einem Lächeln, im Laufe der ersten Monate auch mit Vokalen, Lalllauten – es findet also doch ein Dialog statt. Ihr Kind kann auch bald durch unterschiedliche Äußerungen zu verstehen geben, ob es beispielsweise Hunger hat oder beschäftigt werden will. Sie verstehen Ihr Kind.

Egal ob Kinder, Jugendliche, Erwachsene oder alte Menschen sich einem Baby zuwenden: immer können Sie das gleiche Muster der Kommunikation beobachten. Die Augenbrauen werden angehoben und das Gesicht des Gegenübers wird in den Blickwinkel des Kindes gerichtet. Ganz automatisch wird die Tonhöhe angehoben, die Geschwindigkeit des Sprechens wird verlangsamt und es werden einfache Worte gesucht. Diese „Babysprache" findet man weltweit, sie ist eine angeborene Fähigkeit. Sie vermittelt auch Gefühle, Mimik und Gesten. Für Ihr Kind ist es noch unwichtig, welchen Inhalt das Gesagte hat. Wichtig ist allein die Zuwendung und der Kontakt mit dem Kind.

Braucht Ihr Kind Babykurse?

Ihr Kind ist ein wissbegieriger kleiner Forscher, der die Welt in rasanten Schritten entdecken will. Bei jedem dieser Schritte können Sie Ihr Kind

91

Der 5. Lebensmonat

begleiten und dafür sorgen, dass es ihm rundum gut geht. Heute finden Sie Ideen und Anleitungen, wie Sie Ihr Kind bei seiner Entwicklung unterstützen können, in einer Vielzahl an Babykursen, die von den verschiedensten Anbietern zum Wohle der Kleinsten angeboten werden. Als Mutter werden Sie von derartigen Angeboten überhäuft. Es reicht von Kursen zur Babymassage, Babygymnastik und Babyschwimmen über PEKiP® bis hin zu Musikangeboten und Babyzeichensprache. Schnell wird einem suggeriert, dass man seinem Kind doch unbedingt etwas Gutes tun muss und so ein Kurs dringend notwendig ist, wenn man sein Kind optimal fördern möchte. Und welche Mutter will das nicht?

Natürlich können Sie mit Ihrem Kind nicht jeden Kurs besuchen – dafür reichen schon einfach die Zeit und vielleicht auch das Geld nicht. Vielleicht möchten Sie ja auch möglichst bald wieder beruflich aktiv werden, sind zeitlich daher gebunden, wollen aber trotzdem Ihrem Baby all das geben, was seine Entwicklung optimal unterstützt. Seien Sie unbesorgt! Sie können ohne Probleme Ihrem Kind zu Hause alles bieten, was es braucht, ohne viel Geld in teure Kursangebote zu stecken. Bedenken Sie, Generationen von Kindern sind ohne derartige Kurse groß geworden, behütet und umsorgt von Eltern, die es liebevoll begleitet und umsorgt haben. Um beispielsweise Ihr Kind nach dem Bad mit einer Massage zu verwöh-

nen, brauchen Sie nicht gleich einen Kurs zu besuchen. Beobachten Sie Ihr Kind aufmerksam, wenn Sie es massieren und Sie spüren schnell, was Ihm gefällt und gut tut.

Kurse als Kontaktbörse

Eine Reihe von Kursprogrammen stellt nicht allein das Kind, sondern auch die Begegnung mit anderen Eltern und deren Kindern in den Vordergrund. Gerade beim ersten Kind kann es für Sie als Eltern ganz hilfreich sein, sich regelmäßig mit „Gleichgesinnten" zu treffen, um interessante Erfahrungen austauschen oder über Probleme reden zu können. Sie lernen auch schnell andere Mütter kennen, wer weiß, vielleicht entsteht hier eine dauerhafte Freundschaft.

Wie Kinder lernen

Unser Leben besteht aus ständigem Lernen. Wir können gar nicht „nicht lernen". Wir bekommen ständig von den Sinnesorganen, dem Körper, der Umwelt usw. Informationen, die im Gehirn gefiltert werden. Die Informationen werden den spezifischen Hirnteilen zur Weiterverarbeitung zugeleitet.

Unser Gehirn

Das Gehirn wächst nach der Geburt um mehr als das Dreifache. Dabei nimmt nicht die Anzahl der Nervenzellen, der Neuronen, zu, sondern die Zahl der Verbindungen zwischen den Nervenzellen, also die Vernetzung und die Dicke der Nervenfasern und damit die Nervenleitgeschwindigkeit. Diese Reifung des Gehirns geschieht nicht an allen Orten gleichzeitig. So reift das Frontalhirn, das auch zuständig für die soziale Kompetenz ist, erst sehr spät. Damit kann man auch erklären, warum das „Erwachsenwerden" erst spät in der kindlichen Entwicklung stattfindet.

Was lernt Ihr Kind?

Kinder lernen eigentlich immer: durch Imitation, Beobachtung der Umwelt, Interaktion mit der Umwelt, dem Spiel, durch Selbstreflexion, durch Hineindenken in das Gegenüber usw. Die Lernfelder sind sehr vielfältig:

- Zunächst muss Ihr Kind lernen, die Grundfunktionen des Körpers zu regeln: Körpertemperatur, Atmung, Kreislauf, Verdauung. Diese Prozesse geschehen allerdings weitgehend automatisch, bzw. reifen genetisch determiniert.
- Als Nächstes lernt Ihr Kind, Schlafen und Wachen, Hunger und Durst zu registrieren. Lust und Unlust und die Erregung können bald kontrolliert werden. Dazu ist die Reaktion eines Gegenübers, einer betreuenden Person/Mutter von ganz entscheidender Bedeutung. Sie moduliert und beeinflusst die schon angeborenen Fähigkeiten und deren Weiterentwicklung. Die Selbstregulation ist ein weiterer Schritt im Lernverhalten.
- Schon sehr früh kann das Kind durch Imitation lernen. So streckt ein Neugeborenes dem Gegenüber prompt die Zunge raus, wenn man es ihm vormacht oder verzieht das Gesicht zu einer Grimasse. Diese Nachahmung wird dann im weiteren Verlauf ebenfalls durch die Umwelt modifiziert und optimiert.
- Sehr früh „lernt" Ihr Kind auch physikalische Eigenschaften: Etwas fällt herunter, etwas anderes ist leer. Auch einfache Rechenoperation können bereits im ersten Lebensjahr bewältigt werden: es fehlt eins von drei.
- Das Kind lernt sich auch als soziales Wesen kennen. Die Umwelt reagiert auf seine Aktionen und umgekehrt.

Ihr Kind merkt, dass seine Handlungen Reaktionen auslösen, und dies wiederum verändert seine Handlung. Ab dem Alter von ca. 18 Monaten können sie sich in das Gegenüber hineinversetzen. Das ist der Beginn der „Theory of Mind": Ihr Kind erkennt: „Ich bin ich und du bist du und hast deine eigenen Gedanken".
- Kinder können sich auch schon ab Geburt an Dinge bzw. Gesten erinnern. Das Erinnerungsvermögen ist einer der wichtigsten Elemente des Lernens.

Es geht also im Kopf eines Kindes sehr viel vor! Schon in den ersten Lebenstagen lernt das Kind zu kommunizieren. Zuerst durch Nachahmung, dann aktiv durch Lalllaute und nicht verbale Äußerungen, dann Gesten und schließlich Worte und Sätze. Eine unglaubliche Leistung! Wie nun dieses Lernen und vieles mehr möglich ist, dazu gibt es aus naheliegenden Gründen viele Theorien. Wenn die Säuglinge es doch nur mitteilen würden.

Grundsätzlich können Eltern das Lernen der Kinder in vielerlei Hinsicht unterstützen: durch Zuwendung und positive Interaktion, durch zureden, mitreden, sprechen, berühren, erleben lassen, Teilen von Erlebnissen, Geschichten erzählen usw. Lassen Sie Ihr Kind möglichst aktiv am Leben teilnehmen und hindern Sie es nicht daran, selber wichtige Erfahrungen zu machen.

Der 6. Lebensmonat

Mit sechs Monaten ist Ihr Kind nun schon sehr mobil geworden. Bald wird es nicht nur mit Augen, Ohren und Tastsinnen, dem Mund seine Umwelt erforschen, sondern auch sich vom Fleck fortbewegen können, um Dinge zu erreichen, die es interessiert. Die Bewegungsmöglichkeiten und Variationen des Verhaltens, die Ihr Kind mit einem halben Jahr schon zeigt, sind erstaunlich. Alle Gegenstände werden erfasst und erkundet, die verschiedendsten Laute werden produziert, die das Wohlfühlen oder Missempfindungen ausdrücken können. Immer mehr zeigt sich eine „Persönlichkeit" mit eigenem Willen.

Wie sich Ihr Kind bewegt

Ihr Kind beginnt sich zunehmend für die Umwelt zu interessieren. Gegenstände werden ergriffen, in den Mund genommen, manipuliert und auch schon betrachtet. Dadurch verschafft sich Ihr Baby Eindrücke über deren Beschaffenheit. Es kann gegenüber Fremden noch tolerant sein, beginnt jedoch bald mit dem Fremdeln. Auch beginnt es zu „verstehen" und bringt Namen mit Personen in Verbindung. Die Lautproduktion nimmt zu, die Voraussetzung dafür ist allerdings eine gute Gehörfunktion. Die einzelnen Körperhaltungen wie die Rückenlage und die Bauchlage werden, da das Kind zunehmend mobiler geworden ist, in den nächsten Monaten nur noch als „Übergangslagen" in die nächste Körperlage gebraucht.

Körperhaltung in Rückenlage
Ihr Kind kann nun in Rückenlage den Kopf heben und die Beine strecken und hochheben. Staunen Sie, wie gelenkig Ihr Kind ist. Es kann mühelos seine Füße in die Hände nehmen und genau erkunden. Einige Kinder können sich schon aktiv in die Bauchlage drehen.

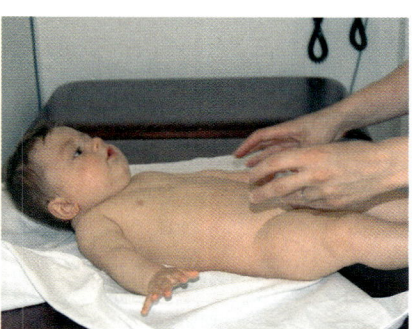

▲ In Rückenlage kann ich nun meinen Kopf heben und zum Ausgleich meine Beine ebenfalls von der Unterlage gestreckt anheben.

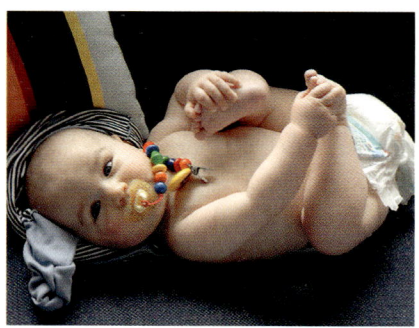

▲ Ich ergreife nun meine Füße, um damit zu spielen!

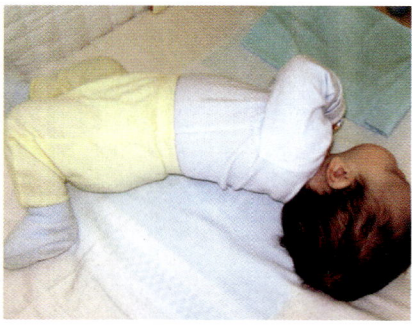

▲ Ich kann mich auch ganz durchbiegen und eine Brücke machen: normal!

Körperhaltung in Bauchlage

Auf dem Bauch stützt sich Ihr Kind
mit offenen Händen auf die gestreckten Arme und hebt den Oberkörper
von der Unterlage aktiv ab. So kann
Ihr Kind eine ganze Weile liegen
bleiben und sogar nach vorne nach
einem Spielzeug greifen. Die Beine
sind dabei abgespreizt und locker gestreckt. Ich kann mich auch schon ein
bisschen zu einem Gegenstand hin-
drehen (pivotieren). Manchmal fällt
Ihr Kind auf den Rücken. Vielleicht
schreit es dabei vor Schreck.

Passive Bewegungen

Ihr Kind möchte gerne sitzen oder
stehen. Wenn Sie sich mit beiden
Händen nähern, so als wollten Sie es
hochnehmen, so wird Ihr Kind Ihnen
die Arme entgegenstrecken. Es zeigt
Ihnen damit deutlich: Es möchte
hochgezogen werden. Ihr Kind will in
die aufrechte Position, und Sie können es aus der gehaltenen Sitzposition nur gegen Widerstand in die
Rückenlage zurückzulegen. Die Kopfkontrolle funktioniert mittlerweile
ganz gut, die Rumpfkontrolle dagegen weniger. Der Rumpf wird aber
immer besser gestreckt und weniger
nach vorne geneigt. Ihr Kind kann
sich nach vorne aktiv abstützen und
mit Unterstützung sitzen. Die Beine
sind dabei gestreckt und abgespreizt.

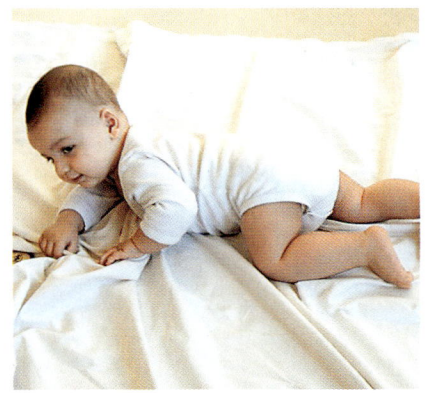

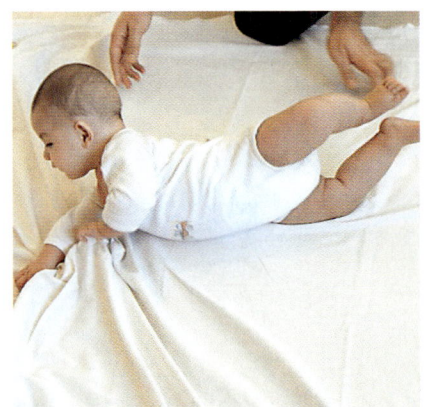

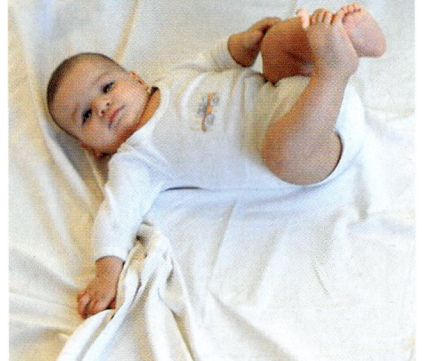

▲ Aus der Bauchlage stürze ich in die
Rückenlage: oh Schreck!

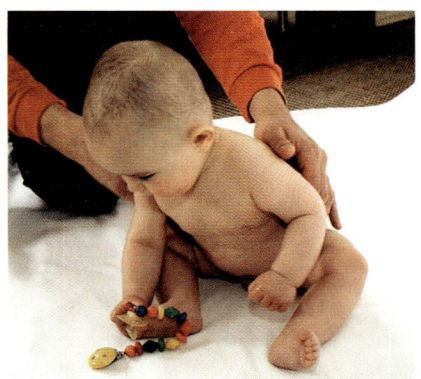

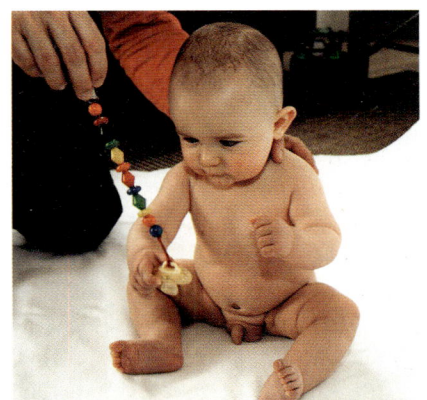

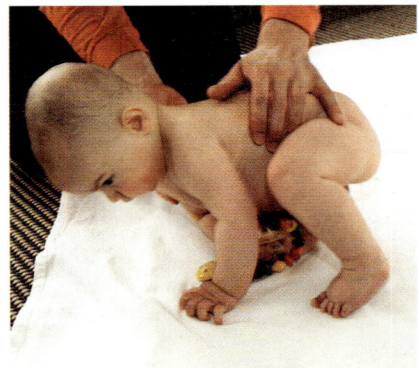

▲ Hingesetzt kann ich für eine ganz kurzen Moment sitzen bevor ich, ohne mich
abzustützen, in irgendeine Richtung
umfalle.

Der 6. Lebensmonat

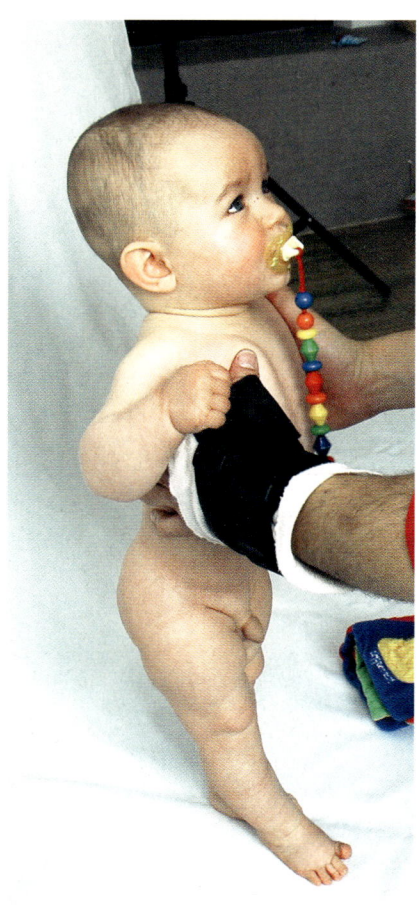

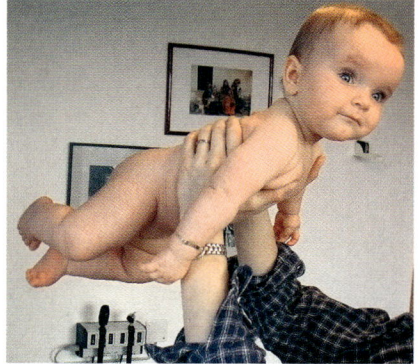

▲ Schwebend hebe ich den Kopf weit über die Körperachse, und die Beine strecke ich zum Ausgleich des Gleichgewichts.

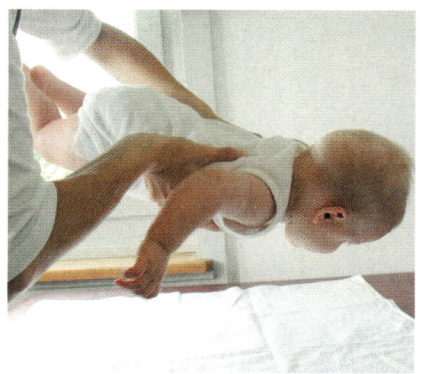

▲ Stehen macht Spaß!

▲ Beim Vorwärtskippen fange ich den Fall noch nicht ab (Fallschirmreaktion). Das hat Konsequenzen bei Stürzen.

Aufrecht gehalten übernimmt es mehr und mehr sein Gewicht auf seine Füße und kann sich mit kräftigen Bewegungen der Beine hinauf- und hinunterstemmen (eine Art Kniebeugen). Voller Stolz richtet es sich auf und zeigt sich der Umwelt in seiner ganzen Größe!

In der Schwebelage hebt Ihr Kind den Kopf hoch über die Horizontale, der Rumpf wird gestreckt und die Beine sind auf der Höhe der Körperachse.

Beim seitlichen Kippen aus der vertikalen Schwebelage zeigt Ihr Kind jetzt zunehmend Gleichgewichtsreaktionen und Einstellungen in die Vertikale auf Kopf, Rumpf und Arme. Es kommt auch zum Abspreizen der Beine. Die Sprungbereitschaft (Fallschirmreaktion vorwärts) kann meist aber noch nicht ausgelöst werden.

Die Feinmotorik

Das Kind greift jetzt mit der ganzen Hand (palmar). Es kann einen Gegenstand halten, fallen lassen und wiedererfassen. Es lässt einen gehaltenen Gegenstand fallen, wenn man ihm einen anderen gibt.

Ihr Kind legt die Finger einzeln um einen Gegenstand, die Greifbewegung beginnt dabei meist auf der Seite der Kleinfinger (ulnar). Der Gegenstand wird nun genau abgetastet und untersucht. Es wird nicht mehr alles in den Mund gesteckt. Die Gegenstände können von einer in die andere Hand gegeben (passiert) werden. Wenn das Kind abgelenkt wird, sind die Greifreflexe gelegentlich noch auslösbar. Auch die Augen-Hand-Koordination ist jetzt besser entwickelt. Die Augen gehen der Hand quasi voraus und finden für sie den Weg.

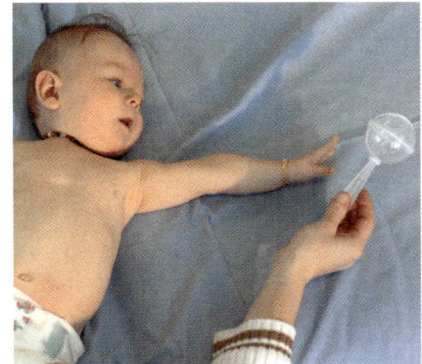
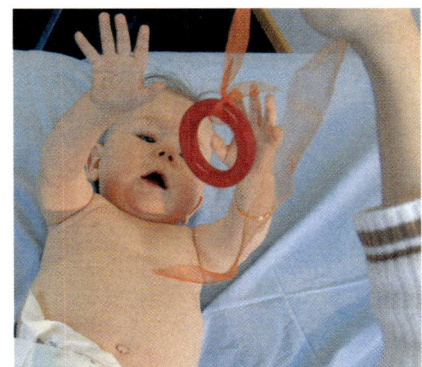
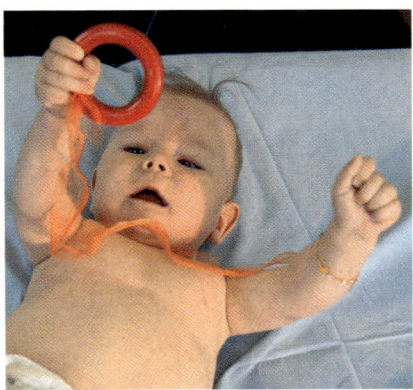
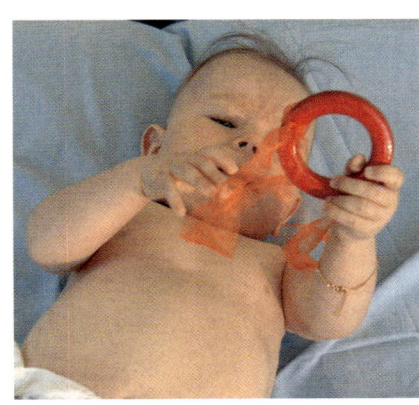

▲ Ich gebe zur Untersuchung den Gegenstand von Hand zu Hand, und es ist jetzt schon etwas weniger wichtig, alles in den Mund zu stecken.

Wichtig

Wie greift Ihr Kind?

Jedes Kind bewegt sich gemäß seinem eigenen Charakter, einige mehr, andere weniger. Das ist ganz in Ordnung. Die hier beschriebenen Fähigkeiten haben etwa die Hälfte der Kinder im Alter von sechs Monaten. Viele werden diese Dinge schnell in den nächsten Wochen lernen. Fällt Ihnen auf, dass Ihr Kind die Hände noch meist geschlossen hält oder nicht mit beiden Händen zugreift? Oder schont Ihr Kind permanent eine Körperseite? Machen Sie Ihren Kinderarzt darauf aufmerksam.

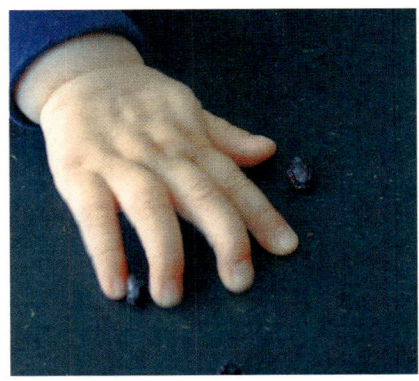

▲ Ulnares Greifen.

Der 6. Lebensmonat

Ein großer Schritt: die Zähne kommen

Der Durchbruch der ersten Zähne erfolgt meist mit 5 bis 13 Monaten, mit 2½ bis 3 Jahren ist das Milchgebiss komplett. Das Milchgebiss besteht aus 20 Zähnen: je 5 auf jeder Seite oben und unten. Mit ca. 6 Jahren bricht der erste bleibende Zahn durch, der erste Backenzahn, der von den Eltern oft übersehen wird, da ungefähr gleichzeitig die Milchzähne auszufallen beginnen und durch bleibende ersetzt werden. Das komplette, bleibende Gebiss besteht aus 32 Zähnen, wobei ein Teil davon erst im Erwachsenenalter oder gar nie durchbricht (Weisheitszähne).

Beschwerden beim „Zahnen"

Die meisten Kinder haben beim Zahnen gar keine Probleme, die Eltern bemerken das erste Zähnchen meist durch Zufall. Bei einem kleinen Teil der Kinder werden leichte Symptome beim Zahndurchbruch wie Beiß- und Kaulust, Reiben der Mundschleimhaut, Unruhe und Appetitstörung beobachtet. Diese Symptome können Sie, falls nötig, behandeln. Hilfreich kann sein:

- ein Beißring aus Plastik, der auch gekühlt werden kann
- Zahngel (aus der Apotheke), das die Schleimhaut etwas unempfindlich macht und die Entzündung hemmt. Diese Gels wirken allerdings nur kurze Zeit.

Husten, Fieber, Ohrenschmerzen, Durchfall usw. haben nichts mit dem Zahnen zu tun. Im Alter, in dem die Kinder ihre Zähne bekommen, sind Infektionskrankheiten sehr häufig, es handelt sich also eher um ein zufälliges Zusammentreffen von „Zahnen" und Infektionskrankheit.

Von Anfang an: Zähne putzen

Sobald die ersten Zähne durchbrechen, sollten Sie mit der Reinigung der Zähne beginnen. Die Mundhygiene soll zu einem festen Bestandteil der täglichen Körperpflege werden. Die Zahnpflege im frühen Kindesalter ist natürlich mit Schwierigkeiten verbunden, die möglichst spielerisch überwunden werden

▼ Das Zähneputzen macht mir nicht immer so viel Spaß!

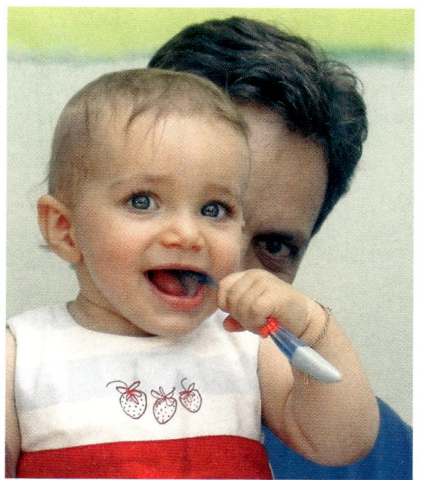

sollten. Zu Beginn können Sie weiche „Lernzahnbürstchen" aus Gummi, auf welchen Ihr Kind auch lutschen und herumbeißen darf, verwenden. Ideal ist eine Reinigung der Zähne nach jeder Hauptmahlzeit. Die Hauptwirkung des Zähneputzens ist, auch ohne Zahnpasta, die Entfernung der Plaque. Bis im Alter von 5 bis 7 Jahren sollte wegen dem speziellen Fluorgehalt eine Kinderzahnpasta (0,025 Prozent Fluoridgehalt) verwendet werden.

Vermeidbar: Karies

Karies ist nach wie vor eine der häufigsten Krankheiten im Kindesalter. Es ist eine Erkrankung des Zahnhartgewebes, die zur Zerstörung des Zahnes führt. Verschiedene Ursachen fördern die Karies, Hauptgrund ist der Zahnbelag (Plaque), der von Bakterien besiedelt ist. Die Plaquebildung wird durch Zucker gefördert. Karies ist nicht angeboren: Alle 20 Milchzähne sind beim Durchbruch kariesfrei. Die Verantwortung, dass dies so bleibt, tragen die Eltern. Ursache Nummer eins sind schlechte Essgewohnheiten, verbunden mit ungenügender Mundhygiene. Die in den Lebensmitteln enthaltene Stärke, vor allem Zucker, dient den im Mund angesiedelten Bakterien als Nahrung. Daraus stellen sie in kürzester Zeit Säuren her, welche den Zahnschmelz angreifen und entkalken. Werden die Milchzähne nicht regelmäßig gereinigt, führt dieser Säureangriff über längere Zeit hinweg zu Karies. Dabei ist nicht die Menge des konsumierten Zuckers ausschlaggebend, sondern wie oft zucker- und stärkehaltige Lebensmittel und Getränke zu sich genommen werden. Häufige Zwischenmahlzeiten oder Dauernuckeln von gesüßter Milch und Getränken erhöhen das Kariesrisiko erheblich. Daraus folgen die Maßnahmen zur Prophylaxe der Karies:

- sorgfältige Mundhygiene
- „zahngesunde" Ernährung
- Fluoridanwendung (durch die Zahnpasta)
- regelmäßige Kontrollen
- niemals Zucker oder Honig an den Schnuller streichen
- kein „Betthupferl"
- keine gezuckerten Zwischenmahlzeiten
- keine zuckerhaltigen Getränke im Bett

Gute Ernährung ist wichtig für die Zähne

Es ist wichtig, von Anfang an auf gute Essgewohnheiten zu achten. Ihrem Kinde Süßes zu verbieten, ist sinnlos, bieten Sie lieber zahnfreundliche Alternativen an. Frisches Obst und Gemüse, Milchprodukte und Vollkornbrot sind lecker und abwechslungsreich. Wasser löscht den Durst am besten.

Meiden Sie zusätzlichen Zucker wie gezuckerte Getränke, Biskuits etc. Am schädlichsten sind der Konsum von Süßem zwischen den Mahlzeiten und sonstiger dauernder Kontakt der Zähne mit Zucker. Schlimmstes Beispiel ist das „Nuckelflaschensyndrom". Achtung, auch Fruchtsäfte sind stark zuckerhaltig und enthalten Zahnschmelz zerstörende Säure. Wer Kindern zwischendurch etwas zum Schlecken geben möchte, kann auf zahnfreundliche Süßigkeiten zurückgreifen, die mit dem „Zahnmännchen" gekennzeichnet sind. Aber Vorsicht! Zahnfreundliche Süßigkeiten können abführend wirken.

Gar nicht erst anfangen: Die Nuckelflasche

Leider ist es heute eine missliche Angewohnheit geworden, Kleinkindern zur Beruhigung oder zur vermeintlichen Flüssigkeitsergänzung die Nuckelflasche anzubieten. Dies ist wirklich überflüssig. Eltern führen eine Reihe von Argumenten auf, die dies rechtfertigen sollen:

- „Tee ist gesund": Schon der kleine Säugling wird erstmals mit der Schoppenflasche bzw. der Teeflasche konfrontiert. Im Glauben ihm „genügend Flüssigkeit" zuführen zu müssen, wird ihm eine Nuckelflasche gegeben. Gestillte und Fläschchen trinkende Kinder bekommen aber schon mehr als genug Flüssigkeit.
- „Ungesüßter Tee schmeckt nicht". Vielleicht ist es schon die übermäßige Wasserladung, die den Säugling nur an der Nuckelflasche nippen lässt. Die Eltern greifen zum Zucker oder künstlichen Süßstoff. Der Zucker ist in diesem Alter aber sehr ungesund. Zucker führt zu Zahnschäden, der Appetit des Kindes wird verdorben. Es kommt zu Fehlernährung, ja zu ernährungsbedingten Wachstums- und Gedeihstörungen.
- „Mit der Nuckelflasche kann man schreiende und gestresste Kleinkinder so gut beruhigen": Nuckelflaschen und Schnuller sind keine Tröster, sie sind Übersprungsmittel. Ein Problem (z. B. schlechte Laune) wird damit einfach übersprungen. Gehen Sie besser auf Ihr Kind ein und versuchen Sie, erst herauszufinden was ihm fehlt, bevor Sie es mit einem „Stöpsel" stilllegen!
- „Mit der Nuckelflasche sehen Kinder so süß aus": Später wird Ihr Kind mit Zahnfehlstellungen und Karies sicherlich nicht mehr süß aussehen.
- „Mit Nuckelflasche oder Schnuller kann mein Kind so schön einschlafen": Versuchen Sie lieber andere Methoden: Lieder singen, nebenan liegen und sich den Tag durch den Kopf gehen lassen, Lichtlein brennen lassen, Türe offen lassen usw.

Der 6. Lebensmonat

Was tun bei Zahnunfällen?

Milchzahnunfälle können Schäden an den noch nicht durchgebrochenen bleibenden Zähnen verursachen. Deshalb ist auch hier Handlungsbedarf:

- Abgebrochene Zahnkronen: Je mehr abgebrochen ist, umso dringender ist der Zahnarztbesuch.
- Gelockerte Zähne: Eine Behandlung ist nicht dringend (innerhalb von Tagen Zahnarzt konsultieren).
- Verschobene Zähne: Eine Behandlung ist dringend. Der Zahn muss möglichst bald an seinen richtigen Platz gedrückt werden.
- Herausgeschlagene Zähne: Eine Behandlung ist nicht dringend, da es in den meisten Fällen nicht zweckmäßig ist, ausgeschlagene Milchzähne wieder einzusetzen (innerhalb von Tagen Zahnarzt konsultieren).
- Hineingeschlagene Zähne: Eine Behandlung ist nicht immer nötig. Es ist jedoch sinnvoll, den Zahnarzt zu konsultieren (Risiko für den bleibenden Zahn). Auch wenn aktuell keine Maßnahmen nötig sind, ist eine genaue Dokumentation sinnvoll. Möglicherweise trägt bei späteren Behandlungen die Unfallversicherung die Kosten.

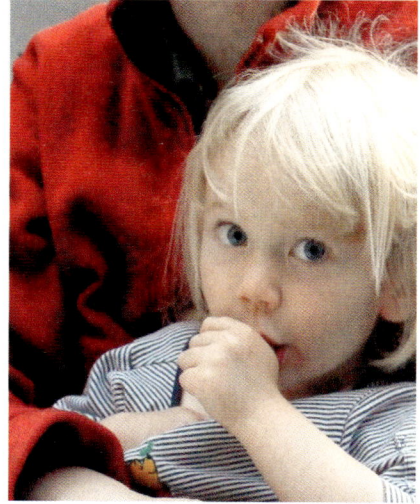

▲ Mein Daumen…

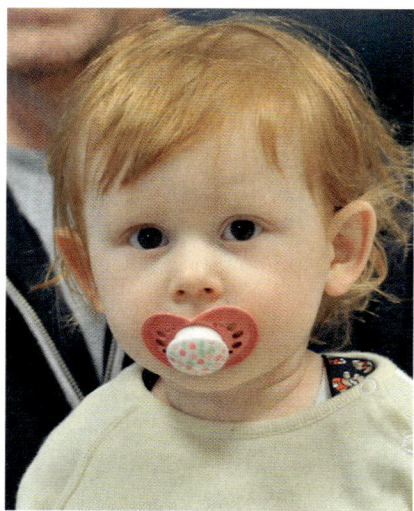

▲ und mein Schnuller…

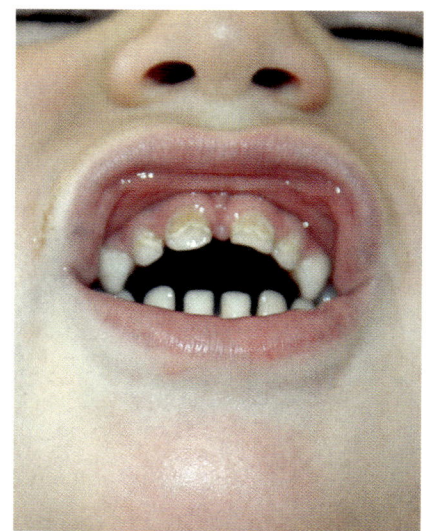

▲ führen zu Karies…

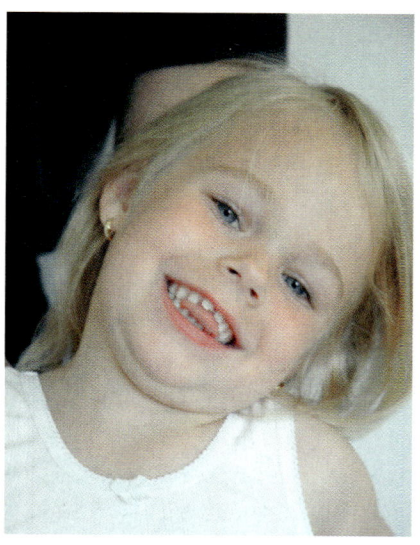

▲ und zu einem offenen Biss. Mein Gebiss muss später für viel Geld korrigiert werden.

"Dank der Nuckelflasche kann mein Kind wieder einschlafen, wenn es nachts aufwacht": Ganz im Gegenteil, es muss heißen: „Um die Nuckelflasche zu kriegen, wache ich in der Nacht immer wieder auf".

Gute Pflege von Anfang an

Die Meinung, die Milchzähne könnten vernachlässigt werden, weil sie später ja ohnehin durch das bleibende Gebiss ersetzt würden, ist falsch. Nur ein vollständiges, gesundes Milchgebiss erlaubt es dem Kind, richtig zu kauen und damit auch alles essen zu können. Die Milchzähne, vor allem die Milchmolaren (Backenzähne), sind wichtige Platzhalter für die bleibenden Zähne. Lücken im Milchgebiss können zu Zahnfehlstellungen führen. Es ist somit sehr wichtig, auch die Milchzähne gut zu pflegen und eine allfällige Karies der Milchzähne zahnerhaltend zu behandeln.

Ein sehr wichtiger Grund für Zahnfehlstellungen sind Lutschgewohnheiten. Lutschen am Daumen oder am Schnuller (auch angeblich zahnstellungsfreundlicher) führt mit der Zeit unweigerlich zu Kiefer- und Zahnfehlstellungen wie offenem Biss oder „Vorsteherzähnen". Falls es gelingt, dem Kind seine Lutschgewohnheiten bis zum 4. Lebensjahr abzugewöhnen, bestehen noch Chancen zur Selbstheilung. Die sich daraus ergebenden Möglichkeiten der Vorbeugung sind deshalb: Kariesprophylaxe, Lutschgewohnheiten vermeiden oder beseitigen und dauernde Mundatmung abklären und behandeln lassen! Die meisten kieferorthopädischen Behandlungen werden im Alter von 9 bis 14 Jahren durchgeführt. In gewissen Fällen ist eine Behandlung im Vorschulalter angezeigt. Es ist also sinnvoll, Zahnfehlstellungen frühzeitig mit dem Zahnarzt zu besprechen.

Was Ihr Kind jetzt versteht

In den ersten sechs Monaten hat Ihr Kind schon viel gelernt. Es weiß, dass jemand kommt, wenn es schreit. Es hat die Erfahrung gemacht, dass sein Lächeln mit Zuwendung erwidert wird. Ihr Kind hat bestimmte Verhaltensmuster eingeübt und verändert diese zunächst nur wenig. Schließlich haben sich diese ja auch bewährt. Ihr Kind wird mit einem bekannten Gegenstand immer in etwa gleicher Weise spielen. Die Primitivreflexe sind nun nahezu verschwunden. Dadurch hat Ihr Kind die Möglichkeit, völlig neue Erfahrungen zu machen. Plötzlich gelingen Dinge, die früher einfach aufgrund der Reflexe nicht funktionierten. Diese neuen Bewe-

Ein Tipp für Sie

Noch einmal: Das Gehör Ihres Kindes

Vergewissern Sie sich immer wieder, ob Ihr Kind wirklich gut hört:
- Können Sie Ihr weinendes Kind mit Ihrer Stimme beruhigen, auch wenn Sie nicht in seinem Blickfeld sind?
- Wendet Ihr Kind seinen Kopf sprechenden Personen oder tönendem Spielzeug zu?
- Reagiert Ihr Kind, wenn Sie es von hinten ansprechen?
- Nimmt Ihr Kind leise Geräusche wahr?
- Ist das Plaudern Ihres Kindes reichhaltiger (mehr Laute) geworden?

- Plaudert Ihr Kind in verschiedenen Tonhöhen?
- Versucht Ihr Kind zu sprechen, wenn Sie es angesprochen haben?

Wenn Sie schon immer den Verdacht haben, dass Ihr Kind nicht gut hört oder Sie eine dieser Fragen mit Nein beantworten müssen, lassen Sie das Gehör Ihres Kindes überprüfen. Ein wichtiger Fingerzeig kann auch sein, wenn Ihr Kind erschrickt, wenn Sie an sein Bett treten, um es aufzunehmen.

Der 6. Lebensmonat

gungsmöglichkeiten werden nun richtig geübt. Beispielsweise kann Ihr Kind endlich seine Füße erreichen, unablässig spielt es nun damit. Ihr Kind spielt mit sich selber (primäre Kreisreaktion) und mit Gegenständen, z.B. einer Rassel, die Töne von sich gibt (sekundäre Kreisreaktion).

Die Fähigkeiten der Sinnsorgane haben nun in etwa die Leistungsfähigkeit der Erwachsenen erreicht. Ihr Kind sieht und hört so gut wie Sie.

Nun muss Ihr Kind im Alltag lernen, das Gehörte und Gesehene zu verstehen. Es baut einen Erfahrungsschatz auf, vergleicht immer wieder neue Abläufe mit bereits erlernten und beginnt so allmählich, die Welt zu verstehen.

Ihr Kind denkt schon logisch!

Ihr Kind reagiert auch schon verblüfft oder auch wütend, wenn ein Ereignis nicht eintritt, dass es erwartet

hat. Machen Sie ihm einen Brei warm und werden dann zum Telefon gerufen, wird Ihr Kind lauthals protestieren. Es hat schließlich gesehen, dass Sie den Löffel und sein Schüsselchen schon in der Hand hatten. Natürlich protestiert Ihr Kind, weil es Hunger hat, aber auch, weil es den Zusammenhang zwischen Löffel und Brei bereits kennt und genau weiß, dass es jetzt etwas zu essen bekommen soll – eine erstaunliche kognitive Leistung mit sechs Monaten!

Der Tag-und-Nacht-Rhythmus

Bei Ihrem Kind sollte sich nun ein regelmäßiger Tag-/Nachtrhythmus eingestellt haben. Es schläft zwischen 9,5 und 13,5 Stunden am Tag. Die Einschlafrituale werden nun immer wichtiger, denn Ihr Kind wird aktiver und kann sich manchmal schwer von seinem Spiel und seiner Aktivität lösen. Deshalb:

- Halten Sie an den eingeübten Einschlafritualen fest. Erlauben Sie sich und Ihrem Kind nur leichte Variationen. So erleichtern Sie sich selber den Alltag und Ihrem Kind das Einschlafen.
- Lassen Sie den Abend ruhig ausklingen und vermeiden Sie eine Reizüberflutung.
- Widerstehen Sie der Versuchung, Ihrem unruhigen Kind nachts ein Fläschchen ins Bett zu geben, damit Sie schnell wieder ins Bett

kommen. Schnell gewöhnt sich Ihr Kind an diesen Service und stört Sie bald regelmäßig jede Nacht.

Endgültig vorbei: Die nächtliche Mahlzeit

Ein normal entwickelter Säugling braucht ab dem Alter von 4 bis maximal 6 Monaten keine nächtlichen Mahlzeiten mehr. Wenn Ihr Kind sich nun in der Nacht immer noch meldet, dann ist das nächtliche Trinken zur Gewohnheit geworden. Vielleicht ist Ihnen auch schon aufgefallen, dass Ihr Kind nach einer besonders späten und großen oder auch nach einer sehr kleinen Mahlzeit trotzdem

▶ Mein Schnuller, ein Stöpsel für mein Sprachorgan, den Mund.

um die gewohnte Zeit erwacht. Uns geht es ja auch so. Oder schlafen Sie etwa länger, wenn Sie ein Festmahl verzehrt haben? Reduzieren Sie allmählich die mitternächtliche Nahrungsmenge bzw. geben Sie nur eine Brust. Dann lassen Sie die Mahlzeit ganz weg und versuchen das Kind anders zu beruhigen. In diesem Alter

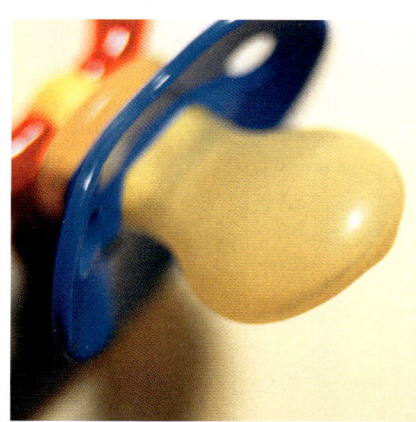

empfiehlt es sich, es nicht aus dem Bettchen zu nehmen und keinesfalls das Licht anzudrehen. Beruhigen Sie es durch zärtliches Berühren und Wiegen. Allenfalls kann ein Schnuller oder ein Kuscheltuch zum Saugen hilfreich sein. Geben Sie Ihrem Kind kein Fläschchen mehr ins Bett. Sonst wacht es in der Nacht auf, greift aus Gewohnheit zum Fläschchen und, falls dieses nicht auffindbar oder leer ist, beginnt es energisch zu schreien. Ihre Nachtruhe ist dahin. Dasselbe gilt natürlich auch für den Tag. Die wirklich schlechte Gewohnheit, ständig an der Nuckelflasche zu saugen, setzt sich in der Nacht fort und wird Sie, neben der Schlafstörung, später eine Menge Geld kosten für die Korrektur der durch die Nuckelflasche hervorgerufene Kiefer- und Zahnmissbildungen. Wenn Sie jetzt konsequent sind, zahlt es sich mehrfach aus.

Die Beziehung zur Umwelt

Ihr Kind verfolgt nun einen Gegenstand, den es aus den Händen verloren hat und probiert, ihn wieder zu erreichen (Objektpermanenz). Es kann sich auch schon ärgern und heftig protestieren, wenn man ihm ein Spielzeug wegnimmt. Ein ganz beliebtes Spielzeug ist jetzt der Spiegel. Ihr Kind lacht und plaudert mit dem eigenem Spiegelbild. Dabei können Sie recht große Variationen im Tonfall und Rhythmus hören. Das Kind „erzählt" auch wenn es alleine ist. Sie hören Silbenketten wie dada, gege und Lautverbindungen wie ra, re, de, go usw. Manchmal versucht es im Spiegel nach „sich" zu greifen, ein anderes Mal beäugt es sich kritisch. Ihr Kind zeigt Freude, wenn es jemanden kommen hört und lacht, wenn das Gegenüber lacht (sympathisches Lachen). Es weiß jetzt schon, dass Sie ihm wichtig sind. Ihr Kind verhält sich zunehmend scheu gegenüber fremden Menschen, das Fremdeln ist aber in der Regel noch nicht sehr ausgeprägt.

Tobespiele sind aufregend

Aktive Spiele, die mit körperlichen Bewegungen einhergehen, sind sehr beliebt, besonders das Versteckspiel. Verstecken Sie den Kopf hinter oder unter einer Windel und lassen ihn schnell wieder hervorkommen. Besonders beliebt sind in diesem Alter Tobespiele, wo es ruhig auch etwas wild zugehen kann. Die Kinder juchzen und glucksen, ihnen tut diese Tobestunde gut. Besonders Väter toben gerne mit ihren Kindern, daher findet diese Tobestunde auch meist in den Abendstunden statt, wenn der Vater von der Arbeit nach Hause kommt und sich auf sein Kind freut. Vielleicht ist das Kind schon gebadet und fürs Bettchen fertig gemacht. Fängt nun der Vater noch mal mit Toben an, so wird Ihr Kind nochmal so richtig aufgedreht. Soll es dann schließlich ins Bettchen, ist es richtig durcheinander, protestiert heftig und findet schlecht in den Schlaf. Reagiert Ihr Kind in der beschriebenen Weise, so suchen Sie gemeinsam eine geeignetere Zeit für das Tobestündchen.

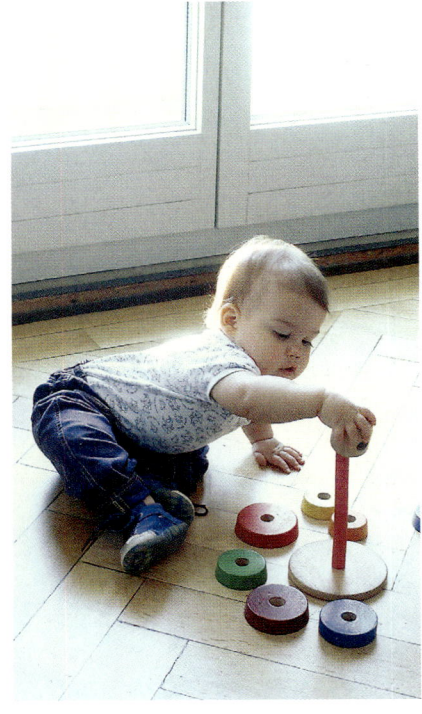

▼ Auch wenn ich noch nicht sicher sitze: das Spiel mit den Ringen fasziniert mich.

Das Fremdeln – Ihr Kind lernt, zu unterscheiden

Das Fremdeln, früher auch als „Acht-Monats-Angst" bezeichnet, ist nicht nur normal, sondern ein ganz wichtiger Entwicklungsschritt Ihres Kindes, den Sie als Eltern vorbehaltlos unterstützen sollten. Zwischen dem fünften und siebten Lebensmonat lernt Ihr Kind etwas ganz Entscheidendes: es lernt zwischen vertrauten und nicht vertrauten Personen zu unterscheiden. Während sich das Baby zuvor auch noch von „jedermann" trösten ließ, fordert es jetzt die Nähe und Sicherheit von den Bezugspersonen ein.

▼ Ich rette mich schnell an Mamas Bein.

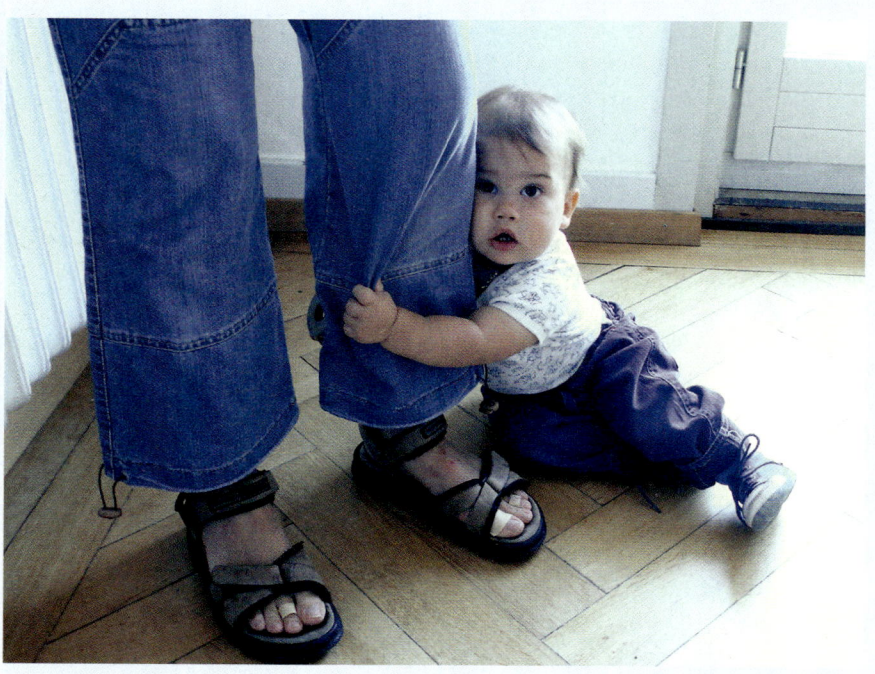

Fremdeln bei Besuchern

Manchmal reicht schon der Anblick einer fremden Person, um eine heftige emotionale Reaktion auszulösen. Gerade wenn ein Kind gegenüber nahen Verwandten oder lieben Freunden Fremdelreaktionen zeigt, sind diese, aber auch die Eltern, verunsichert. Die zögerlichen Reaktionen des Kindes auf Fremde sind aber ein wichtiger Schutzmechanismus. Nehmen Sie Ihr Kind in jedem Fall in seiner Angst ernst und versuchen Sie nicht, ihm seine Angstreaktion auszureden.

Fremdeln bei den Eltern

Während Eltern die Ängstlichkeit ihrer Kleinen gegenüber Fremden meist noch verstehen und akzeptieren können, wird es umso schwerer, wenn das Kind eine ähnliche Reaktion dem anderen Elternteil gegenüber zeigt. Aber auch das ist ein ganz normales Verhalten. Die Kinder suchen sich immer mal wieder ihren „Liebling". Keine Sorge, die Vorlieben ändern sich im Laufe der Entwicklung. Wenn Kinder mal ihre Mutter und mal ihren Vater favorisieren, hat das nichts mit Fremdeln zu tun, sondern mit einer normal sich entwickelnden Beziehungsstruktur.

Wichtige Hilfe: Die Sicherheit einer vertrauten Person

Wie stark ein Kind fremdelt, hängt zum einen mit der bisherigen Intensität des Bindungsverhaltens des Kindes zusammen, zum anderen ist es aber situationsabhängig. Ein Kind reagiert anders, wenn es zu Hause spielt und ein Fremder kommt zu Besuch, als wenn es zusammen mit seiner Mutter in einer fremden Umgebung auf Unbekannte trifft. Es ist dabei übrigens unerheblich, ob Ihr Kind bis dahin in einer Großfamilie oder in einer kleinen Familie aufgewachsen ist.

Eine wichtige Rolle spielt die Reaktion der Mutter. Wenn sie bei der Begrüßung des Fremden selbst entspannt ist, wirkt sich das auf das Kind aus. Das Kind nimmt zunächst aktiv Bezug zur vertrauten Person auf und will auf den Arm oder auf den Schoß genommen werden. Nach einer gewissen Zeit auf dem sicheren Schoß der Mutter überwindet es seine Angst und nimmt mit der fremden Person erste Kontakte über Blicke auf. Diese Rückversicherung bei der Mutter braucht es auch im Spiel: ein Kind krabbelt zum Beispiel weg von der Mutter, um neue Dinge zu entdecken und kommt nach kurzer Zeit wieder zurück. Das Kind muss sich rückversichern, ob die vertraute Bezugsperson noch da ist. Dann kann es wieder beruhigt auf neue Erkundungsreisen gehen.

Eigentlich hört das Fremdeln nie ganz auf. Nach den ersten Monaten lässt es nach, sodass ein dreijähriges Kind kaum mehr fremdeln wird. Aber auch Erwachsene haben ja Fremden gegenüber Ängste oder zeigen zumindest eine gewisse Zurückhaltung.

Wie helfe ich meinem Kind?

Wenn Sie bemerken, dass Ihr Kind Angst hat, also fremdelt, sollten Sie es sofort in die Arme nehmen und ihm Sicherheit geben. Vermeiden Sie, wenn möglich, größere Begrüßungs- und Abschiedszenen. Natürlich muss Ihr Kind auch neue Menschen kennenlernen und studieren können. Vermeiden Sie aber, dass diese gleich auf Ihr Kind zustürzen und es auf den Arm nehmen wollen. Ihr Kind braucht jetzt Zeit, andere Personen erst mal „abzuchecken". Ihr Kind braucht Ihre Nähe und die damit die nötige Sicherheit, um auf Fremdes „zugehen" zu können. Und auch wenn Ihr Kind einmal die eigene Großmutter ablehnt (die sicherlich gekränkt reagiert!), ist es Ihre Aufgabe, Ihr Kind zu unterstützen und nicht die Großmutter.

Auffällig intensives oder fehlendes Fremdeln

Heftige Fremdelreaktionen sollten vor dem dritten Geburtstag des Kindes verschwunden sein. Das Kind müsste inzwischen erkannt haben, dass nicht jede neue Person und nicht jede neue Situation eine mögliche „Gefahr" darstellen. Wie stark ein Kind fremdelt, hängt aber sicherlich auch damit zusammen, was ihm zu Hause vorgelebt wird. So wird eine ängstliche Mutter auch eher ängstliche Kinder haben. Sollten Sie die Fremdelreaktionen deutlich länger beobachten und auch in Situationen auftreten, in denen Sie keine vernünftige Erklärung dafür finden, sollten Sie sich mit Ihrem Kinderarzt in Verbindung setzen. Eher gefährdet sind Kinder, die keinerlei Fremdelreak-

tionen zeigen und distanzlos auf jeden zugehen.

So zeigen Kinder mit einer Hyperaktivitätsstörung oft kaum Fremdeln, auch solche, deren Bindung ungenügend war oder ist. So zeigen Kinder, die vernachlässigt worden sind, oft kein Fremdeln. Kinder mit autistischen Wahrnehmungsstörungen zeigen ebenfalls kaum Fremdeln, sie haben auch kaum Interesse am Gegenüber. In all diesen Fällen ist eine weitergehende Abklärung angezeigt.

▼ Komm mir nicht zu nahe!

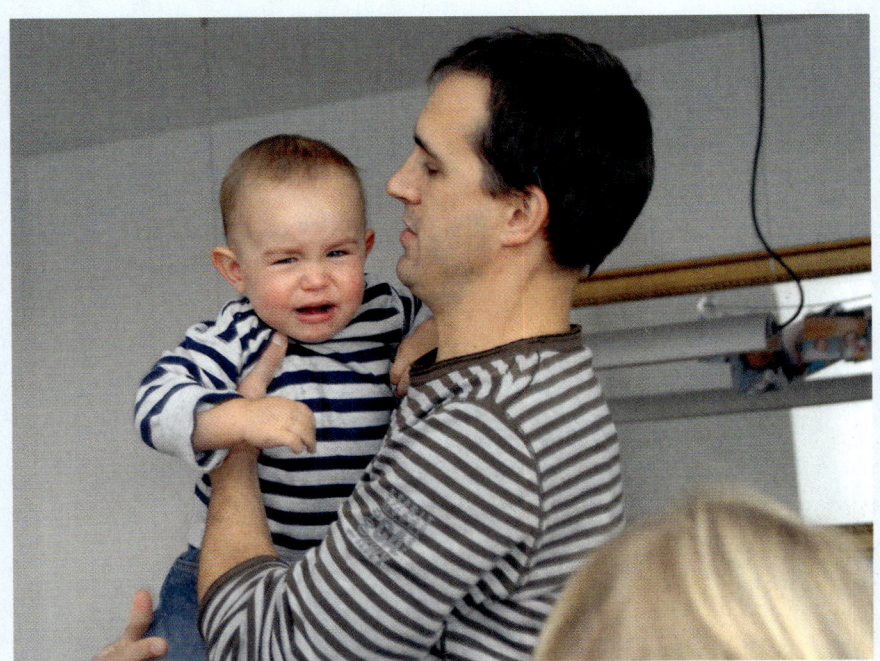

Der 6. Lebensmonat

Noch ein großer Schritt: der erste Brei

Vielleicht sind Sie eigentlich ganz froh, dass das Stillen sich langsam richtig gut eingespielt hat, und nun ist eine Änderung im Speiseplan erwünscht. Aus ernährungsphysiologischen Gründen muss nun zugefüttert werden. Die Muttermilch als alleinige Ernährung reicht nicht mehr aus.

Das Erreichen dieser Entwicklungsstufe fällt zusammen mit dem Zeitpunkt, in welchem die Milch der stillenden Mutter in vielen Fällen quantitativ, aber auch qualitativ nach und nach knapp wird und nicht mehr alle Bedürfnisse des rasch wachsenden Kindes optimal zu decken vermag. Man kann nun beginnen, eine Mahlzeit mit einer Beikost zu ersetzen, zum Beispiel mit einem Früchte- oder (ungesalzenen) Gemü-

▲ Hochinteressant dieses Dings, und schmecken tut es auch noch!

sebrei. Anfänglich verzieht das Kind vielleicht etwas das Gesicht. Wenn es noch gar nicht klappen will, versuchen Sie es in ein paar Tagen noch mal. Sie können Ihr Kind nach wie vor voll stillen.

Für stillende Mütter ändert sich mit der Einführung der Beikost vorerst wenig. Sie können Ihr Kind auch weiterhin nach Bedarf stillen. Auch wenn Ihr Kind bereits drei Tellermahlzeiten erhält, kann es noch mindestens zweimal täglich angelegt werden, da sonst die Gefahr besteht, dass die Milchproduktion versiegt.

Während der Saugphase nimmt das Kind nur Flüssignahrung zu sich, d.h. Nahrung mit einem sehr hohen Wassergehalt. Das ist auch wegen der noch geringen Konzentrationsfähigkeit der Nieren des Säuglings in den ersten Wochen sinnvoll und notwendig. Mit dem Heranwachsen reift auch die Niere und deren Konzentrationsfähigkeit, so dass eine Volumenreduktion von der flüssigen Milch zum halbfesten Brei möglich und sinnvoll geworden ist.

Warum müssen Sie zufüttern?

Der Energiebedarf für ein optimales Gedeihen wurde mit modernster Methodik errechnet. Er nimmt in diesem Alter nicht zu, sondern

ab! Er sinkt – von ursprünglich 110 bis 120 Kcal/kg in den ersten zwei Monaten – bis zu fünf Monaten auf 80 bis 85 Kcal/kg ab und steigt dann wieder geringfügig auf 85 bis 90 Kcal/kg im zweiten Lebenshalbjahr an. Mit ausschließlicher Brusternährung (oder Flaschenernährung) werden diese Bedarfswerte bei durchschnittlicher Milchmenge ab dem 5. bis 6. Monat nicht mehr erreicht bzw. unterschritten und würden mit 6 bis 9 Monaten wesentlich unter dem Sollwert liegen.

Auch der Eiweißbedarf kann durch ausschließliches Stillen nur ungenügend gedeckt werden. So würde beispielsweise ein Junge mit 7 kg Körpergewicht aus 750 ml Muttermilch nur noch rund 1 g Eiweiß pro kg Körpergewicht erhalten. Mit anderen Worten: Ab einem kindlichen Gewicht von 7 kg reicht die Muttermilch nicht mehr aus, um den Eiweißbedarf zu decken.

In der Milch fehlen aber auch Nahrungsbestandteile, die im späteren Leben unentbehrlich sind. So ist beispielsweise die Stärke, das Hauptnahrungsmittel des Menschen, in der Milch noch gar nicht vertreten; auch Nahrungsfasern fehlen vollständig. Dabei ist der Darm für die Verdauung durchaus ausgerüstet, und dank der inzwischen erfolgten Besiedlung des

Wichtig

Kinder mit Allergiebelastung

Bei Kindern mit Allergiebelastung soll erst nach 6 Monaten mit Breinahrung begonnen werden. Ab 6 Monaten kann eine H.A.-Milch mit normaler Säuglingsmilch ersetzt werden.

Bei der Einführung von neuen Gemüse- oder Obstsorten sollten Sie einen Abstand von einer Woche einhalten, um Ihrem Kind die Möglichkeit zur Gewöhnung zu geben. Verzichten Sie auf Hühnereier, Kuhmilch und Milchprodukte (Käse, Joghurt, Quark) vor 12 Monaten. Außerdem gehören Fische, Krusten- oder Schalentiere nicht vor 12 Monaten, Nüsse nicht vor 36 Monaten auf den Speiseplan.

Dickdarms kann fast alles abgebaut werden.

Die Fettzufuhr, die bei Milchernährung rund 50 Prozent der Energiezufuhr ausmacht, sollte bis ins zweite Lebensjahr auf etwa 35 Prozent reduziert werden. Dazu kommt, dass Kuhmilchfett mehr und mehr durch die an ungesättigten Fettsäuren reicheren pflanzlichen Fette bzw. Öle ersetzt werden sollte.

Zudem deckt die ausschließliche Milchernährung auf die Dauer nicht mehr alle Bedürfnisse in Bezug auf „Mikronutrients". So wird das Angebot einiger Vitamine sowie die Versorgung mit Spurenelementen (Zink, Selen) ungenügend.

Besonders kritisch wird die Eisenversorgung. Das rasche Wachstum geht mit einer ebenso raschen Vermehrung der Blutmenge einher. Eisenmangel im Säuglings- und Kleinkindesalter führt aber nicht nur zu Blutarmut, sondern auch zu einer Beeinträchtigung der psychomotorischen und mentalen Entwicklung des Kindes. Die benötigten Eisenmengen können nur durch Zugabe eisenhaltiger Beikost bereitgestellt werden. Dieser Bedarf wird vor allem durch Fleisch, in geringerem Maße auch durch Gemüse gedeckt.

Der ideale Zeitpunkt

Der ideale, gleichzeitig auch früheste Zeitpunkt zur Einführung der Beikost liegt für gestillte und „künstlich ernährte Kinder" also im 5. Monat. Mütter, die sehr gut und gerne stillen und deren Kind auch unter exklusiver Brusternährung weiterhin gut zunimmt (100 bis 150 g pro Woche) können diesen Termin auch noch um einen oder höchstens zwei Monate hinausschieben.

Im Verlauf des 5. bis 8. Monats sollen nach und nach drei Breimahlzeiten in den Speiseplan eingeführt werden, während das Stillen nach Bedarf des Kindes noch weitergeht. Die erste Breimahlzeit ist üblicherweise ein Gemüse-Kartoffel-Brei, dem 2- bis 3-mal wöchentlich etwa 30 g Fleisch zugesetzt werden; die zweite Löffelmahlzeit ist ein Milch-Getreide-Brei, die dritte ein Obst-Zerealien-Müsli. Nach dem 10. bis 12. Monat beginnt dann die Phase des Überganges zur Kinder- bzw. Erwachsennahrung. Das Kind wächst jetzt an den Familientisch heran.

Der Gebrauch seiner Hände und das Vorhandensein von Zähnen erlaubt das Essen auch fester Nahrung. Da sich in dieser ersten Lebensperiode die Ausreifung wichtiger Organsysteme (vor allem des Gehirns) vollzieht, kommt einer optimalen Ernährung große Bedeutung zu, was sich auch auf die Gesundheit im späteren Leben auswirken kann.

Beikost Schritt für Schritt

Beginnen Sie schrittweise mit der Einführung einer ersten Löffelmahlzeit. Das Kind muss den Brei zuerst kennen und schlucken lernen. Wenn das Kind den Brei nicht sofort richtig isst, liegt dies mehr an der neuen Konsistenz und nicht am Geschmack. Ob man fertige Babynahrung kauft oder den Brei selber kocht ist nicht entscheidend. Die kommerziellen Produkte sind qualitativ sehr gut, auf der anderen Seite aber recht teuer, und sie verleiten dazu, dem Kind

Der 6. Lebensmonat

möglichst viele verschiedene Dinge anzubieten. Ein wichtiger Hinweis: Wenn auf dem Gläschen steht: „ab 6 Monaten", ist dieses Nahrungsmittel ab 6 Monaten erlaubt, dies bedeutet aber noch lange nicht, dass es sinnvoll ist. Grundsätzlich sollte der Aufbau schrittweise und langsam erfolgen. Die Selbstzubereitung des Breis ist aus dieser Sicht unproblematischer und außerdem wesentlich günstiger, dafür aber aufwändiger.

Mit 5 bis 6 Monaten: Die erste Breimahlzeit – eine Gemüsemahlzeit am Mittag

- 1 kleine Karotte in wenig Wasser dämpfen, beides zusammen pürieren. Nicht würzen! Anschließend stillen resp. Milch-Flasche verabreichen.
- Nach 3 bis 4 Tagen eine kleine Kartoffel dazugeben.
- Alle 3 bis 4 Tage kann eine neue Gemüsesorte beigegeben werden: z. B. Fenchel, Zucchini, Kürbis.
- Wenn das Kind eine Menge von 150 bis 250 g isst, kann die anschließende Milchmahlzeit weggelassen werden. Stattdessen kann etwas Wasser oder ungesüßter Tee (Fenchel-, Anis-, Kamillen- oder Früchtetee) angeboten werden.

Das Kind wird jedoch nicht viel Durst haben, da auch im Brei viel Flüssigkeit enthalten ist.

- Zusatz: pro 250 g Brei werden 2 Teelöffel Öl (z. B. Raps-, Maiskeim- oder Olivenöl; keine kalt gepressten Öle) beigefügt.
- Kein Salz, keine Bouillon, keinen Zucker beigeben.
- Als Grundlage sollte der Brei jeweils ½ Kartoffel enthalten.
- Wenn diese Mahlzeit gut funktioniert, soll 2- bis 3-mal wöchentlich ca. 30 g Fleisch beigegeben werden (zuerst Geflügel, dann auch Kalb, Lamm, Rind). Fleisch ist als Eisen- und Vitaminlieferant sehr wichtig.

Mit 7 Monaten: Schritt für Schritt: Die zweite Breimahlzeit – eine Zwischenmahlzeit

- Beginn mit gekochtem, püriertem Apfel.
- Alle 3 bis 4 Tage kann eine neue Frucht eingeführt werden (z. B. Banane, Birne, Aprikose)
- Ab 150 g wird die anschließende Milchmahlzeit gestrichen.

Mit 8 Monaten: Variationen beleben den Speiseplan, der dritte Brei

- Kartoffeln können nun durch Reis, Mais und Teigwaren ersetzt werden.

- Nach Wunsch kann einmal pro Woche ein gekochtes Eigelb zum Brei gemischt werden.
- Als dritte Mahlzeit kann nun abends ein Milch-Getreide-Brei eingeführt werden.
- 200 ml Säuglingsmilch (keine Kuhmilch!) und 20 g Reis-, Hirse- oder Getreideflocken
- Besonders gut eignen sich fertige Baby-Getreidebreie
- Alternative: Getreideschoppen

Mit 10 Monaten: Ihr Kind am Familientisch

- Säuglingsmilch darf nun mit verdünnter Kuhmilch (Vollmilch pasteurisiert) ersetzt werden. Bis 1-jährig wird im Verhältnis ⅔ Milch, ⅓ Wasser verdünnt.
- Frischkäse (Hüttenkäse, Philadelphia) erlaubt
- Gemüse- und Früchtebrei müssen nicht mehr so fein püriert werden.
- Quark enthält zu viel Protein und soll erst nach dem ersten Lebensjahr gegeben werden.
- Das Kind soll weiterhin täglich 2 Portionen Milch (je 200 bis 250 ml) in Form von Muttermilch, Säuglingsmilch, Joghurt oder Getreide-Milch-Brei erhalten.

Die Entwicklung in Kürze: mit sechs Monaten

Die angeborenen Reflexe sowie der Beugetonus, die die Bewegungen des Kindes in den ersten Monaten bestimmt haben, sind jetzt nahezu verschwunden. Neugierig beginnt Ihr Kind die Welt zu erkunden. Es hört und sieht ausgezeichnet, es kann Gegenstände ergreifen und mit Ihnen kommunizieren. Wenn es ein interessantes Geräusch hört, dreht es seinen Kopf zur Geräuschquelle – ein untrügliches Zeichen für seine angeborene Neugierde. Ihr Kind möchte nun alles kennenlernen und Zusammenhänge herstellen. Die Entwicklung schreitet voran.

Motorische/feinmotorische Entwicklung

▮ Auf dem Rücken liegt und bewegt Ihr Kind sich meist symmetrisch.

▮ Ihr Kind kann sich vom Bauch auf den Rücken und umgekehrt rollen.
▮ In Bauchlage stützt Ihr Kind sich auf die Unterarme und hebt den Kopf.
▮ Kleine Gegenstände kann Ihr Kind vor seinen Augen von der einen in die andere Hand geben (passieren).

Entwicklung der Sinneswahrnehmungen und kognitive Entwicklung

▮ Ihr Kind schaut einem Gegenstand nach.
▮ Gegenstände werden in den Mund gesteckt und erkundet.
▮ Ihr Kind erkennt jetzt schon Ihre Handgriffe zum Vorbereiten einer Mahlzeit und wird unruhig vor Erwartung. Vielleicht macht es sogar entsprechende Mundbewegungen.

▮ Einen Keks kann Ihr Kind schon alleine essen.

Sprachentwicklung

▮ Ihr Kind bildet für sich alleine oder als Reaktion auf eine Ansprache von einer bekannten Person verschiedene Laute.

Sozioemotionale Entwicklung

▮ Ihr Kind reagiert auf Ansprache und antwortet mit Lachen oder Bewegungen des ganzen Körpers.
▮ Ihr Kind kann jetzt einen Blickkontakt halten.
▮ Es versucht, von sich aus Kontakt zu bekannten und vertrauten Personen aufzunehmen und hält Ihnen die Hände entgegen.
▮ Schreiattacken, bei denen sich Ihr Kind schwer beruhigen lässt, sind selten geworden.

Und wie geht es weiter?
In den nächsten Wochen und Monaten wird Ihr Kind das Laufen erlernen – ein wichtiger Schritt in die Welt. Nun kann es auf eigenen Füßen die Welt entdecken.

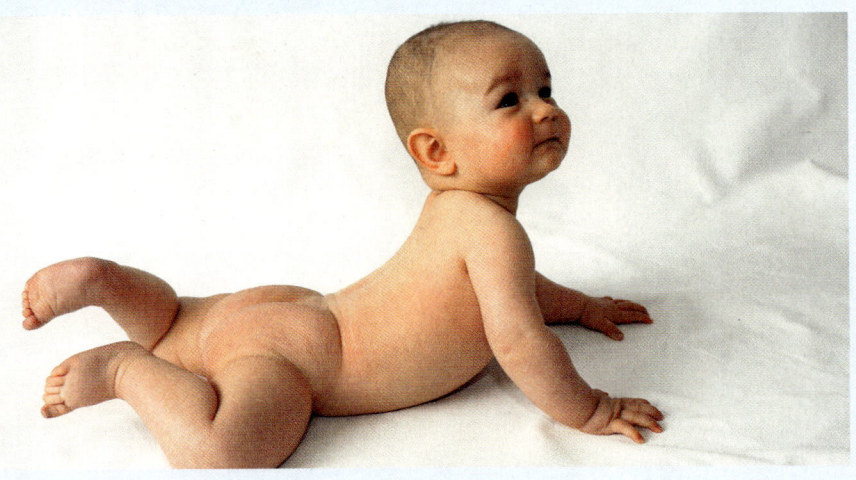

◀ Ich kann mich schon gut aufrichten und lange Zeit so bleiben.

Mobil werden – Ihr Kind im zweiten Lebenshalbjahr (7 bis 12 Monate)

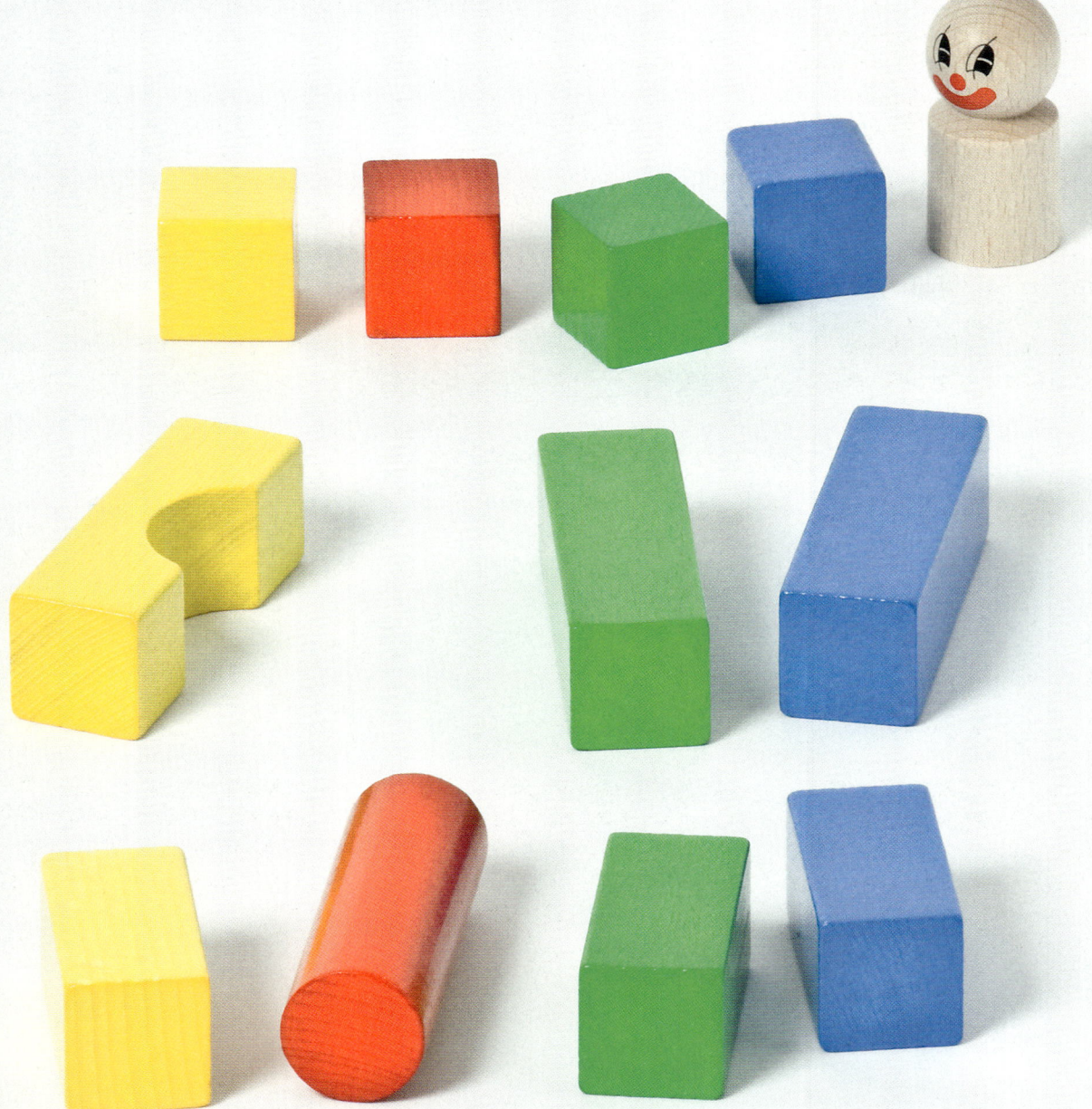

Worauf Sie sich jetzt freuen können

Im zweiten Lebenshalbjahr lernt Ihr Kind eine Menge dazu. Aus einem Säugling, der auf seiner Spieldecke liegt und seine Umwelt mit allen Sinnen erfasst, wird ein quirliger Wirbelwind, der kriechend oder krabbelnd die Wohnung erkundet und die ersten eigenen Schrittchen tut. Sie werden merken, dass Ihr Kind einen eigenen Willen entwickelt. Es beginnt Meinungen zu äußern und zeigt ziemlich deutlich, dass es vielleicht gerade nicht ins Bett möchte oder gewisse Dinge, die es bisher mit Begeisterung genommen hat, partout nicht mehr essen möchte.

Diese neue Art mit der Welt umzugehen fordert auch von den Eltern ganz neue Fähigkeiten. Konnten Sie sich bisher damit begnügen, dem Kind alles zu geben, was es braucht, sind sie jetzt aufgefordert Grenzen zu setzen und „nein" zu sagen. Ihr Kind will nun nicht mehr einfach aufgenommen, liebkost und „geknuddelt" werden, sondern möchte auf den Boden gesetzt werden, um die Welt zu entdecken! Die Erziehungsaufgabe ist deutlich anspruchsvoller geworden. Führen Sie einfache Regeln ein und unterstützen Sie Ihr Kind, indem Sie diese konsequent durchsetzen. Es ist nicht immer einfach, aber sehr wichtig diesen Schritt zu machen, sonst gerät die familiäre Hierarchie auf den Kopf und Ihr Kind wird blitzschnell lernen, die ganze Familie herumzukommandieren.

Ihr Kind mit neun Monaten

Ihr Kind macht sich nun auf den Weg, seine direkte Umgebung zu erobern. In kleinen Schritten beginnt es, sich von Ihnen abzulösen. Die nahezu fesselnde Gebundenheit an ganz wenige Bezugspersonen beginnt sich allmählich aufzulösen. Allerdings wird Ihr Kind immer wieder den Kontakt zu Ihnen suchen, um sich zu versichern, dass Sie in seiner Nähe sind. Ein Blickkontakt, eine Berührung, eine kurze Anlehnung oder ein Küsschen reichen oft an Bestätigung aus, um den nächsten Ausflug zu starten. Diese Rückversicherungen geben Ihrem Kind den notwendigen Halt.

Ihr Kind mit neun Monaten

Der heißgeliebte Teddybär

Möglicherweise sucht sich Ihr Kind nun auch einen Gegenstand, der ihm hilft, die Trennungszeit von der Mutter zu überstehen. Ein sogenanntes Übergangsobjekt kann eine Windel, ein von der Mutter getragenes T-Shirt, ein Schnuller oder eine Puppe sein, die nun zum ständigen Beglei-

▼ Mein Haustier gibt mir Sicherheit, ein lebendiges Übergangsobjekt.

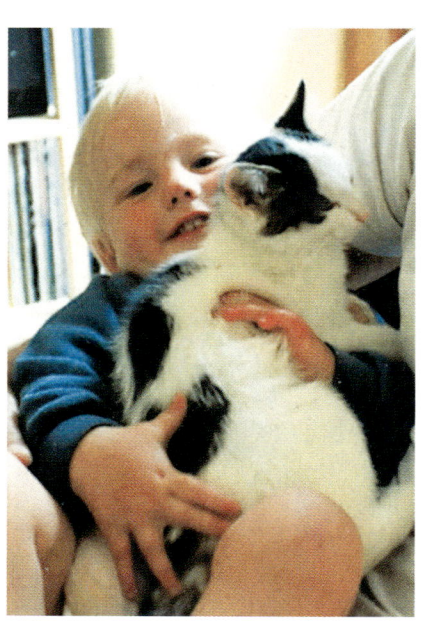

ter werden. Sie dienen den Kindern als „Mutterersatz auf Zeit" auf ihrem Weg zur Selbstständigkeit. Sie helfen, Zeiten, die mit einem Gefühl des Alleinseins verbunden sind, besser zu überwinden. Die Kinder suchen sich „ihren" Gegenstand meist selber, sie können ihnen nichts aufdrängen oder anbieten. Auch ein Haustier kann als Übergangsobjekt dienen.

Dramatische Szenen spielen sich ab, wenn der Teddybär oder das Schmusetuch mal wie vom Erdboden verschwunden sind. So ein Verlust kann sich leicht zu einer kleinen Tragödie entwickeln. Er kommt für das Kind fast dem Verlust der Mutter gleich. Da helfen auch kaum Ersatzobjekte. Versuchen Sie daher nicht, so einen Teddy durch einen neuen, in Ihren Augen viel schöneren Teddy zu ersetzen oder gar ein Schmusetuch zu waschen , wenn Ihr Kind Ihnen dabei zusieht. Wenn Ihr Kind mal in einer fremden Umgebung oder ohne Sie einschlafen soll, wird es ihm viel leichter fallen, wenn der Teddy dabei ist.

Rituale geben Sicherheit

Wenn Ihr Kind älter wird, nehmen aber oft die Einschlaf- und Durchschlafprobleme zu. Ihr Kind entwickelt einen eigenen Willen und will vielleicht gar nicht ins Bett, nur mit oder bei der Mutter einschlafen, nur mit einem Fläschchen ins Bett oder Ähnliches. Ihr Kind sollte wach ins eigene Bett gelegt werden und nach einem Einschlafritual auch selber einschlafen können. Lassen Sie sich nicht auf zu viele Zugeständnisse ein. Vermeiden Sie es beispielsweise, in der Nacht noch ein Fläschchen zu geben. So etwas kann den Schlaf-Wach-Rhythmus der ganzen Familie stören. Auch wenn die Schlafenszeit der Kinder individuell sehr unterschiedlich ist – zwischen 8 und 11½ Stunden Schlaf ist in diesem Alter normal – gliedert das Einhalten gewisser Schlafenszeiten und Schlafrituale den Tag in Phasen der Aktivität und Phasen der Ruhe. Sie geben Ihrem Kind auch die Sicherheit, dass es gut aufgehoben ist. Bestehen Sie auf diesen Ritualen.

Wie sich Ihr Kind bewegt

Kinder erreichen Ihre Entwicklungsziele auf verschiedenen Wegen. Sicherlich haben Sie schon beobachtet, dass manche Kinder in diesem Alter krabbeln, andere robben vorwärts oder rückwärts, wieder andere schieben sich sitzend durch den Raum. Warum gerade Ihr Kind diesen oder jenen Weg der Fortbewegung gewählt hat, ist nicht immer zu erklären und spielt auch gar keine Rolle. Seien Sie nicht zu enttäuscht, wenn

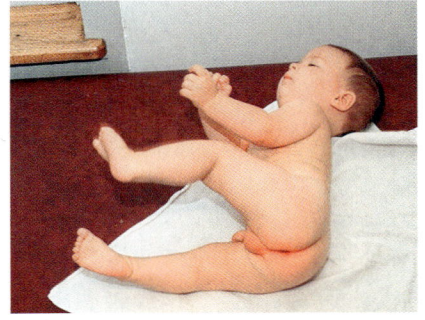

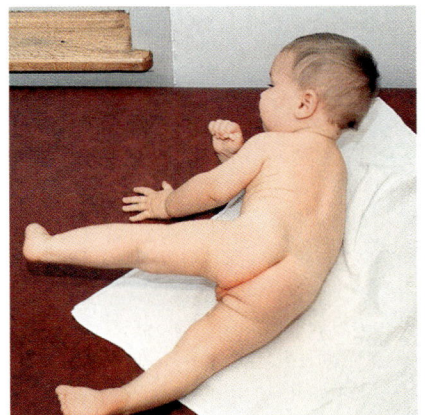

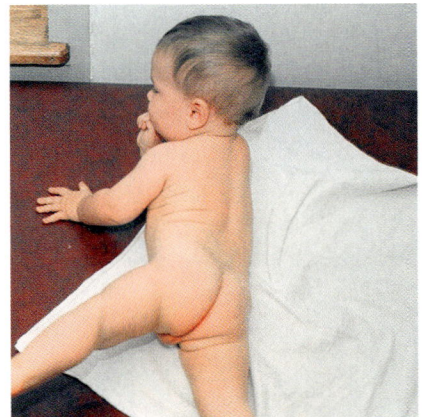

▲ Von der Rückenlage, die mir nicht sonderlich gefällt, drehe ich mich in die Bauchlage. Dann stimmt mein Horizont, und die Abenteuer können beginnen!

Sie vergeblich auf das „Krabbeln" warten. Ihr Kind findet seine eigenen Wege, die Welt zu entdecken. Alle diese Fortbewegungsmöglichkeiten sind letztlich Durchgangsstadien auf dem Weg, das Laufen zu lernen. Für Ihr Kind ist nur wichtig, dass es sich fortbewegen kann. Hier steht das Ziel, weniger der Weg dorthin im Vordergrund.

Robben, wippen, krabbeln ...

Ihr Kind ist nun ständig in Bewegung und ändert seine Lage andauernd, es bleibt nicht mehr an einem Ort ruhig liegen. Die Rückenlage ist bei Ihrem Kind nicht mehr so beliebt, aber es hat nun gelernt, sich schnell in die Bauchlage zu drehen und umgekehrt. Die Zeiten der Unterscheidung einer „Rückenlage" und einer „Bauchlage" sind endgültig vorbei. Kinder entwickeln die verschiedensten Methoden, um sich fortzubewegen und die Welt zu erkunden: auf dem Bauch liegend robben oder kriechen sie, rutschen im Kreis (pivotieren) um die eigene Achse, wippen oder schieben sich durch den Raum. Manche Kinder kommen aus dem Sitzen in die Kriechposition, indem sie sich einfach mit den Händen nach vorne abstützen, manche nutzen auch direkt die Bauchlage, um vorwärts zu kommen.

Nicht alle Kinder können in diesem Alter schon kriechen. Einige sind eher von ruhigerem Gemüt und haben noch wenig Lust alles zu entdecken. Fragen Sie einmal Ihre Eltern, ob Sie gekrabbelt sind, oder wann Sie laufen gelernt haben. Häufig waren auch Sie oder Ihr Partner in diesem Alter ebenfalls etwas träge. Ist das so, dann können sie damit rechnen, dass Ihr Kind sich wohl auch nicht auffallend schnell auf den Weg machen wird. Ob Ihr Kind kriecht, robbt oder krabbelt hängt auch von der Beschaffenheit des Fußbodens ab. Laminat- oder Parkettböden sind ein erhebliches Krabbelhindernis. Die Knie rutschen hier einfach weg. Da bleibt Ihrem Kind nur das Kriechen übrig! Hier können Sie Ihr Kind unterstützen: Nähen Sie Leder- oder Kunststoffflicken auf die Knie der Hosen. Damit ausgerüstet steht den Krabbelversuchen Ihres Kindes nichts mehr im Weg. Einige Kinder machen immer wieder „die Brücke" oder biegen sich richtig durch. Sofern sie das nicht andauernd tun, ist das ohne Bedeutung.

Das Aufsitzen

Ihr Kind kann nun frei und mit sicherem Gleichgewicht sitzen. Dabei hält es den Rücken gerade, die Beine sind leicht angewinkelt. Auch dabei entwickeln Kinder verschiedene Techniken. Es kann sich aus der Bauchlage über die Seitlage zum Sitzen hochstemmen. Manchmal geht das Kind aus der Bauchlage auch erst in den

Ihr Kind mit neun Monaten

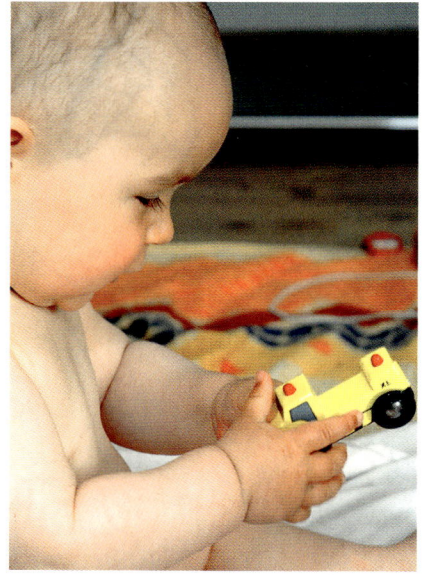

▲ Im Sitzen schaue ich mir die Gegenstände nun gut an.

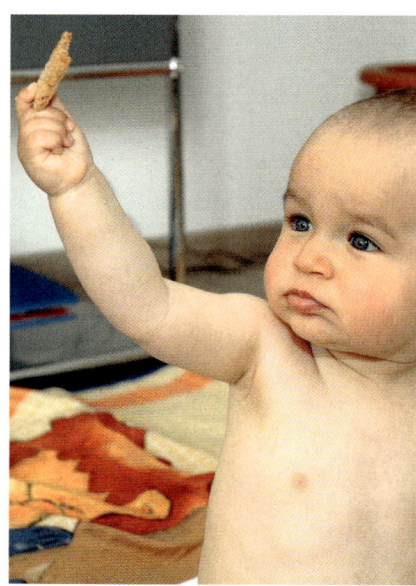

▲ Voilà, ein Bisquit!

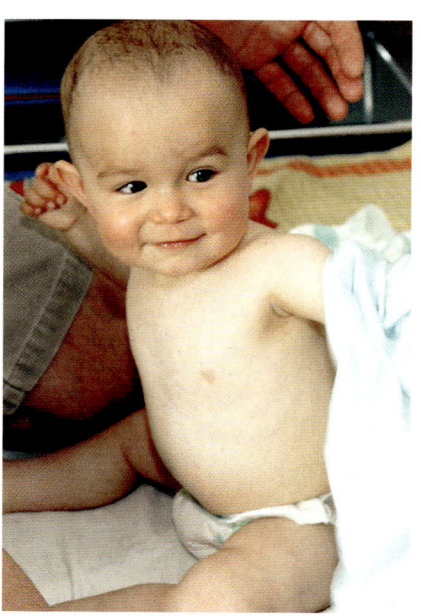

▲ Ich „helfe" beim Ausziehen.

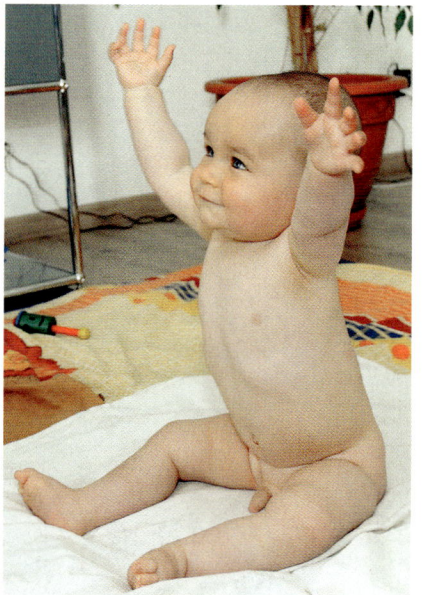

▲ Ich will endlich aufgenommen
werden!

Vierfüßlerstand – und dann über
Seitverlagerung zum Sitzen.

Das Kind sitzt dann sicher und kann
das Gleichgewicht gut halten: es
kann sich nach vorne neigen und
aufrichten ohne sich abstützen zu
müssen, es kann sich auch zur Seite abstützen und kann den Rumpf
schon gut um die eigene Achse drehen. Meist ist die Sitzbasis noch breit,
die weit ausgestreckten Beine helfen,
das Gleichgewicht zu halten. In der
Sitzposition hat es nun einen guten
Rundumblick und kann an allem, was
geschieht teilhaben. Die Hände sind
frei und es kann Gegenstände heran-
holen und damit spielen. Im Sitzen
kann Ihr Kind nun schon beim Aus-
und Anziehen mit Kopf-, Arm- und
Beinbewegungen helfen und zeigt Ihnen deutlich, wenn es aufgenommen
werden möchte.

Manche Kinder drehen sich auf dem
Gesäß sitzend um die Achse und rutschen so vorwärts. Findet Ihr Kind
Spaß an dieser Fortbewegung, so
entwickelt es sich zum sogenannten Shufflerkind. Besonders hypotone Kinder, die die Bauchlage kaum
übten, lernen oft nicht kriechen.
Sie lassen sich meist von der Mutter aufsetzen und rutschen dann in
sitzender Stellung mit vielen Variationen vorwärts. Sie rutschen auf
einer Gesäßbacke und stützen sich
mit der gleichseitigen Hand auf. Es
kommt dabei zu Beugung und Stre-

ckung des gleichseitigen Beines, oder sie rutschten mehr oder weniger symmetrisch indem sie die Beine von der Froschstellung zum Schneidersitz anziehen und bewegen sich so vorwärts. Shuffler übernehmen spät das Gewicht mit den Beinen und tun dies meist erst, wenn sie selber aufstehen.

Das Hochziehen zum Aufstehen

Nun versucht das Kind auch auf die Beine zu kommen. Gerade Kinder, die nicht krabbeln, beginnen früh, sich überall hochzuziehen. Das erweitert den Überblick ungemein! Helfen Sie Ihrem Kind nicht zu viel, auch wenn Sie kaum mit anschauen können, wie es sich abmüht. Freuen Sie sich am stolzen Blick, wenn es endlich steht. Das Kind zieht sich an allen geeigneten Gegenständen hoch (Entfernen Sie wackelige Küchenhocker!) und wippt auf und ab und steht schon recht stabil. Gehen sie mit wachsamen Augen durch die Wohnung, ob nun auf einmal noch ein paar Vasen oder ähnlich Zerbrechliches aus dem Weg geräumt werden müssen. Ihr Kind kommt nun auch schon an alles, was auf dem niedrigen Wohnzimmertisch liegt. Versuchen Sie die Erfahrungswelt Ihres Kindes so einzurichten, dass Sie nicht immer eingreifen müssen.

Ihr Kind kann aber noch nicht frei stehen, es hält sich an den Gegen-

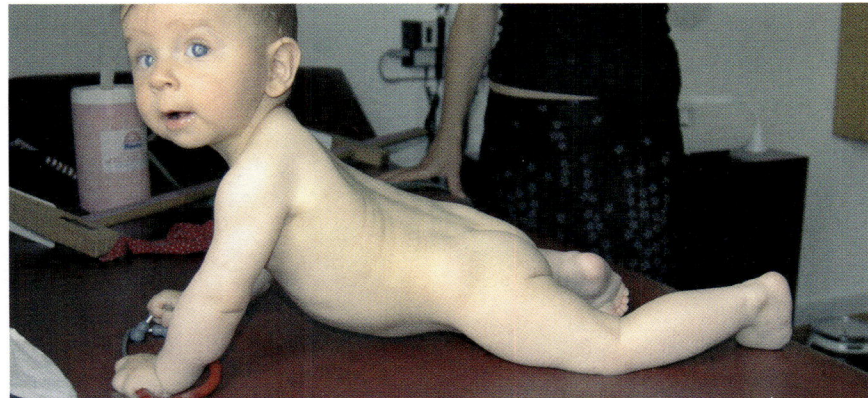

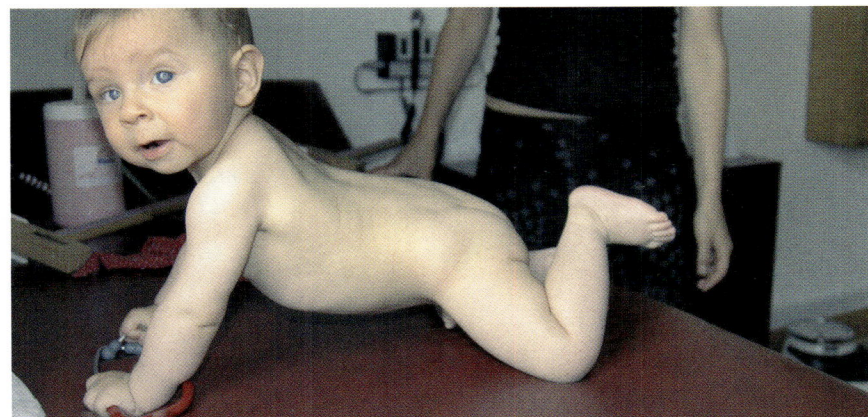

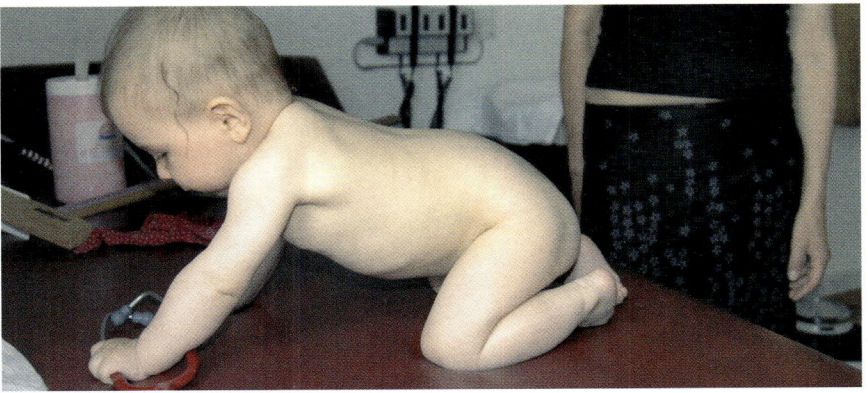

▲ Aus der Baulage gehe ich in die Hocke und wieder zurück, und wieder in die Hocke...

Ihr Kind mit neun Monaten

Ein Tipp für Sie

Unsinnige Lauflernhilfen

Im Babyhandel werden immer wieder Lauflernhilfen angeboten, z. B. als „Babywalker", „Gehfrei", „Lauflern-hilfe" oder „Lauflernschule". Diese mitunter recht teuren Gerätschaften sind jedoch eher schädlich für Ihr Kind. Die Kinder können umfallen oder sogar die Treppe herunterfallen und sich ernsthafte Verletzungen zuziehen. Der Bewegungsradius der Kleinen vergrößert sich, was die Erwachsenen oft unterschätzen. Auf einmal reißen sie Schüsseln vom Tisch oder Töpfe vom Herd, weil niemand daran gedacht hat, dass sie mit der vermeintlichen Lauflernhilfe darankommen.

Es gibt keinerlei gesicherte Hinweise darauf, dass diese Geräte dem Kind wirklich dienen. Im Gegenteil, sie behindern die altersgerechte motorische Entwicklung. Ihr Kind kann in diesen Geräten seinen Gleich-gewichtssinn nicht trainieren und lernt eher später als früher Laufen. Zum Laufenlernen benötigt Ihr Kind seine ganz persönliche, individuelle motorische Entwicklungszeit. Diese Bewegungsentwicklung kann man nicht beschleunigen.

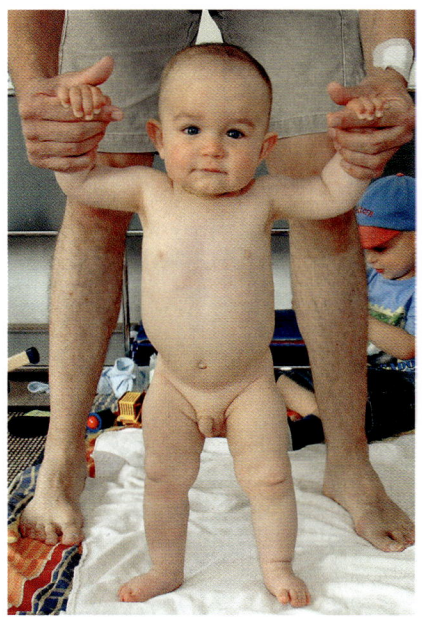

▲ Mit Hilfe „gehe" ich schon recht weit!

Drehen → Kreis-rutschen → Robben → Kriechen → Vierfüßler-gang — 87%

Aufsitzen → Rutschen

6%
2%
1%
3%

Rollen

< 1%

„Brücke"

< 1%

Schlangenbewegungen

< 1%

Aufstehen Gehen

▲ Einige Möglichkeiten, wie ein Kind das Laufen lernt. Es gibt aber noch mehr Variationen, lassen Sie sich überraschen! (aus Largo, Babyjahre [2007]).

ständen fest. Vor allem kann es sich noch nicht sicher wieder hinsetzen. Beim Loslassen fällt es, wenn keine Hilfe in der Nähe ist, oft recht un-sanft nach hinten in die Sitzposition. Aber keine Sorge, das Windelpaket wirkt wie ein guter Stoßdämpfer. Sobald sich wieder eine Möglichkeit ergibt, wird Ihr Kind einen neuen Versuch starten.

Bald nach dem ersten Stehen folgen auch die ersten Schrittchen an Mö-beln entlang. Besonders geeignet ist hier das Bett der Eltern, da es meist genau die richtige Höhe hat. Nehmen sie Ihr Kind jetzt an den Händen, so will es schon einige Schrittchen gehen. Bald wird Ihr Kind Ihnen unermüdlich die Hände entgegenstrecken, um mit Ihnen die Wohnung zu erkunden. Diese Phase des Laufenlernens kann mehrere Wochen dauern, mitunter zum Leidwesen der von Rückenschmerzen geplagten Eltern. Ziehen Sie Ihrem Kind jetzt noch keine Schuhe an. Lassen sie es möglichst viel barfuß oder auf rutschfesten Socken laufen. Der direkte Bodenkontakt stärkt die Fußmuskulatur.

Durch die zunehmende Aufrichtung des Körpers hat sich der Grundtonus der Muskulatur erhöht, den Ihr Kind benötigt, um den eigenen Körper in einer gewünschten Position zu halten. Ihr Kind kann jetzt den Kopf schon gut halten. Einen Verlust des Gleichgewichtes kann Ihr Kind meist durch Gegenbewegungen ausgleichen. In der Rücken- oder Bauchlage und in der Sitzposition kann nichts mehr Ihr Kind so schnell aus dem Gleichgewicht bringen. Im Sitzen kann es sich nach vorn oder zur Seite, aber noch nicht nach hinten abstützen.

Die Feinmotorik

Immer besser kommt Ihr Kind mit seinen Händen zurecht. Es greift nach Gegenständen aus allen Positionen und versucht, auch Dinge außerhalb seiner Reichweite zu erreichen. Wenn Ihr Kind das Gewünschte endlich in den Händen hält, schaut es sich genau an, was es ergriffen hat. Mit den Händen versucht Ihr Kind nun alles zu begreifen, auch seinen gesamten Körper. Es kann zwar mit beiden Händen hantieren, bevorzugt aber meist schon eine, meist die rechte Hand, deutlich (Linkshänder und Beidhänder entscheiden sich meist erst viel später).

Das Greifen selber beginnt auch, sich zu verändern. Immer mehr wird der Daumen zum Greifen eingesetzt (Scherengriff), das ulnare Greifen, das vom kleinen Finger ausgeht (siehe S. 97) verschwindet. Die Finger werden einzeln um den Gegenstand gelegt (einhändiges palmares Greifen). Beobachten Sie einmal: Während Ihr Kind mit einer Hand einen Gegenstand ergreift, macht die andere anfänglich die Greifbewegung abgeschwächt mit oder dient als Hilfshand. Gegenstände werden von einer in die andere Hand gegeben (passiert). Nur noch selten werden Dinge in den Mund genommen, das orale Erkunden verschwindet allmählich. Dafür werden die Augen immer wichtiger: ein Gegenstand wird erblickt, beide Hände werden unter Kontrolle der Augen zum Gegenstand gebracht und dieser wird mit beiden Händen ergriffen. Das ergriffene Spielzeug kann in diesem Alter auch schon gut losgelassen werden.

Ihr Kind beschäftigt sich nun lange mit Gegenständen aus verschiede-

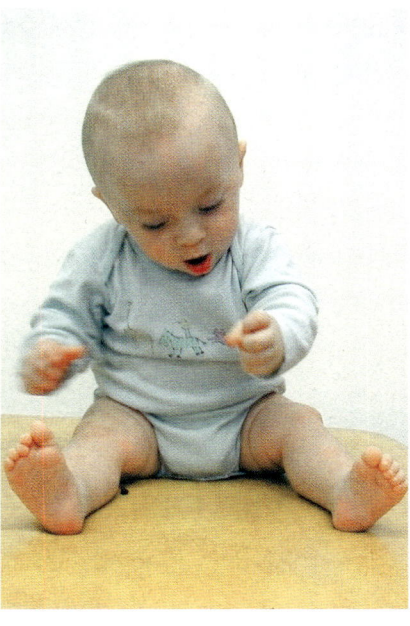

▲ Ich greife auch palmar, mit der ganzen Hand. Dabei macht die andere Hand oft unwillkürlich mit.

nen Materialien und erkundet sie. Es lernt weiche und harte, warme und kalte, flauschige und kantige oder metallische und hölzerne Gegenstände zu unterscheiden und schärft so seine Sinne. Mit großer Aufmerksamkeit lernt Ihr Kind stoffliche Eigenschaften kennen und unterscheiden – und übt schon ein bisschen die Konzentration auf einen Gegenstand zu lenken.

Ihr Kind mit neun Monaten

Was Ihr Kind jetzt versteht und spricht

Ihr Kind verfolgt das Geschehen in seiner Umgebung sehr aufmerksam. Es bemüht sich, die Sprache zu verstehen, schaut ins Gesicht der zu ihm sprechenden Person und reagiert auf Rufen seines Namens. Alle Geräusche werden wahrgenommen. Ihr Kind experimentiert mit den Lippen und der Zunge. Sehr variantenreiche Vokalisation mit wechselndem Tonfall und Rhythmus sind die Folge. Es „spricht" mit „farbiger" Intonation und lallt mit kanonisch sich wiederholenden Lauten und Lallketten in Form von Doppelsilben (da-da, meme, mm-pa u. Ä.). Diese Silbenverdopplung findet man weltweit. Kein Wunder, dass die nächsten Verwandten dann auch mit solchen Silbenverdopplungen benannt werden,

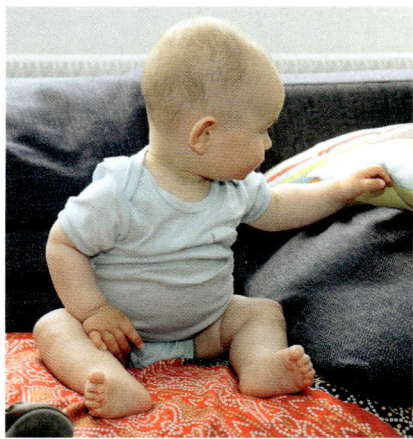

▲ Natürlich finde ich den Gegenstand, den mein Vater vor mir so plump versteckt hat!

also „ma-ma" oder „pa-pa". Ihr Kind macht eine wichtige Entdeckung: Ein Gegenstand kann sich nicht einfach in nichts auflösen. Galt bis vor kurzem noch der Grundsatz „Aus den Augen, aus dem Sinn", so weiß Ihr Kind jetzt, dass ein Spielzeug, das man vor seinen Augen versteckt, noch da sein muss. Ihr Kind versteht jetzt schon, dass ein Gegenstand oder eine Person vorhanden ist, auch wenn es ihn gerade nicht sieht (dies nennt man Objektpermanenz). Verstecken Sie ein Spielzeug (leicht!), ist Ihr Kind sehr traurig, wenn es das Gesuchte nicht wiederfindet. Viel Spaß macht es vielen Kindern nun auch, Würfel aus einem Behälter zu räumen (die beschreibt der Begriff Behälterinhaltkonzept) und dann wieder einzuräumen.

Die Beziehung zur Umwelt

Durch die verbesserten feinmotorischen Fähigkeiten und die Möglichkeit des Sitzens erweitern sich nun täglich die Möglichkeiten des Kindes, sich zu beschäftigen: Ihr Kind zeigt mit den Fingern auf ein Glas mit einer Kugel oder auf Einzelheiten am Spielzeug, z. B. auf Details an einer vorgehaltenen Puppe. Auch feinere Reize, z. B. das Ticken einer Uhr oder das Geräusch eines Telefonhörers regen Ihr Kind an. Es zeigt schon mit dem Zeigefinger auf Bilder und Gegenstände, die es interessieren. Durch das Wiederholen der Handlungen lernt das Kind die speziellen Eigenschaften von verschiedenen Gegenständen kennen. Allerdings spielt Ihr Kind noch allein. Ist es mit einem Gegenstand beschäftigt, kann es das Gegenüber noch nicht ins Spiel einbeziehen. Ihr Kind zeigt jetzt auch schon Vorlieben. Es bevorzugt bestimmte Spielzeuge, andere lässt es einfach liegen. Dabei ist für die Eltern manchmal schwer, vorherzusagen, was dem Kind gefallen könnte, und oft sucht sich eine Kind auch gerade ein Lieblingsspielzeug aus, das die Mutter ganz schrecklich findet, frei nach dem Motto „Wo die Liebe hinfällt".

Die Kontaktaufnahme zum Gegenüber

Ihr Kind kann nun gut zwischen fremden und bekannten Personen unterscheiden. Mit vertrauten Personen kann sich schon ein richtiges Spiel entwickeln. Beispielsweise zieht es mit Begeisterung ein Tuch vom Kopf einer vertrauten Person und freut sich, diese wiederzuerkennen. Ihr Kind imitiert Klatschen oder Winken und nimmt einen Gegenstand aus der Hand von Erwachsenen, kann diesen aber noch nicht zurückgeben. Es reagiert schon auf die Frage „Wie groß bist du?" mit Händehochheben, um es zu demonstrieren. Es versteht also genau, was das Gegenüber möchte. Die Trennungsangst ist das unsichtbare Band des Kindes an seine Bezugsperson. Fremde werden argwöhnisch betrachtet. Ihr Kind spielt noch nicht mit anderen Kindern. Die älteren Geschwister sollten aber so gut wie möglich in das Spiel miteinbezogen werden.

Ihr Kind kennt jetzt schon den Tagesablauf und die täglichen Abläufe wie essen, spielen, baden, spazieren gehen oder ins Bett gehen. Dementsprechend reagiert es emotional mit Freude oder Unwillen. Vielleicht besteht es auch schon auf einem ganz bestimmten Ablauf. Der eigene Wille und das Bewusstsein für das eigene „Ich" erwacht nun ganz allmählich.

So schmeckt es Ihrem Kind – die Ernährung

Ganz allmählich verändern sich auch die Essgewohnheiten Ihres Kindes. Sie können weiter stillen bzw. Fläschchen geben, sollten aber mindestens zwei Mahlzeiten mit Beikost ersetzen. Ihr Kind kann nun sein Fläschchen schon selber halten und weiß auch schon, dass es durch eine Drehung der Flasche den Milchfluss verbessern kann.

Erweitern Sie die Essvariationen. Ihr Kind kann nun auch schon beginnen, selber zu essen. Geben Sie ihm ein Brotstückchen in die Hand, damit es selber abbeißen kann. Das fördert seine Selbstständigkeit. Sicherlich versucht Ihr Kind nun, den Löffel zu ergreifen. Geben Sie ihm ruhig einen Löffel in die Hand, damit es beim Essen helfen kann. Beginnen Sie, ihm Getränke in ein Tasse zu geben. Seinen Sie vorsichtig mit Nahrungsmitteln, an denen sich Ihr Kind verschlucken könnte (Nüsschen, Popcorn).

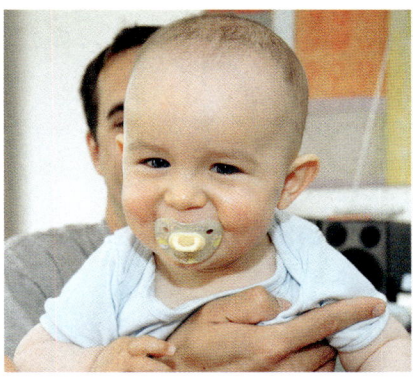

▲ Ich kenne dich. Mit Charme versuche ich dich zum Spiel einzuladen…

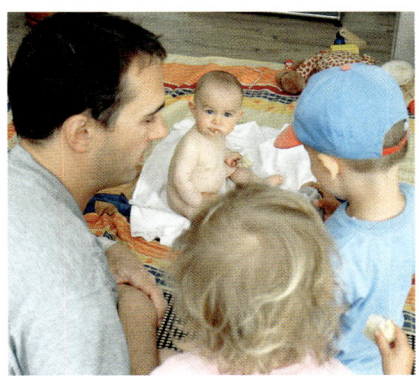

▲ Zusammen spielen: Fehlanzeige, ich spiele noch für mich, interessiere mich aber, was so abgeht.

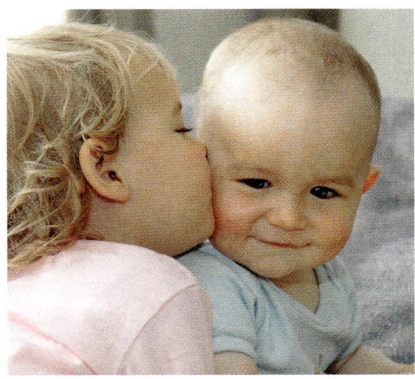

▲ Sie flüstert mir mal was zu.

SPECIAL

Schadet Fremdbetreuung dem Kind?

Die Gesellschaft hat sich in den letzten Jahren und Jahrzehnten stark gewandelt. Die Geschlechterrollen haben sich, aufgrund heute gleichwertigerer schulischer und beruflicher Qualifizierung der Eltern stark angeglichen. Damit hat sich auch die Kinderbetreuung gewandelt: was früher allein die Mutter, oft unterstützt von den Großmüttern, leisten musste, ist nun auf eine Teilzeitmutter, auf den Vater und auf andere Betreuungspersonen verteilt. Für die Kinder heißt dies, mal rein rechnerisch, dass die Eltern weniger Zeit mit ihren Kindern verbringen. Weniger Zeit heißt aber nicht weniger intensiven Kontakt.

Berufstätigkeit – ein Nachteil für die Kinder?

Die moderne Sozialforschung geht den Effekten dieser gewandelten Familienverhältnisse und deren Folgen für die Kinder nach. Leider wird die mütterliche Berufstätigkeit seit je her mit der Erwartung negativer Auswirkungen für Kinder verbunden. Die Einschränkungen der gemeinsamen Zeit sollen die Entwicklung eines angemessenen Sozialverhaltens bei den Kindern verhindern und zu wenig Raum für die Unterstützung der kognitiven Entwicklung (z. B. Hilfe bei den Schularbeiten usw.) lassen. Diese Vorbehalte sind jedoch ideologisch überfrachtet. Moderne Untersuchungen zu verschiedenen Aspekten der kindlichen Entwicklung im Zusammenhang mit der mütterlicher Berufstätigkeit unterstützen den gegenteiligen Befund: Eine Mutter, die berufstätig ist, hat keinen negativen Effekt auf das psychische Wohlbefinden ihrer Kinder. Im Gegenteil, man fand z. B. in einer Untersuchung,

- dass bei 9-jährigen Kindern bessere Ergebnisse in Leistungstests bei den Mädchen und Jungen zu finden waren, deren Mütter berufstätig (unabhängig vom sozioökonomischen Status und Ehestatus) waren,
- dass Töchter berufstätiger Mütter aus Lehrersicht frustrationstoleranter, weniger schüchtern und sozial kompetenter sind und
- dass Jungen aus der Arbeiterschicht, deren Mütter berufstätig waren, ebenfalls sozial kompetenteres Verhalten als Söhne nicht berufstätiger Mütter zeigten.

Auch der Erziehungsstil, den berufstätige Mütter verfolgen, zeigt deutliche Unterschiede zu nichtberufstätigen Müttern. Berufstätige Mütter sind weniger autoritär und fördern stärker die Selbstständigkeit ihrer Kinder, was wiederum mit kompetenterem Verhalten seitens der Kinder einhergeht.

Optimal: eine Kombination von Voll- und Teilzeit

Entscheidend für die Entwicklung der Kinder scheint das Ausmaß der Berufstätigkeit beider Eltern zu sein. Bei Familien, in denen die Mutter einer Teilzeitarbeit und der Vater einer Vollzeitarbeit nachgingen, ist die kognitive Stimulierung, mütterliche Wärme, Sicherheit und Sauberkeit des Haushaltes am stärksten. In Familien, in denen beide Eltern Vollzeit arbeiteten und zudem noch Überstunden machten, treten jedoch gehäuft Verhaltensprobleme bei den Kindern auf. Eine Kombination von Vollzeit- und Teilzeitarbeit der Eltern scheint eine gute Voraussetzung für die Entwicklung der Kinder zu sein.

Bei diesem Modell muss die partielle Abwesenheit der Eltern durch die Gegenwart einer geeigneten Hüteperson oder durch Kinderkrippen kompensiert werden. Sofern diese Fremdbetreuung bestimmten Qualitätsstandards entspricht, steht einer guten kognitiven und sozialen Entwicklung des Kindes nichts im Weg. Die meisten Familien passen sich erfolgreich an die Berufstätigkeit der Mütter an und bauen eine gut funktionierende Umwelt für ihr Kind auf.

Und schließlich gilt es auch zu bedenken, nicht alles was für das Kind gut ist oder gut zu sein scheint ist auch gut für Sie als Mutter bzw. für die Familie. Wenn eine Mutter nur aus vermeintlicher Rücksichtnahme auf ihr Kind auf eine gewollte Berufstätigkeit verzichtet und stattdessen frustriert zu Hause bleibt, kann dies für das Kind auch nicht gut sein. Hier ist es wichtig, das Wohl aller, auch beider Elternteile, im Blickfeld zu behalten.

Schon ein Jahr!

Ihr einjähriges Kind steht unter Umständen schon voller Stolz auf seinen (noch) „krummen" Beinchen und schaut in die Welt. Bisher hat es wenige Konflikte mit dieser gehabt. Aber das ändert sich: immer wieder muss es nun auf Verbote oder Ermahnungen reagieren. Doch Ihr Kind entwickelt seinen eigenen Willen. Und so werden Sie jetzt die ersten Trotzanfälle Ihres Kindes erleben, denn Ihr Kind wird versuchen seinen Willen durchzusetzen. Wenn dieses nicht so gelingt, wie es sich das vorstellt, beginnt es zu toben. Die Ursachen solcher erster Trotzanfälle sind vielfältig. Vielleicht will Ihr Kind etwas Verbotenes trotzdem versuchen oder es stört sich daran, dass ein Bauklotz immer wieder vom Turm fällt. Die erste Wut Ihres Kindes sollten Sie ruhig zulassen. Trost verlängert oft den Anfall eher. Sie sollten Ihrem Kind allerdings signalisieren,

dass Sie da sind. Geben Sie bei Verboten nicht nach. Ihr Kind ist nicht dumm und lernt sehr schnell, was es mit welchen Mitteln erreichen kann. Diese Autonomieentwicklung ist ein entscheidender Meilenstein in der Entwicklung Ihres Kindes. Sie müssen verstehen, dass sich das geänderte Verhalten nicht gegen Sie richtet, sondern ein unabdingbarer Entwicklungsschritt ist.

Denken sie daran, sich nie hinreißen zu lassen, Ihr Kind zu schlagen, auch nicht auf den Po nach dem Motto „Das ist doch nur symbolisch. Durch die Windel tut das doch gar nicht weh". Für Ihr Kind steht nicht der Schmerz der Strafe, sondern die Entwürdigung durch die körperliche Bestrafung im Mittelpunkt, daher wirkt auch der Klaps auf die Windel letztendlich verletzend. Wer sein Kind schlägt, schlägt sich selbst.

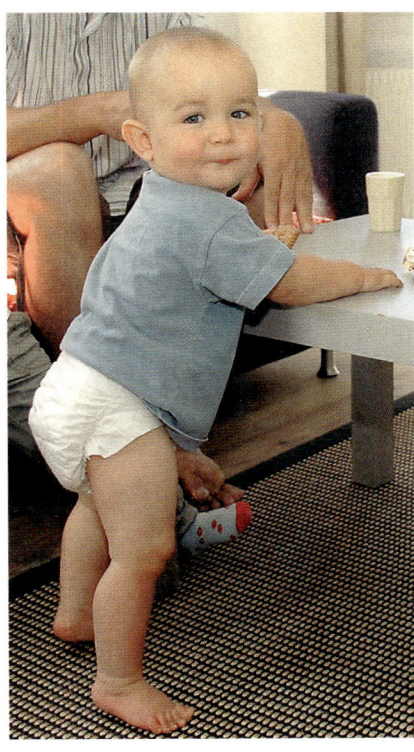

▲ Endlich kann ich mich in Augenhöhe mit den Andern austauschen.

Wie sich Ihr Kind bewegt

Die Bauch- und Rückenlage nimmt Ihr Kind nur noch als Übergangsstellung für andere aktivere Körperstellungen oder im Schlaf ein. Es empfindet diese Lagen als „ausgeliefert sein" und deshalb – verständlicherweise –

als unangenehm. Ihr Kind zeigt Ihnen das ganz deutlich, z.B., wenn es auf dem Wickeltisch liegt. Manche Kinder lassen sich nur noch unter großem Protest wickeln. Alles Ablenken mit Spielzeugen oder vorgesungenen

Liedern nützt nichts. Wenn Ihr Kind sich so sträubt, dass es im Gerangel vom Wickeltisch fallen könnte, können Sie Ihr Kind doch auf dem Fußboden oder dem Elternbett wickeln. Dann kann es wenigstens nicht

Schon ein Jahr!

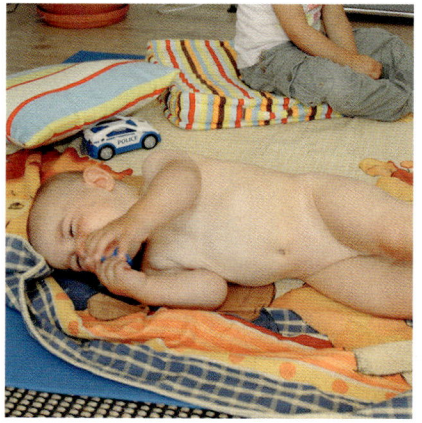
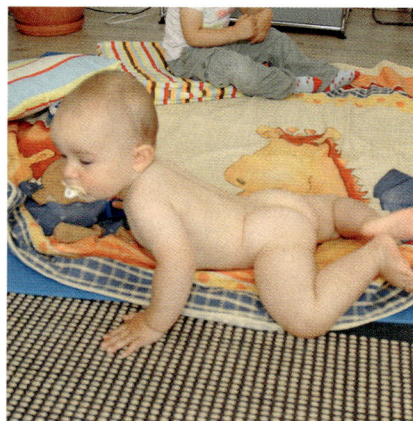
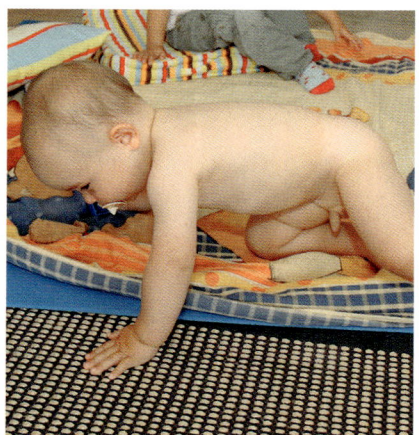
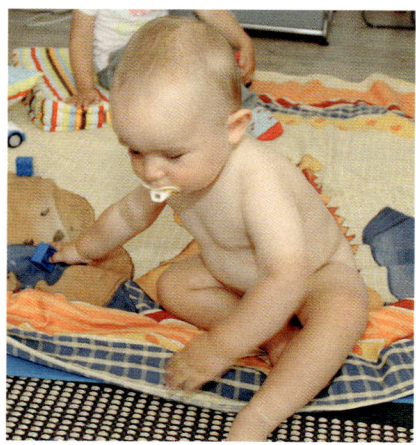
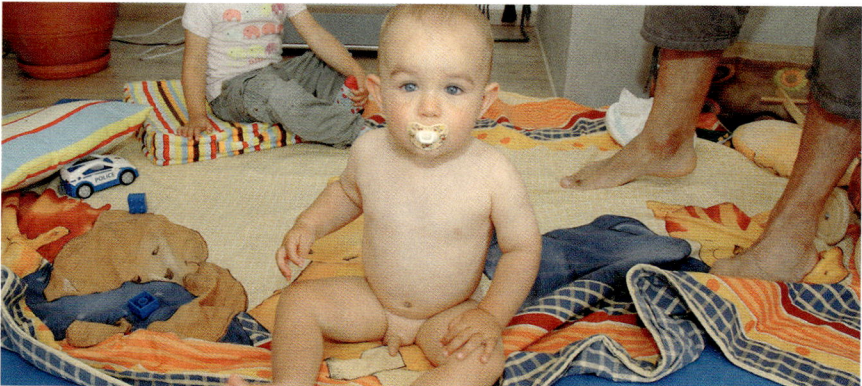

▲ Von der Rückenlage zum Kriechen und zum Aufsitzen.

runterfallen. Vermeiden Sie unnötige Verlängerungen der Wickelprozedur. Je schneller Sie fertig sind, desto eher ist das Geschrei vorbei.

Zunehmend werden deshalb nicht statomotorische sondern motodynamische Bewegungsqualitäten (Übergänge zwischen den verschiedenen Körperstellungen) wichtig. Das heißt, Ihr Kind setzt die motorischen Fähigkeiten zunehmend dazu ein, sich fortzubewegen und weniger, um die Aufrichtung und das Gleichgewicht zu kontrollieren. Dies kann es ja, dank monatelangem Üben, schon recht gut.

Auf dem Boden: sitzen – kriechen – stehen

Der liebste Spielplatz Ihres Kindes ist nun der Fußboden. Dabei bleibt es aber nicht mehr auf einer kleinen Krabbeldecke sitzen. Jetzt wird die ganze Wohnung erkundet, auch vor dem Bad und dem WC gibt es kein Halten mehr. Bewahren Sie also auch Putzmittel, die bisher auf dem Boden standen oder die WC-Bürste außerhalb der Reichweite Ihres Kindes auf. Ziehen Sie Ihr Kind, vor allem im Winter, ruhig auch in der Wohnung etwas wärmer an. Gerade Bodenfliesen in der Küche oder im Bad können unangenehm kalt sein. Auf dem Boden kann Ihr Kind sicher sitzen, auch über längere Zeit. Es dreht sich um die eigene Achse und kann sich nach allen Seiten abstützen. Ihr Kind sitzt mit gestreckten Beinen (Langsitz) mit guter Beugung in der Hüfte und gut gestrecktem Rücken. Am liebsten spielt es dabei mit Gegenständen, die Sie benutzen, deren Nutzen durch den täglichen Gebrauch auch gegeben sind, also z. B. einem Kochlöffel und einem Topf (macht wunderbaren Krach!) oder einer Zeitung (raschelt so schön!). Ihr Kind kriecht gut und geschickt. Vielleicht geht es aus dem Kriechstand in den lustigen Bärenstand-/gang. So kann es zum Beispiel wegrollende Kügelchen verfolgen.

Immer sicherer steht Ihr Kind an Möbeln und zieht sich über den Kniestand und Halbkniestand auf. Dabei wird das eine Bein gebeugt und das andere gestreckt (Dissoziation). Es läuft seitlich den Möbeln entlang und kann bald laufen – erst an beiden Händen, dann an einer Hand, schließlich auch frei. Auch Treppen sind kein Hindernis mehr.

Die Feinmotorik

Unsere Daumen und Zeigefinger sind für den Pinzettengriff spezialisiert, und jetzt kann auch Ihr Kind mit diesem greifen (mit Beugung im Handgelenk). Der Daumen wird nun geschickt dem Zeigefinger gegenübergestellt (in Opposition gebracht). Ihr Kind kann mit Leichtigkeit und Präzision kleine Perlen, Rosinen oder Klötzchen greifen. Es hat aber noch

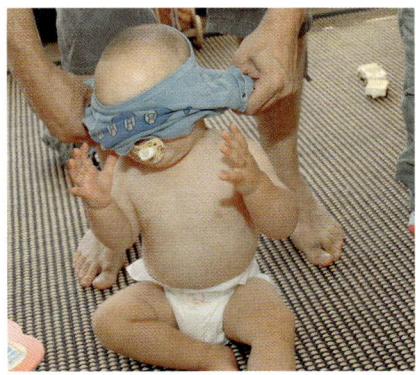

▲ Ich sitze stabil, aber es macht mir Mühe, wenn ich nichts mehr sehe.

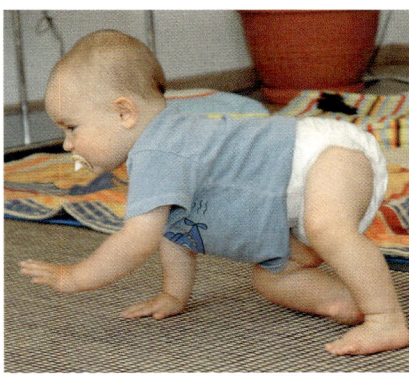

▲ Mein Bärengang.

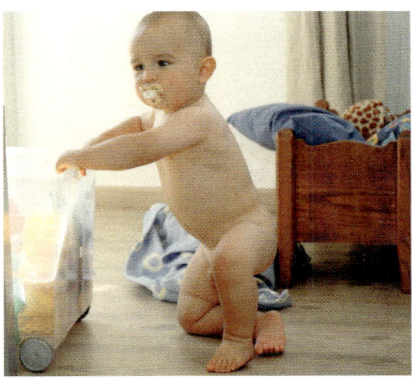

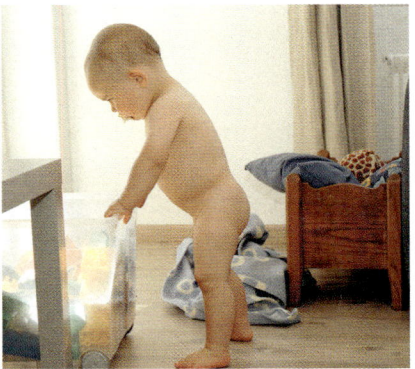

▲ Hier brauche ich noch Halt für meine ersten Schritte.

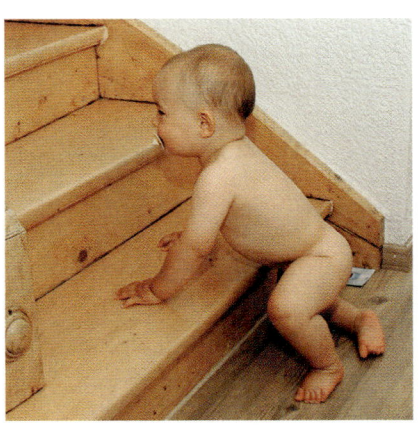

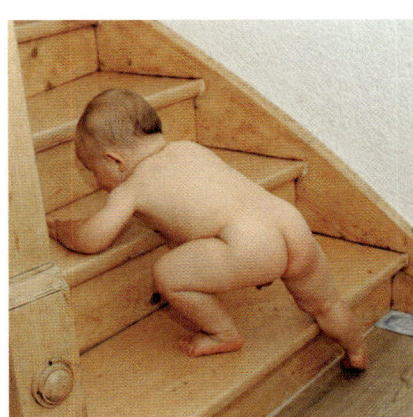

▲ Ich kriech mal schon die Treppe hoch!

Schon ein Jahr!

Seien Sie aufmerksam!

Nicht jedes Kind lernt rund um den 1. Geburtstag herum das Laufen. Manche brauchen deutlich länger dafür. Sie beschreiten auch nicht alle den gleichen Weg zum freien Gehen: Einige erreichen ihr Ziel über das Drehen von der Rückenlage in die Bauchlage, dann über das Robben zum Kriechen, den Vierfüßlergang (Bärengang) zum Aufziehen und schließlich zum Gehen. Andere sitzen, rutschen und gehen dann los, wieder andere kommen über Rollbewegungen zum Aufstehen. Manche Kinder stehen auch zunächst und immer mal wieder zwischendurch nur auf den Zehenspitzen. All das ist normal und muss Sie nicht sorgen.

Wie steht Ihr Kind?

Wie steht Ihr Kind? Hält es ein Bein gebeugt und das andere gestreckt? Dann ist alles in Ordnung. Oder steht Ihr Kind immer mit zwei „durchgedrückten" Beinen? Dann sollten Sie Ihren Kinderarzt darauf hinweisen.

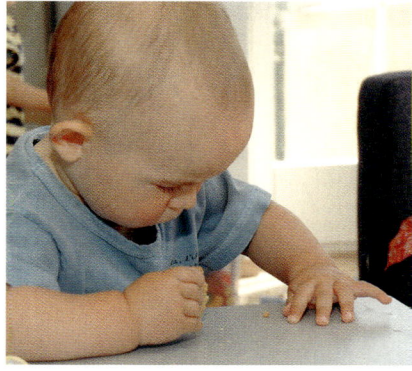

▲ Ich nehme kleine Sachen mit dem Pinzettengriff.

Mühe, diese kleineren Gegenstände wieder loszulassen. Daher klappt auch das Turmbauen mit kleineren Klötzchen noch nicht so gut. Meist drückt Ihr Kind das Klötzchen beim Loslassen zu stark, sodass der ganze Turm umfällt. Ihr Kind hat nun schon vieles über die Beschaffenheit von Gegenständen gelernt. Es weiß oft schon, wie ein Gegenstand sich anfühlt und wozu er da ist. Es klopft Gegenstände, z. B. Holzklötzchen oder Topfdeckel, auch gegeneinander, denn auch das Geräusch verrät ihm etwas über die Beschaffenheit.

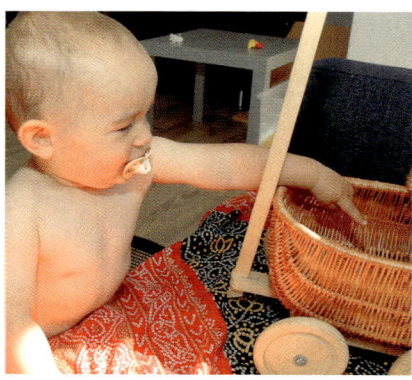

▲ Ich zeige doch, was mich interessiert …

Was Ihr Kind jetzt versteht und spricht

In der zweiten Hälfte des ersten Lebensjahres beginnt die nichtsprachliche Nachahmung, das heißt, das Kind imitiert Gesten und Mimik, es winkt „auf Wiedersehen", klatscht in die Hände und zeigt mit der Hand auf einen Gegenstand. Die Variationen und Ausdrucksmöglichkeiten sind ausgereifter und erlauben es Ihrem Kind, sich differenziert mitzuteilen.

Gleichzeitig sind Sie mit Ihrem Kind sehr vertraut und können oft schon erste Anzeichen des Unbehagens reagieren, bevor Ihr Kind mit Schreien seinen Unmut kundtun muss, z. B.
- dreht es den Kopf weg und presst die Lippen zusammen, wenn es gerade nicht essen will
- spuckt es das Essen wieder aus, wenn es ihm nicht schmeckt,
- windet sich und versteift sich auf dem Arm, wenn es gerade nicht getragen werden will oder
- dreht es den Kopf weg, wenn es gerade keinen Kuss von der Oma bekommen möchte.

Beobachten Sie auch aufmerksam das Gesichtchen Ihres Kindes. Sie werden die vielfältigsten Ausdrucksformen in der Körpersprache erkennen und verstehen lernen.

Ihr Kind kann nun von sich aus einen Kontakt beginnen und die Aufmerksamkeit auf sich ziehen, genauso kann es aber auch einen Kontakt beenden, wenn es nicht mehr spielen möchte.

So „spricht" Ihr Kind mit Ihnen

Ihr Kind reagiert nun auf seinen eigenen Namen oder den Auftrag „gib mir". Es plaudert und „erzählt" viel und kann die meisten Vokale (vor allem a, e), aber auch Konsonanten artikulieren, ohne was zu sagen. (Vielleicht verstehen wir es nur nicht?) Das Kind ahmt die Vokalisationen der Erwachsenen nach. Die Lautproduktion nimmt zu, es entstehen zunehmend Zungen- und Lippenlaute (z. B. ba-ba, da-da). Diese Nachahmung funktioniert natürlich nur, wenn Ihr Kind gut hört. Beobachten Sie Ihr Kind: Es sollte auf ein leises Geräusch von der Seite kurz reagieren und den Kopf kurz drehen, auch wenn es das Interesse daran verliert und sich wieder seiner ursprünglichen Tätigkeit zuwendet (Habituation).

Ihr Kind kann nun auch schon 1 bis 3 sinnbezogene Wörter sagen, z. B. wau-wau (für Hund) oder nam-nam (für Essen). Diese Silbenkombinationen sind für Ihr Kind eine Art Symbolsprache. Für Ihr Kind ist die Bedeutung eindeutig festgelegt, und auch die Personen, die ständig mit dem Kind umgehen, verstehen diese Sprache. Ihr Kind beobachtet genau Ihre Lippenbewegungen und versucht sie nachzuahmen. Erfreut reagiert Ihr Kind auf lautmalerische Äußerungen von Erwachsenen wie „Hoppalla" oder „Rucki-zucki". In vielen alten Kinderbüchern sind diese lautmalerischen Elemente enthalten. Auch wenn Ihr Kind die Geschichten noch nicht ganz versteht, wird es viel Spaß am „dicken, fetten Pfannekuchen" haben, der „kantapper, kantapper" in den Wald läuft, oder an der „Henriette Bimmelbahn" die „rattert, knattert, dampft und faucht, ruckelt, zuckelt, klappert, plappert, bebt und bibbert, rollt und raucht". Auch die sprachlich ansprechenden alten Kinderreime wie „Hoppe, hoppe Reiter" oder „Das ist der Daumen" erfreuen Ihr Kind.

So sprechen Sie mit Ihrem Kind

Haben Sie bisher eher die Laute Ihres Kindes nachgemacht, so dreht sich dieses jetzt um. Benennen Sie alle Sachen um Ihr Kind herum, und zwar nicht in Babysprache sondern mit den richtigen Begriffen. Ihr Kind kann die Namen den Gegenständen zuordnen, auch wenn es die Begriffe selbst noch nicht sagen kann. Sprechen Sie mit Ihrem Kind so viel Sie können, und vor allem loben Sie Ihr Kind, für alles, was ihm gelingt. Versuchen Sie Probleme vorauszusehen und gehen Sie diesen aus dem Weg. Unterstützen Sie Ihr Kind bei seinem Forscherdrang und schützen Sie es vor Gefahren. Auch wenn ältere Geschwister im Raum sind, sollten Sie immer einen Blick auf das Kleine haben. Ältere Kinder können die Gefahren für die Kleinen noch nicht richtig einschätzen und sollten nicht als „Babysitter" überfordert werden.

Nur wenige Regeln!

Es ist mühsam, immer „Nein" zu sagen und dem Kind andauernd etwas zu verbieten. Führen sie deshalb nur wenige Regeln ein, aber achten Sie darauf, dass diese auch eingehalten werden. Natürlich gilt das für die ganze Familie. Wenn Sie als Mutter etwas verbieten, was kurze Zeit später der Vater erlaubt, weiß Ihr Kind zunächst gar nicht mehr, wie es sich verhalten soll. Ganz schnell lernt es aber auch, Sie beide gegeneinander „auszutricksen" und so das Gewollte in jedem Fall zu erreichen. Reagiert Ihr Kind auf eine Ermahnung aggressiv (mit Beißen oder Schlagen), so bleiben Sie gefasst. Reagieren Sie bestimmt, aber liebevoll und ruhig.

Ein paar Tipps für die Erziehung

Haben Sie die Ziele und die Regeln des Fit-Konzepts noch vor Augen? Ziel ist es, eine möglichst große Übereinstimmung zwischen den Bedürfnissen des Kindes und denen seiner Bezugspersonen herzustellen. Manchmal geht das recht einfach, manchmal muss man etwas nachhelfen. Ich möchte Ihnen hier eine Reihe von verschiedenen Möglichkeiten vorstellen, wie man das Verhalten eines Kindes beeinflussen kann. Sie merken, ich spreche nicht von Erziehung, sondern von Beeinflussung. Das Kind soll ja nicht passiv erzogen werden, sondern aktiv an der Veränderung teilnehmen, nicht wahr? Die besten Ideen im Umgang mit Ihrem Kind kommen Ihnen sicherlich selber, Sie sollten aber nicht versäumen, Ihr eigenes Tun zu hinterfragen. Die folgenden Tipps können Ihnen eine Hilfestellung ein, Sie sollten sie aber nicht ohne Überzeugung einfach durchexerzieren.

Gutes Verhalten fördern

Beeinflussung durch Lob

„Time in" und Lob: Ihr Kind verdient Aufmerksamkeit und Lob, auch wenn es nicht gerade herausragende Leistungen zeigt. Ohne Worte, durch Berührungen oder Blicke geben Sie Ihrem Kind zu verstehen, dass Sie es beachten und unterstützen. Nicht nur die Höchstleistungen zählen! Sie können eine konkrete Handlung Ihres Kindes auch mit Worten unterstützen: „Schön wie du gerade zeichnest!" Lob und Time in können das Kind unterstützen, an einer begonnenen Handlung dranzubleiben.

Beeinflussung durch Vorbilder

Kinder ahmen ganz automatisch das Verhalten der Bezugspersonen nach („Gelegenheitslernen"). Wenn Sie als Eltern also z. B. rauchen, ist die Wahrscheinlichkeit, dass Ihr Kind später ebenfalls raucht, größer. Seien Sie sich also Ihrer Vorbildfunktion bewusst (das betrifft auch die Sprache, die Kleidung, die Selbstkontrolle, die Gesten und den Umgang mit Emotionen usw.) und verhalten Sie sich, wie Sie sich das auch von Ihren Kindern wünschen!

Kinder lernen am leichtesten und am liebsten von anderen Kindern. Wenn sie Verhaltensweisen von anderen Kindern abschauen und nachmachen, nennt man das „Modeling". Natürlich können Sie das ausnützen und sofort nur noch „wohlerzogene" Kinder nach Hause einladen! Allerdings besteht dabei auch ein nicht unerhebliches Risiko, dass Ihr Kind von „Wohlerzogenen" auch „nicht Wohlerzogenes" übernimmt.

Beeinflussung durch positive Verstärkung (Belohnung) – Vorsicht!

Mit der positiven Verstärkung unterstützen wir (in unseren Augen) gutes Benehmen und richtige Handlungen. Sie kennen diese Technik aus dem Tierpark: wenn der Seehund den Ball jongliert, erhält er vom Trainer eine Sardine. Nun sind Kinder bekanntlich keine Seehunde und Ihr Repertoire an Verstärkungen sicherlich größer. Kinder werden eine Tätigkeit nicht nur davon abhängig machen ob sie dafür eine Süßigkeit kriegen, sondern auch davon, ob sie ihnen Spaß macht. Nicht nur materielle Dinge sind Verstärker, auch Blicke, Berührungen, die bei Angst aufgehende Kinderzimmertüre nachts... Und zu guter Letzt vergessen Sie nicht: Nicht jede Tätigkeit schreit nach positiver Verstärkung. Sie tun ja auch viele Dinge ohne Belohnung.

Es ist immer besser häufig kleine Verstärkungen zu geben als (zu) selten große! Wiederholte Verstärkung wirkt besser, und Übung macht den Meister. So kann es sinnvoll sein, das Kind frühzeitig in die Tätigkeiten des Haushaltes einzuführen, die ja eh fast täglich wiederholt werden müssen. So gewöhnt sich ganz nebenbei das Kind auch schon frühzeitig daran, dass dies zu Leben gehört. Jede Handlung, jedes Benehmen muss vom Kind schon einmal richtig gut gemacht werden können bevor man es „verstärken" kann.

Verstärkungen können aber auch kontraproduktiv sein: wenn Sie zum Beispiel ein Kind, das im Bett nach ihnen schreit, aufnehmen, belohnen (verstärken) Sie sein „Fehlverhalten" und können es damit „chronifizieren". Schnell lernt Ihr Kind den Zusammenhang zwischen seinem Schreien und Ihrem Hochnehmen. Ihr Kind ist schlau! Nicht selten unterlassen Sie eine gewünschte Handlung, wenn die Verstärkung ausbleibt oder Sie erhöhen den Preis einer Leistung, indem sie nach besserer „Verstärkung" verlangen.

Beeinflussung durch „Tauschgeschäfte"

Neben den konditionellen Verstärkungen können auch symbolische Tauschgeschäfte den Zweck erfüllen. „Wenn du dies oder jenes tust bekommst du ein Bonbon, oder ich gebe dir etwas, das mir besonders gefällt." Bei größeren Kindern kann es helfen, Listen aufzuhängen, auf denen man Positives, aber auch Negatives aufschreibt und mit einem Belohnungssystem quantifiziert.

Beeinflussung durch Abschwächung

Durch Abschwächung können Änderungen langsam erreicht werden. So kann man, anstatt dem Kind die lästige Nuckelflasche abrupt zu entreißen, das Kind langsam entwöhnen. Verdünnen Sie den Inhalt (zum Beispiel 10% pro Tag) immer mehr mit Wasser, reduzieren Sie die Menge und offerieren Sie gleichzeitig den vollwertigen Inhalt in einer anderen Form, zum Beispiel in einem Glas. Bald wird sich Ihr Kind für den wahren Inhalt entscheiden, aus dem Glas trinken und das „Wassernuckeln" aufgeben! So können auch Einschlafzeiten über Tage und Wochen langsam, nach vorne oder hinten verschoben werden. Mit diesen Tricks kann man sehr gut unnötige Konfrontationen vermeiden. Gerade bei trotzenden Kindern hilft dieses sehr.

Beeinflussung durch Ablenkung

Ganz elegant ist auch die Ablenkung, die in den ersten Lebensjahren oft bestens funktioniert. Will ein Kind unbedingt etwas haben, können Sie es leicht ablenken: (In Gedanken „Ah möchtest diese Süßigkeit), laut: „Schau mal das Kind da drüben, was es gerade macht." Ein Tagesrückblick, zum Beispiel vor dem Zubettgehen, bei dem alle guten Verhaltensweisen und Leistungen des Kindes nochmals positiv besprochen werden, kann ihm helfen am nächsten Tag Gleiches zu tun. Das ist keine Bilanz, und schlechtes Verhalten sollte da nicht unbedingt zur Sprache kommen.

Schlechtes Verhalten beenden

Beeinflussung durch körperliche Strafen – ein Tabu!

Es gibt keinen Grund, ein Kind zu schlagen. Wenn Sie Ihr Kind schlagen, schlagen Sie sich selbst. Sie schaffen es nicht, Ihrem Kind auf anderem Wege klar zu machen, was Sie von ihm wollen. Auch Anschreien, Fuchteln, Kreischen, Drohen und Schütteln erfüllen den Tatbestand eines Erziehungsnotstandes und müssen um alles in der Welt vermieden werden. Sonst bringen Sie Ihrem Kind bei, dass Gewalt eine Methode ist, um Auseinandersetzungen zu führen. Das glauben Sie doch nicht im Ernst. Also lassen Sie es bleiben. Falls Ihnen „die Hand ausrutscht" besprechen sie den Anlass unbedingt mit Ihrem Kinderarzt (auch wenn es Ihnen peinlich ist und Sie sich eigentlich schämen). Er wird versuchen, Ihnen zu helfen, damit es gar nie mehr so weit kommt!

Beeinflussung durch „time out"

Bei anstößigem, unkorrektem Verhalten kann ein zuvor klar befristetes „time out" helfen. Das Kind erhält eine Auszeit von Verstärkung und anderer Form von Belohnung. Das kann örtlich („Geh in dein Zimmer"), aber auch durch emotionale Abwendung (sie ignorieren Ihr Kind) geschehen. Die Kriterien müssen allerdings klar und möglichst emotionslos bekanntgegeben werden und sich ausschließlich auf die Tätigkeit, die eben gerade erfolgt ist, beziehen und nie auf die Person des Kindes. Diese Methode kann ab dem ersten Geburtstag bis ins Adoleszentenalter funktionieren. Während der „Auszeit" kann sich das Kind beruhigen und eventuell über sein Tun nachdenken oder auch auf Rache sinnen. Drohen Sie nicht nur „time outs" an, ziehen Sie es wirklich durch (auch wenn Sie als Mutter oder Vater darunter leiden). Besonders wirkungsvoll sind „time outs" wenn die nachfolgende „time in" besonders warm und fürs Kind emotional gut erlebt wird. Die nachfolgende „time in" ist dann aber keine Zeit für elterliche Rache und Vorwürfe. Die Strafe selbst ist durch das „time out" erfolgt und, wenn sich das Kind beruhigt hat, abgegolten. Das Kind kann so erfolgreich lernen, sich selbst zu beruhigen. Ein weiterer Vorteil ist, dass Sie sich während dem „time out" auch entspannen können und sich zum Geschehen Gedanken machen können. Vielleicht muss es gar nicht wieder so weit kommen.

Beeinflussung durch Auslöschen

Die (Aus-)Löschtechnik kann benutzt werden, wenn zum Beispiel ein Kind zu einer gewissen Zeit partout nicht ins Bett gehen will. Nach einer deutlichen Vorwarnung ziehen Sie alle Aufmerksamkeit von ihm ab, ignorieren es und behandeln es wie Luft. Ihr Kind fühlt sich u. U. nicht ernst genommen und dreht erst recht auf, um sich bemerkbar zu machen. Bleiben Sie aber konsequent, so kann Ihr Kind lernen, das „Fehlverhalten", da es zwecklos geworden ist, aufzugeben. Viele Eltern brauchen aber Unterstützung und Anleitung, um konsequent zu bleiben. Denn nur dann ist diese Methode erfolgreich. Ansonsten wird das Kind mit seinem Verhalten zunehmend die Hierarchie auf den Kopf zu stellen versuchen. Und das ist weder für Sie noch für Ihr Kind wünschenswert. Bitten Sie allenfalls Ihren Kinderarzt um Rat.

Man kann die Auslöschtechnik auch graduell durchführen: man ignoriert von Tag zu Tag das „Fehlverhalten" des Kindes mehr und mehr. Dies nennt man geplante oder graduelle Auslöschtechnik. Die initialen Ausbrüche des Kindes werden schwächer, die Methode braucht aber viel mehr Zeit zum Erfolg.

Beeinflussung durch Schimpfen

Natürlich dürfen Sie Ihr Kind für „Missetaten" schelten. Die Schelte hat aber adäquat, dem Vergehen entsprechend und nicht prinzipiell zu erfolgen. Zielen Sie auf die Handlung, nicht auf die Person Ihres Kindes: „Was hast du da getan!" und nicht „Was bist du für ein böses Kind!" Schelten kann inflationär werden, das Alltagsklima vergiften und somit die sichere Wirkung allmählich verlieren. Schelten Sie Ihr Kind nur bei Ereignissen, die wichtig, gefährlich oder unfair sind, nicht wegen jeder Kleinigkeit. Ein Alltag, der nur noch aus „Nörgeleien" besteht, ist für alle Beteiligten eine Qual. Vergessen Sie nicht: Kinder sind Forscher und die brauchen Platz und Ermunterung, nicht Zensur und dauerndes „in die Schranken weisen"!

Beachten Sie auch die Entwicklung Ihres Kindes. Auf Ihre bohrende Frage „Warum hast du das getan?" können Kinder oft erst ab dem 4. Geburtstag eine einigermaßen einleuchtende Erklärung liefern. Also lassen Sie die inquisitorischen Fragen, sondern stellen Sie den Sachverhalt nüchtern fest und erklären Sie möglichst unaufgeregt die sich daraus sich ergebenden Konsequenzen.

Ein Wort zum Schluss: „Erziehung" ist eine Kunst. Wenn Eltern es schaffen sich auch selbst zu erziehen, damit der Fit des Kindes möglichst in allen Bereichen groß wird, ist und bleibt, haben Sie eine riesige Leistung vollbracht, deren „Früchte" an Ihnen nicht vorbeigehen werden: eine lebenslang gute Beziehung zu Ihren Kindern.

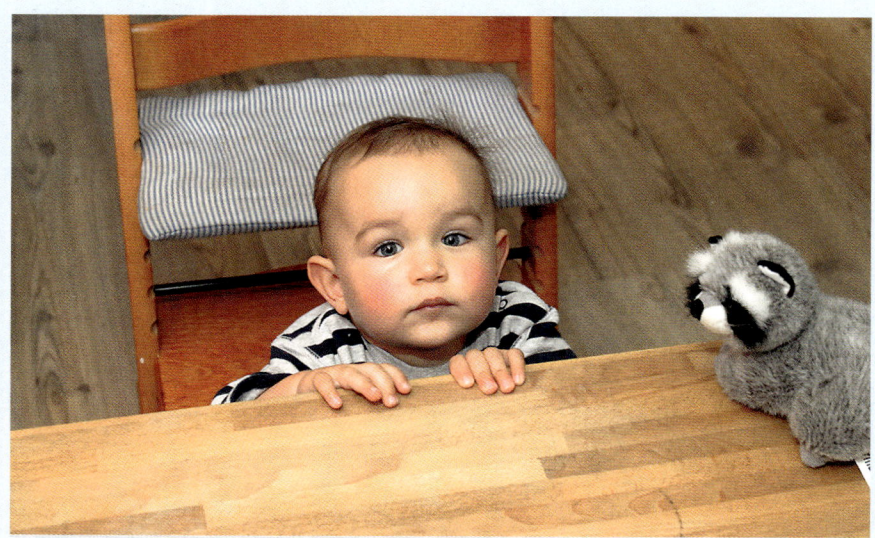

◄ Was soll ich oder darf ich nun schon wieder nicht?

Die Beziehung zur Umwelt

Allmählich hört Ihr Kind auf, Gegenstände dauernd in den Mund zu stecken. Stattdessen wird die Fähigkeit, Gegenstände mit den Augen zu erfassen (visuelle Exploration) trainiert. Während der ersten Lebensmonate konnte Ihr Kind die Personen- und Gegenstandswelt noch nicht miteinander verbinden. Nun, im Alter zwischen 9 und 12 Monaten, kennt es die Menschen und auch Eigenschaften von Dingen so gut, dass eine erste Verbindung möglich wird: Ihr Kind lässt z. B. eine Rassel fallen und schaut Sie dann an, als ob es fragen wollte, ob sie dies auch gesehen oder gehört haben. Wenn Sie die Rassel wieder aufheben, wird Ihr Kind sie gleich wieder fallen lassen, nur damit Sie sie wieder aufheben. Ein schönes Spiel! Ihr Kind stellt über dieses Spiel erstmals die Dreiecks-Verbindung Ich – du – Gegenstand her. Entwicklungspsychologen nennen diese Art des Blickaustausches triangulären oder referenziellen Blickkontakt, er ist ein Schlüssel für die normale Kommunikationsentwicklung.

Vertraute Personen erkennt Ihr Kind in der bekannten Umgebung nun zuverlässig wieder. Ganz anders sieht das im Freien aus. Begegnen Sie einer vertrauten Nachbarin z. B. in einem Geschäft, so kann es sein, dass Ihr Kind diese erst nach ausdauernder Beobachtung wiedererkennt.

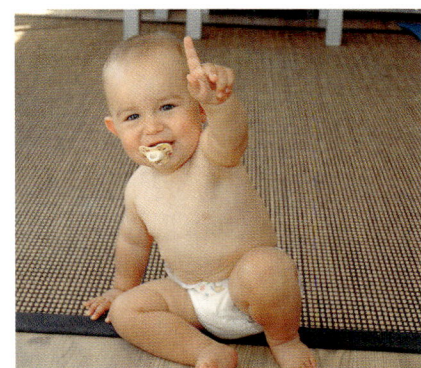

▲ Das bin ich!

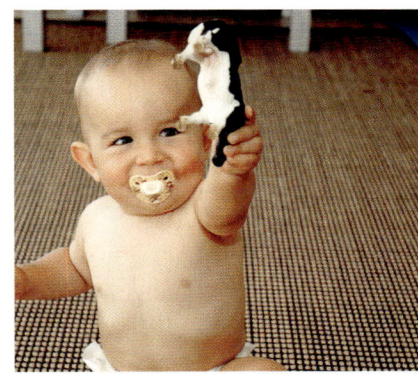

▲ Das ist es...

▶ Ich spiel noch nicht richtig mit meiner Schwester, ich schau eher mal zu. Manchmal mach ich ihr etwas kaputt. Das mag sie gar nicht.

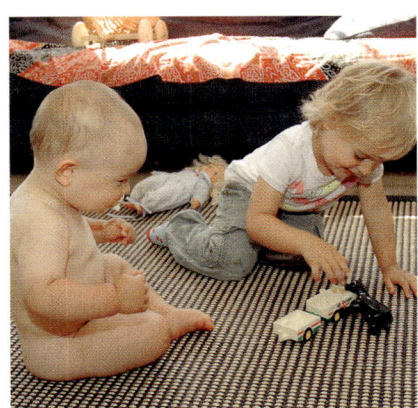

▼ Wenn meine Schwester mit mir spielt, ist das nicht immer lustig.

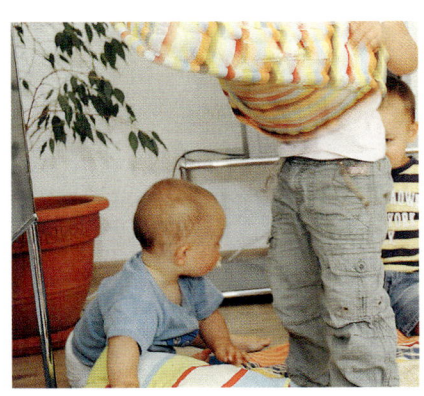

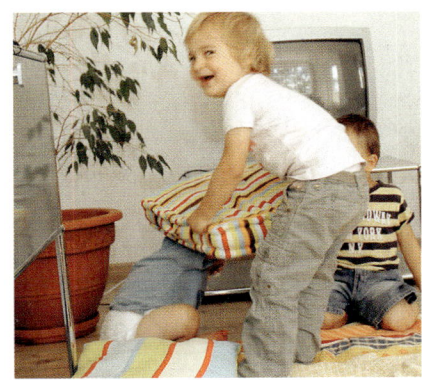

Schon ein Jahr!

Das Spiel wird immer abwechslungsreicher

Mit zunehmendem Alter verändert sich das Spiel Ihres Kindes. Ihr Kind kann sich jetzt auf Spielsachen zu bewegen, das Kind kommt zum Spiel und nicht mehr umgekehrt. Die Hände können feinere Strukturen erkennen, kleine Dinge anfassen und festhalten. Ihr Kind kann sich auch schon für kurze Zeit allein mit seinen Spielsachen beschäftigen. Aber nach wie vor liebt es alles, was es mit Ihnen gemeinsam machen kann, also Fingerspiele, Hoppe-hoppe-Reiter oder Verstecken.

Ihr Kind zeigt nun auch auf Gegenstände, die es haben möchte und schaut Sie dann fordernd an. Der Zeigefinger wird nun wirklich zum „Zeige"-Finger. Ihr Kind möchte Ihre Aufmerksamkeit auf ein Ziel richten. Umgekehrt geht es genauso. Auch Sie können mit dem Finger auf etwas zeigen, Ihr Kind wird Ihrem Finger folgen. Hier ein paar Spielvorschläge:

▌ Gegen Ende des ersten Lebensjahres spielen Kinder sehr gerne „Suchen" und „Verstecken". Legen Sie vor den Augen Ihres Kindes ein Bauklötzchen unter ein Tuch oder in einen Karton, und Ihr Kind wird begeistert sein, es wiederzufinden. Oder Sie selber verstecken sich hinter einem Sessel und werden unter lautem Lachen „gefunden".

▌ Ihr Kind kann nun auch schon mit Ihnen spielen. Es rollt einen Ball zu Ihnen oder gibt Ihnen ein Spielzeug.

▌ Besonders beliebt sind auch die Spiele in der Badewanne. Dafür reicht ein einfacher Becher, mit dem man das Wasser schöpfen und wieder ausgießen kann. Und matschen im Sand gehört sicherlich mit zu den wichtigsten Sinneserfahrungen im Kindesalter.

▌ Kann Ihr Kind sich vorwärts bewegen, wird es besonders gerne in seiner Höhe Fächer ausräumen. Sparen Sie sich teure Spielsachen und richten Sie Ihrem Kind mithilfe von kleinen Töpfen, Deckeln und anderen Dingen aus dem Haushalt sein Spielfach ein. Ihr Kind spielt am liebsten mit Gegenständen, die es von Ihnen kennt. Achten Sie aber darauf, dass Ihr Kind sich nicht an scharfen Kanten verletzen kann.

▌ Jede Form von „Krabbelparcour" ist eine ideale Spielstätte für Ihr Kind. Bauen Sie aus Matratzen, festen Kisten und Ähnlichem eine Landschaft, die Ihr Kind erkunden kann – mit Möglichkeiten zum Aufrichten und der Freude, auf einem Stuhl das Lieblingsspielzeug zu finden.

▌ Ihr Kind hört nun gerne Musik und bewegt sich dazu, es tanzt.

▌ Besonders beliebt sind in diesem Alter Tobespiele, wo es ruhig auch etwas wild zugehen kann. Meistens sind es die Väter, die diese Form des Spielens bevorzugen. Die Kinder juchzen und glucksen, ihnen tut diese Tobestunde gut.

Sie sehen, die materiellen Anschaffungen an Spielzeug für Ihr Kind im ersten Jahr sind sehr gering. Nicht das Material ist wichtig, sondern die Zeit, die Sie als Eltern mit dem Kind verbringen. Auch wenn Sie aus beruflichen Gründen nicht sehr viel Zeit mit Ihrem Kind verbringen können, sollte die Zeit, die Sie ihm widmen, wirklich nur ihm gehören. Lassen Sie sich nicht durch andere Dinge ablenken. Kinder haben eine Antenne

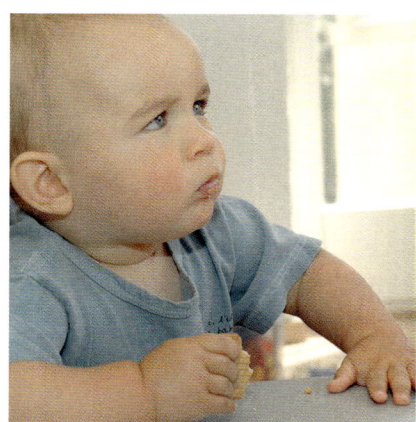

▲ Ich finde es gar nicht lustig, wenn man mir Sachen wegnimmt!

dafür, wo ihre Eltern sich mit ihren Gedanken befinden.

Warum quengelt Ihr Kind immer wieder?

Versetzen Sie sich einmal in die Lage Ihres Kindes: Es begreift im zweiten Lebenshalbjahr schon eine ganze Menge, aber seine körperlichen Fähigkeiten reichen nicht immer aus, seine Pläne auch durchzuführen. Beispielsweise weiß es genau, dass der Klotz in eine bestimmte Öffnung passt, aber die Fingerchen können den Klotz noch nicht so drehen, dass er auch wirklich reinschlüpft. In so einer Situation wird Ihr Kind jetzt schnell ungeduldig und fängt an zu quengeln. Beobachten Sie Ihr Kind genau. Springen Sie nicht bei jedem Laut sofort auf und helfen ihm, denn dann nehmen Sie ihm möglicher-

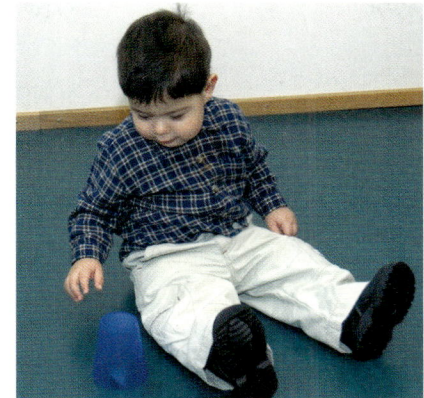

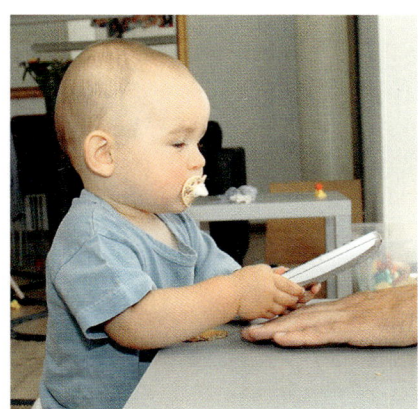

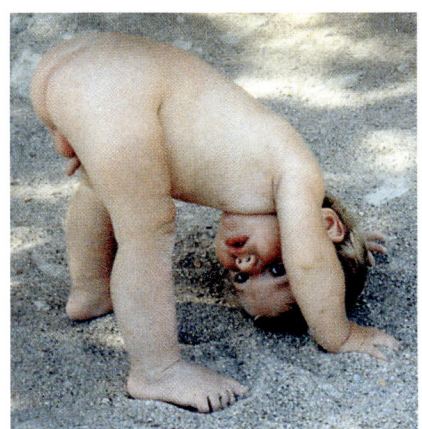

▲ Was heißt hier auf dem Kopf? Wer steht kopf?

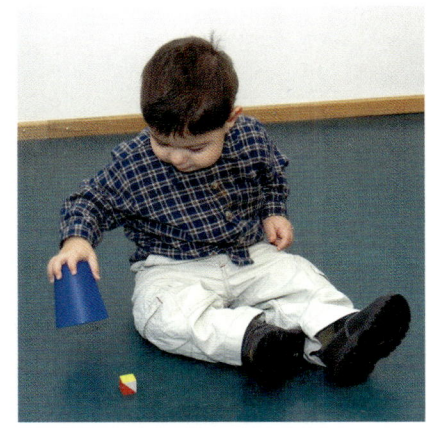

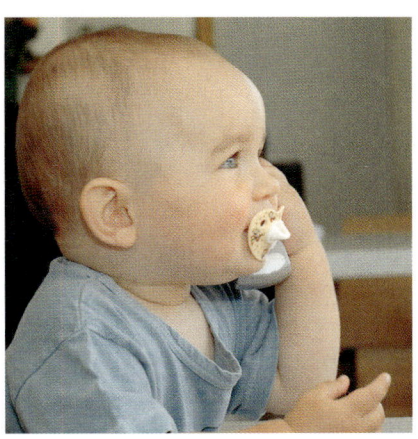

▲ Mit einem „Telefon" telefoniere ich (funktionelles Spiel).

weise das Erfolgserlebnis, die selbst gestellte Aufgabe doch noch gelöst zu haben. Warten Sie aber auch nicht zu lange, denn aus dem Quengeln wird vielleicht ein herzzerreißendes Schreien. Unter Umständen reicht schon ein Zeichen von Ihnen, dass Sie da sind oder ein kleiner Hinweis „Sieh mal, so geht es auch" und Ihr Kind widmet sich beruhigt wieder der Aufgabe.

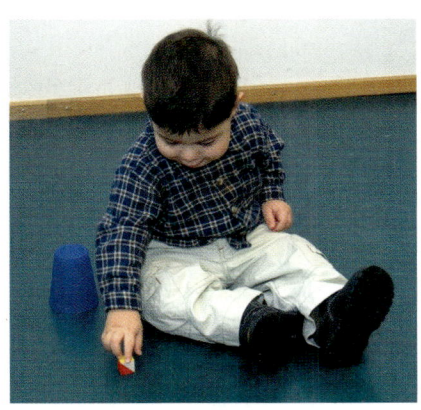

▲ Ich finde Gegenstände wieder, die man vor mir versteckt.

Schon ein Jahr!

Meine Eltern und ich – ein eingespieltes Team

Die Welt ist doch sehr spannend. Andauernd entdecke ich neue Sachen. Ich möchte alles kennenlernen und dazu muss ich es auch spüren. Nehme ich aber etwas in den Mund, reagieren die Erwachsenen sehr heftig und nehmen es mir wieder weg. Sie sagen auch immer wieder das Gleiche „Nicht in den Mund nehmen." Wie soll ich denn erfahren, was für ein Gegenstand das ist?

Das Essen ist mittlerweile abwechslungsreicher geworden, aber manchmal soll ich recht ungewohnte Dinge essen. Sie sollten aber das Gesicht meiner Eltern sehen, wenn ich das Gesicht verziehe, wenn ich wieder mal so was Komisches essen soll. Manchmal spucke ich auch einfach etwas wieder aus. Es macht doch keinen Sinn, dass ich alles kritiklos schlucke, oder? Was für eine Aufregung wegen nichts.

Aber komisch ist es schon, welche Geduld meine Eltern mit mir haben. Manchmal werfe ich Gegenstände vom Tisch und schaue dann meine Eltern an. Was passiert? Sofort bücken sie sich und holen es wieder rauf. Dieses Spiel wird ihnen einfach nicht langweilig. Sie murmeln zwar was in den Bart, aber immer wieder holen sie es rauf. Also spiele ich das Spiel halt mit.

Abends wollen sie manchmal, dass ich schlafen soll, aber ich bin doch noch gar nicht müde. Dann singen sie mir immer wieder das gleiche Lied vor und schauen, ob ich schon dabei einschlafe. Manchmal fallen mir wirklich die Augen zu. Aber manchmal beobachte ich sie aus den Augenwinkeln und spüre ganz genau, wenn sie sich aus dem Zimmer schleichen wollen. Besonders auffällig ist dieses Verhalten, wenn Mama abends noch mal ein besonders schönes Kleid anzieht. Sie will wohl noch nicht ins Bett, sondern hat noch was vor? Ha, ein kleiner Schrei von mir genügt, und schon stehen meine Eltern wieder neben meinem Bettchen. Wenn ich das mehrmals nacheinander mache, werden sie wieder so eigenartig nervös. Da soll doch jemand die Eltern verstehen!

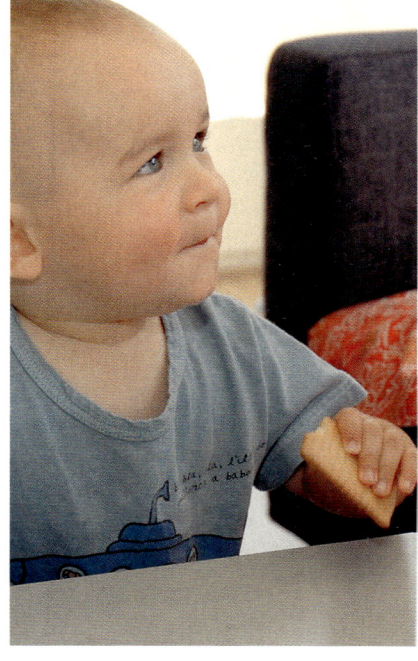

▲ Ich esse selbstverständlich einen Keks alleine.

So schmeckt es Ihrem Kind – die Ernährung

Ihr einjähriges Kind sitzt jetzt schon an mindestens drei Mahlzeiten pro Tag mit Ihnen am Tisch, zum Beispiel auf einem Hochsitz. Planen Sie für diese Mahlzeiten viel Zeit ein und genießen Sie diese Zeit. Die Mahlzeiten sind für die ganze Familie ein wichtiger Treffpunkt. Sie strukturieren den Tag und geben Gelegenheit zum Austausch. Auch Ihr Einjähriges will daran schon teilhaben.

Zwischen den Hauptmahlzeiten braucht Ihr Kind kleine Zwischenmahlzeiten. Es muss jetzt nicht mehr so viel trinken wie vor wenigen Monaten. Die Gewichtszunahme ist nun auch verlangsamt, denn Ihr Kind isst nicht mehr so viel. Das ist normal. Mittlerweile können Sie ans Abstillen denken bzw. die Fläschchen durch Breimahlzeiten ersetzen. Vermeiden Sie die Einführung der Nuckelflasche. Diese bedroht die Zähne (Karies), die Zahnstellung (offener Biss) und eine gesunde Ernährung. Vermeiden Sie nach wie vor gesüßte Nahrungsmittel und Salz. Fördern Sie das Trinken aus dem Glas, der Tasse oder der Schnabeltasse. Mit dem Löffel kann das Kind allerdings noch nicht gezielt umgehen, aber Übung macht den Meister.

Die Entwicklung in Kürze: mit einem Jahr

Die Zeiten, in denen Ihr Kind brav im Körbchen oder auf einer Krabbeldecke lag, sind nun endgültig vorbei. Aus dem hilflosen Neugeborenen ist ein unternehmungslustiges Kleinkind geworden, das mit Ihnen am Tisch sitzt, schon vieles von dem isst, was Sie essen und seine ersten Schrittchen wagt. Ihr Kind genießt jeden Augenblick, den es mit Ihnen verbringen kann und lernt mit Ihrer Unterstützung die Welt kennen.

Motorische/feinmotorische Entwicklung

- Ihr Kind kann frei und mit sicherem Gleichgewicht sitzen.
- Es zieht sich an Möbeln und Personen zum Stehen hoch.
- An den Händen oder an Möbeln entlang wagt es die ersten Schrittchen.
- Ihr Kind kann nun mit Daumen und gestrecktem Zeigefinger (Scherengriff) oder mit der Daumenspitze und dem Zeigefinger (Pinzettengriff) greifen.

Entwicklung der Sinneswahrnehmungen und kognitive Entwicklung

- Am Ende des ersten Lebensjahres sind die Hör- und Sehfähigkeiten voll ausgebildet. Ihr Kind reagiert auch auf leise Geräusche.
- Ihr Kind kann zwischen sich selbst, einem Gegenstand und einer weiteren Person eine Beziehung herstellen (Dreiecks-Verbindung Ich – du – Gegenstand, referenzieller Blickkontakt).
- Ihr Kind zeigt auf Gegenstände und möchte wissen, was das ist.
- Der Zeigefinger wird benutzt, um auf interessante Gegenstände zu weisen.
- Ihr Kind spielt Verstecken und imitiert Handlungen (Klatschen, Telefonieren).

Sprachentwicklung

Ihr Kind kann schon 1 bis 3 sinnbezogene Wörter sagen (Mama, Papa).
Mit viel Ausdauer „erzählt" Ihr Kind und ahmt Ihre Sprache nach.
Besonders beliebt sind die a- und e-Laute, die in Silbenketten aneinandergereiht werden (z. B. da-da-da-da).

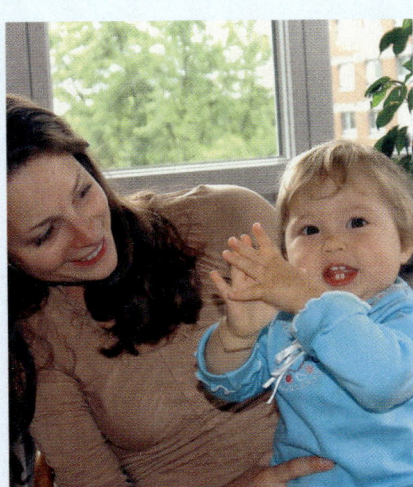

◄ Ich klatsche.

Sozioemotionale Entwicklung

Ihr Kind kann von sich aus einen Kontakt aufnehmen, aber auch wieder beenden.
Bei seinen kleinen Ausflügen braucht Ihr Kind immer eine Rückversicherung (Blickkontakt, Geste), dass eine Bindungsperson da ist.

Und wie geht es weiter?

Ihr Kind wird nun zunehmend selbstständiger. Am Ende des ersten Lebensjahres möchte es schon ein Stückchen Brot selber in die Hand nehmen und hilft mit entsprechenden Körperbewegungen beim An- und Ausziehen mit. In den nächsten Monaten werden diese Fertigkeiten verbessert. Ihr Kind wird sich seiner selbst langsam bewusst und setzt seinen Charme, negatives oder positives Verhalten ganz gezielt ein, um seine Ziele zu erreichen. Nun heißt es aufpassen! Lassen Sie sich nicht zu sehr von Ihrem Kind „einwickeln", sondern zeigen Sie ihm durchaus seine Grenzen.

Entdecken – Ihr Kind im zweiten Lebensjahr (13 bis 24 Monate)

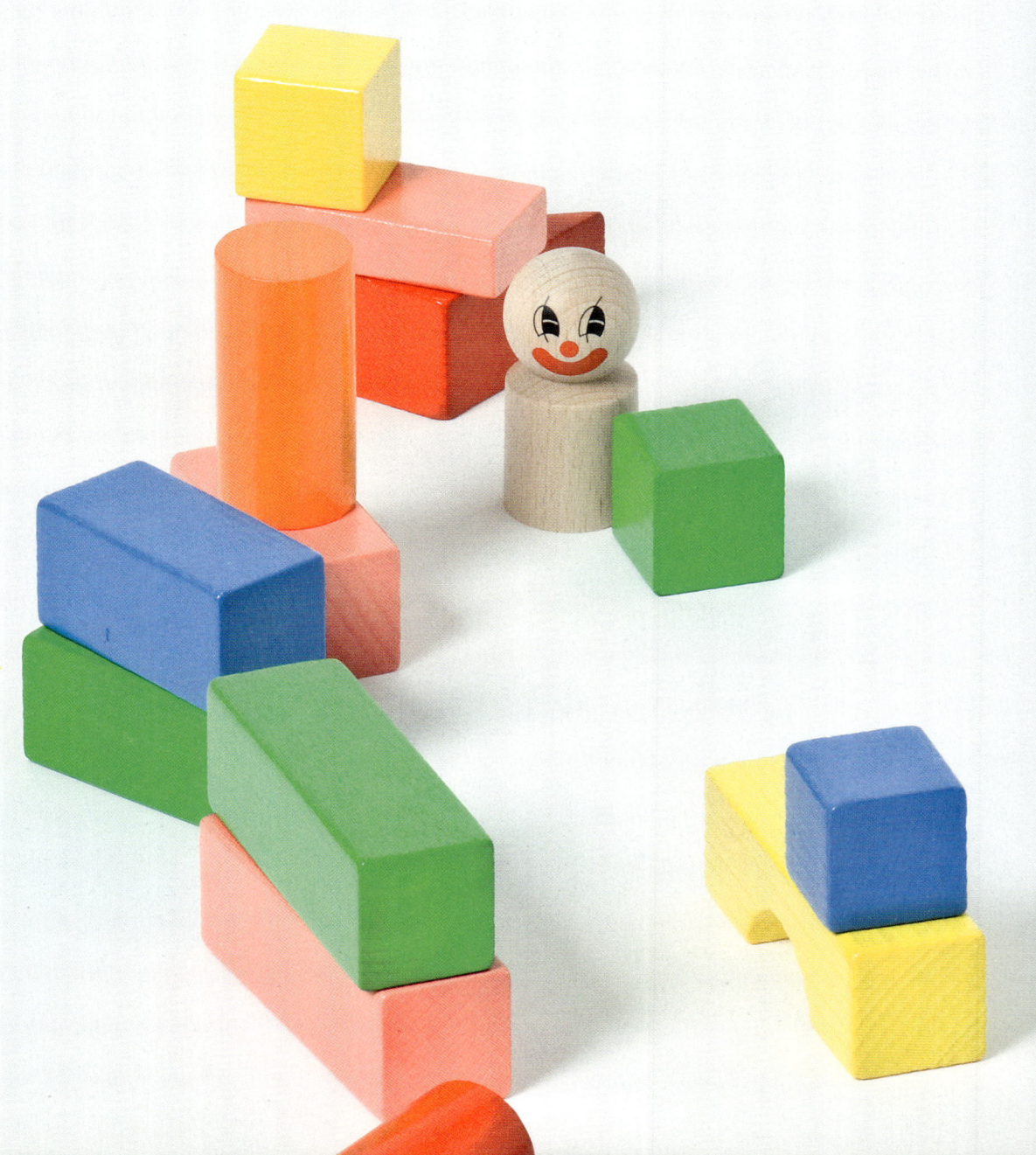

Worauf Sie sich jetzt freuen können

In diesem Alter ist Ihr Kind ein Wirbelwind voller Forschungsdrang und unerschöpflicher Energie. Sie müssen, um Schlimmeres zu verhüten, Ihr Kind dauernd unterstützen und beobachten, damit Ihr kleiner Racker kein Unheil mit anderen oder mit sich selbst anrichtet. Ihr Kind lebt in seiner eigenen magischen Welt – ohne ersichtliche Grenzen. Es baut seine unabhängige Fortbewegung und die Selbstbestimmung aus, und fordert zunehmend. Spätestens, wenn Sie das erste Mal erlebt haben, wie Ihr Kind versucht seinen unbändigen Willen durchzusetzen und zum Beispiel in einem Supermarkt einen mittleren Trotzanfall bekommt, wird Ihnen klar, wie weit sich das Kind von einem süßen Säugling weiterentwickelt hat. Plötzlich und unerklärlich wird das Anziehen, das Windeln wechseln oder das bisher besonders geschätzte Essen zum riesigen Problem. Ihr Kind zeigt seine Frustrationen, wenn es zum Beispiel irgendetwas, was es sich in den Kopf gesetzt hat nicht erhält, oder etwas nicht kann. Wenn dann sein Schreien den Eltern zu wenig Eindruck zu machen scheint, kann der Frust sich zu einem ausgewachsenen Trotzanfall steigern. Manche Kinder halten sogar die Luft an bis sie blau und kurz bewusstlos werden. Ihr Kind hat dann einen sogenannten Affektkrampf durchgemacht, der an sich ungefährlich ist (siehe S. 137).

Ihr Kind kennt keine Gefahren, klettert überall hinauf, rennt auf die Straße, steckt den Finger in die Steckdose und lernt aus den kleineren und größeren Unfällen scheinbar nicht, aber auch gar nichts! Die Entwicklung der Autonomie kann sich unheilvoll auch beim Essen zeigen. Wenn Sie nicht aufpassen und Ihr Kind zum Essen zwingen, kann die Situation leicht eskalieren. Dann wird das Kind bei allem und jedem Nahrungsmittel das Essen verweigern und damit die unheilvolle Spirale zwischen Druck der Eltern „Du musst das essen, das ist gesund" und dem Widerstand des Kindes „Ich mag das aber nicht" verstärken!

Ihr Kind mit fünfzehn Monaten

Ungeduldig warten viele Eltern darauf, dass Ihr Kind um den ersten Geburtstag herum laufen lernt, ist es doch ein sichtbares Zeichen seiner Entwicklung. Sie ermutigen Ihr Kind wieder und wieder und freuen sich sehr über die beobachteten Fortschritte. Doch so viel Sie auch versuchen, Ihr Kind zu motivieren, letztlich bestimmt Ihr Kind sein eigenes Entwicklungstempo. Bis zum Alter von 15 bis 18 Monaten haben die meisten Kinder gelernt, frei zu gehen. Aber einige Spätzünder brauchen noch zwei bis drei Monate mehr bis sie frei gehen können, kein Grund zur Sorge! Ich möchte Sie immer wieder darauf aufmerksam machen, dass die Variabilität der Entwicklung der Kinder enorm ist.

Bindung und Loslösung – ein Ausblick

Ist die Bindung (siehe S. 60) ein zentrales Element für die erfolgreiche und gute Entwicklung des Kindes, so ist es die Loslösung von den Eltern ebenso. Diese Loslösung beginnt schon im ersten Lebensjahr. Zunächst ermöglichen die motorischen Fähigkeiten einen größeren Radius der Entfernung von der Mutter. Initial vergewissert sich aber das Kind (wie ein Gummiband), ob es sich weiter weg wagen soll und kommt, wie um Sicherheit aufzutanken, sehr oft wieder zur Betreuungsperson zurück; die Entwicklung von Selbstständigkeit wird mühsam erarbeitet. Die Autonomieentwicklung ist ein Prozess, in dessen Verlauf Kinder ihr Handeln und Erleben als zunehmend unabhängig vom Handeln und Erleben anderer Personen begreifen. Sie ist ein zentrales entwicklungspsychologisches Element für die Entwicklung.

Diese Selbstständigkeitsentwicklung spielt im Kleinkindesalter eine große Rolle. Denken Sie nur an das Trotzen, die Essensverweigerung, die eigenartige Vorliebe für ganz bestimmte Rituale usw. Auch im Schulalter entwickeln Kinder Bereiche eigener Entscheidungen: Wahl der Freunde, des Essens, der Kleidung. Um dann in der Adoleszenz sich zu akzentuieren: möglichst anders sein als die Eltern und gleichzeitig möglichst gleich wie die Gleichaltrigen (Peer group). Der Höhepunkt ist dann der Auszug aus dem Elternhaus.

Die Entwicklung von Selbstständigkeit, eigenem Willen, der Wahrnehmung seiner Selbst, seiner Fähigkeiten, aber auch seiner Schwächen ist eine Grundvoraussetzung für ein erfolgreiches „Mensch sein". Eltern müssen diesen Prozess, der, sofern das Kind sich normal entwickelt hat, vom Kind ausgeht (das Kind ist in dieser Hinsicht den Eltern immer einen Schritt voraus), nicht als Aktion gegen sie, sondern für das Kind selbst verstehen. Eine Unterbindung mit Verboten, Regeln Einschränkungen, ohne dass diese den Kindern auch „altersentsprechend" kommuniziert wird, ist kontraproduktiv. Die Loslösung kann dann für beide Teile dann nur umso schmerzhafter vonstatten gehen. Natürlich soll dies nicht heißen, die Erziehung auf „laissez faire" umzustellen.

▼ Ich brauche noch viel Halt.

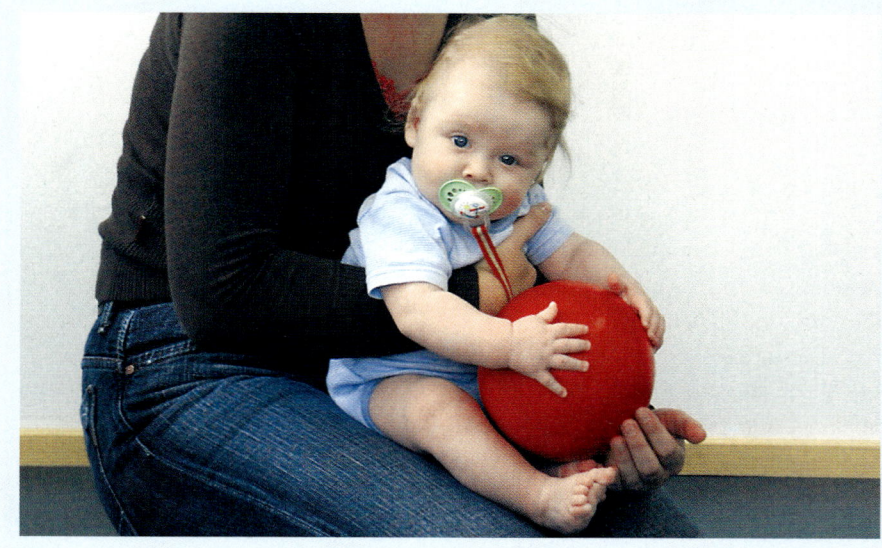

Nein, es muss aber bei jeder Opposition gefragt werden, inwiefern sie dem Kind tatsächlich schaden kann (Gefahren) oder eben lebenswichtig ist. Grenzen müssen veränderbar und begründbar sein!

Entscheidend ist dann vor allem in der Präadoleszenz, dass bei den Diskussionen um Regeln die Beziehung zum Jugendlichen nicht verlustig geht: „Der macht ja eh, was er will!". Bei Kindern, deren Entwicklung nicht in den normalen Wegen verläuft, kann es sein, dass die Eltern Ihrerseits die Loslösung initiieren, was diesen oft besonders schwer fällt. Oft ist hier zum Wohle beider Seiten kompetente Unterstützung notwendig.

Kein Grund zur Sorge: Affektkrämpfe

Etwa 5 Prozent aller Kinder, bevorzugt zwischen dem 6. und 18. Lebensmonat, entwickeln sogenannte Affektkrämpfe (andere Bezeichnungen: respiratorische Affektanfälle, breath-holding spells, Schreikrämpfe, Wegbleiben, Wegschreien, Wutkrämpfe). Dabei handelt es sich um anfallsartige Ereignisse mit Bewusstseinsverlust, gelegentlich mit krampfartigen Erscheinungen, die durch Gefühle (Affekte) ausgelöst werden. Das Kind wird quasi von seinen Gefühlen überrollt. Ursachen solcher Affektausbrüche können z. B. Schmerzen, Enttäuschung oder Wut sein. Affektkrämpfe sind ungefährlich, und die Kinder erholen sich vollständig. Diese Anfälle hören in einigen Monaten oder Jahren spontan auf, bei 50 Prozent bis ins fünfte, bei 90 Prozent bis spätestens ins sechste Lebensjahr. Langzeitfolgen treten nicht auf. Die Anfälle sind niemals lebensgefährlich!

Woran erkennen Sie so einen Anfall, und was sollten Sie beachten?

Den Beginn des Anfalls erkennt man oft schon am erschreckten oder wütenden Gesichtsausdruck des Kindes. Es folgt meist ein sich steigerndes Schreien über einige Sekunden, das dann plötzlich abbricht. Bei manchen Kindern bleibt das Schreien auch aus oder es kommt nur zu einem Ansatz von Schreien. Nach einer Ausatmung hält das Kind den Atem an, versteift sich meist anfangs, wird blass, die Lippen sind oft bläulich (zyanotisch), dann wird es bewusstlos und fällt schlaff hin. Nach einigen Sekunden bis Minuten kommt es wieder zu sich, ist dann vielleicht erschöpft, gelegentlich schlafbedürftig. Bei längerer und tieferer Bewusstlosigkeit können auch Verkrampfungen – meist kurze Streckkrämpfe, gelegentlich auch Zuckungen (Kloni) – vorkommen.

Im Anfall sollten Sie das Kind so lagern, dass es sich nicht verletzen kann. Schauen Sie auf die Uhr: wie lange dauert es, bis das Kind wieder

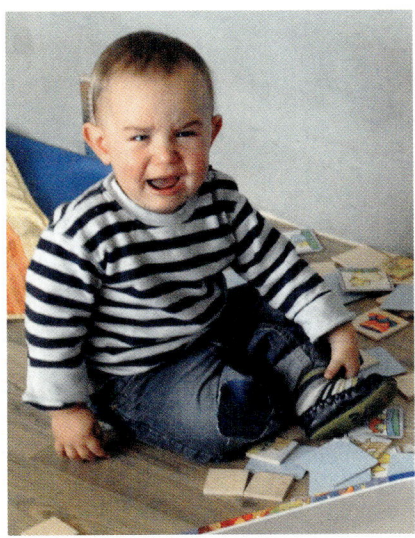

▼ So eine unglaubliche Gemeinheit, es ist nicht zu aushalten!

zu sich kommt? Machen sie keine Anstalten, das Kind zu beatmen: die Anfälle sind harmlos und gehen so rasch vorbei wie sie gekommen sind.

Fragen Sie Ihren Kinderarzt

Der typische Anfallsablauf lässt in der Regel an der Diagnose keinen Zweifel entstehen. Wenn die typischen Gefühlsausbrüche als Auslöser fehlen, wird Ihr Arzt im Zweifelsfall ein Hirnstrombild (EEG) ableiten, um eine Epilepsie auszuschließen. Sehr selten ist auch eine Herzrythmusstörung Ursache von solchen Anfällen. In diesen Fällen muss ein EKG abgeleitet werden. Auslöser sind hier jedoch meist Anstrengungen und nicht Emotionen. Ein Eisenmangel wird laut gewissen Forschern bei Affektanfällen gefunden. Eine Blutuntersuchung empfiehlt sich in diesem Fall. Sie müssen aber den Arzt rufen bzw. die Praxis aufsuchen, wenn

- der Anfall länger als eine Minute dauert,
- das Kind eher blass als blau wird,
- bei Muskelzuckungen,
- bei mehr als einem Anfall pro Woche,
- gleichzeitigem Fieber.

Was können Sie tun?

Forschen Sie danach, welche Affekte die Anfälle verursachen. Gelegentliche Schmerzreize werden Sie kaum verhindern können. Andere Auslö-

Ihr Kind mit fünfzehn Monaten

ser, etwa abrupte Verweigerungen, brüske Gebote und Bestrafungen mit Worten oder Taten, lassen sich durch eine einfühlsame erzieherische Haltung vermeiden oder mildern. Trotzdem müssen natürlich unangemessenen Wünschen des Kindes konsequente Grenzen gesetzt werden. Falls die Erziehung, weil man aus Angst einen Anfall zu provozieren, alles erlaubt, kann eine Erziehungsberatung (vielleicht beim Kinderarzt) helfen. Gerade Kinder mit Affektkrämpfen profitieren von klaren Grenzen: sie lernen dadurch,

dass ihnen ein Anfall nicht hilft, Ziele zu erreichen. Nach dem Anfall sollten Sie dem Kind zeigen, dass Sie für es da sind und sich so entspannt wie möglich geben. Diskutieren Sie den Anfall nicht und auch eine Bestrafung ist sinnlos. Das Kind wird nicht absichtlich bewusstlos, sondern kann sich einfach schlecht kontrollieren. Es wird von seinen Gefühlen quasi überrollt. Mit zunehmendem Alter wird es seine Gefühle besser in den Griff kriegen. Dies muss allerdings auch gelernt werden. Deshalb ist es wichtig, dass das Kind von den An-

fällen auch nicht profitiert. Belohnen Sie das „arme Kind" also nicht und geben Sie nicht nach, falls der Auslöser ein „Nein" von Ihnen war. Ansonsten ist die Motivation zur Gefühlskontrolle gleich null. Am besten ist es also, die eigenen Gefühle zu kontrollieren, und die Sache möglichst gelassen zu nehmen. Es passiert schließlich nichts. Die Gefahr liegt also weniger in den Affektkrämpfen, als in der Veränderung des Erziehungsstils. Hüten Sie sich davor, dem Kind alles zu erlauben.

Wie sich Ihr Kind bewegt

Ihr Kind ist nun vermutlich mit den ersten Schrittchen unterwegs. Diese sind noch unsicher, breitspurig und ungleichmäßig. Die Arme werden

noch nicht mitbewegt, sondern oft auf Schulterhöhe nach außen angewinkelt gehalten, als ob es versuchen würde, in der Luft Halt zu finden.

Plötzliche Richtungsänderungen führen häufig zu Stürzen, zum Glück meist aufs – noch gut mit Windeln gepolsterte – Hinterteil. So kommt es

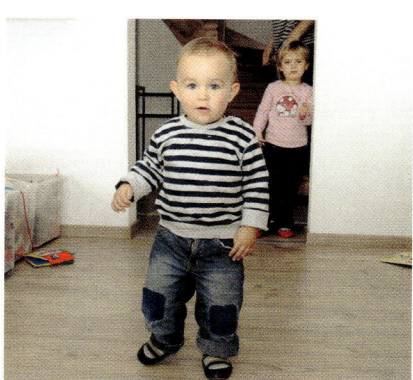

▲ Ich gehe sicher, und ich muss deutlich weniger mit den Armen herumschwingen, um mein Gleichgewicht zu halten!

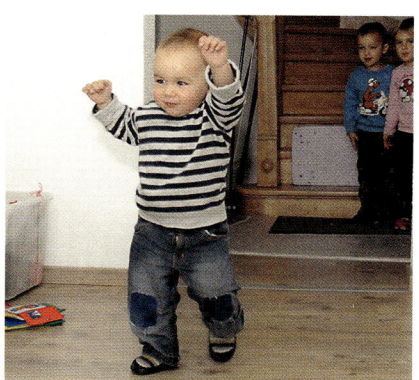

▲ Ich mache auch erste Versuche mit dem Rennen. Ich weiß, meine älteren Geschwister im Hintergrund können das noch etwas besser. Aber ich bleibe dran!

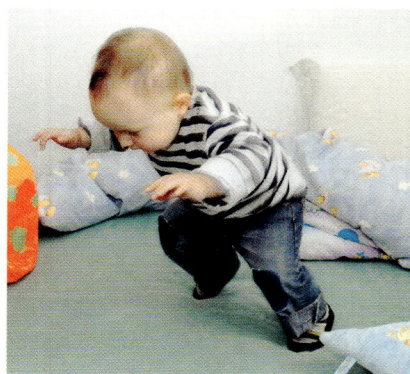

▲ Auf einer weichen Unterlage lasse ich mich gerne fallen.

auch zu Zusammenstößen mit dem Mobiliar. Nach diesen Stürzen kann Ihr Kind in der Regel wieder selbstständig aufstehen, ohne sich an etwas aufzuziehen. Auch Treppen sind keine großen Hindernisse mehr. Ihr Kind kann die Treppen hoch kriechen, runter geht es besser, denn da kann man einfach auf dem Bauch runterrutschen. Generell gilt: Ihr Kind ist immer in Bewegung (außer im Schlaf).

Die Feinmotorik

Ihr Kind kann nun völlig ohne Probleme kleine Dinge in die Fingerchen nehmen, denn der Pinzettengriff zwischen Daumen und Zeigefinger gelingt gut. Der Daumen steht nun dem Zeigefinger gegenüber und bildet einen Winkel zum Greifen. Der Zeigefinger wird immer mehr benutzt. Ihr Kind zeigt auf es interessierende Gegenstände und möchte immer die Bezeichnungen der Gegenstände erfragen. Mit dem Zeigefinger stößt es z.B. Krümel auf einer Unterlage herum. Die ersten Bauklotztürmchen werden gebaut. Schon 2 bis 3 Klötze können aufeinandergelegt werden. Schreibstifte werden mit der Faust gehalten, und es kritzelt damit gerade Striche hin und her.

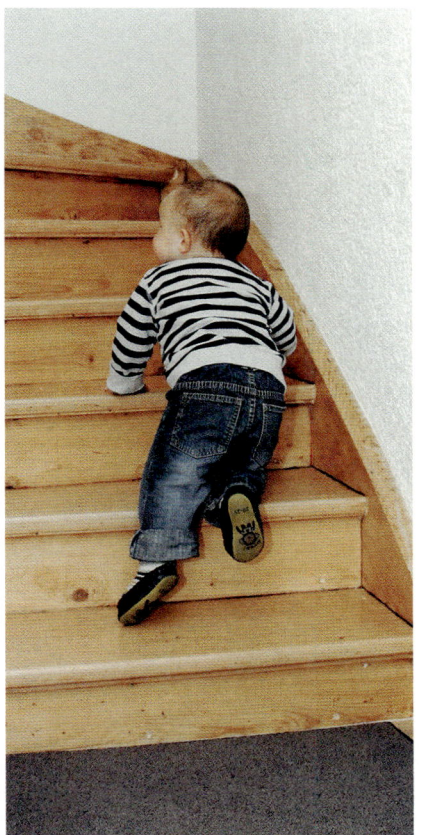
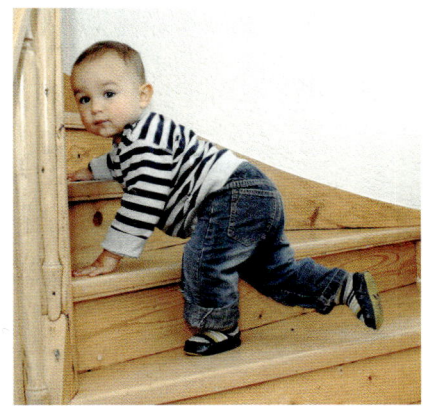
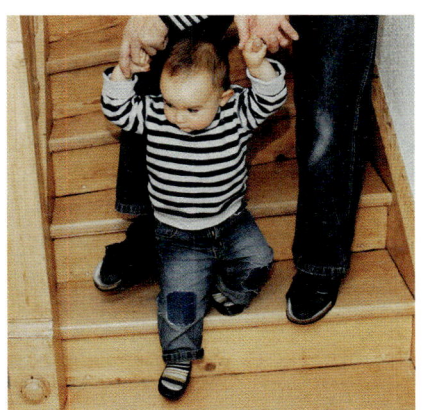

▲ Vorwärts rauf, rückwärts runter – so geht's allein. Mit Hilfe kann ich auch vorwärts sicher unten ankommen.

Ihr Kind mit fünfzehn Monaten

Was Ihr Kind jetzt versteht und spricht

Mit deutlich mehr Verständnis reagiert Ihr Kind auf die Umgebung. Bilderbücher werden interessanter. Es blättert immer wieder dieselben Bücher durch, schaut die Bilder an und freut sich, wenn es Figuren oder Gegenstände wiedererkennt.

Ihr Kind verfolgt Gegenstände, die es fortgeworfen hat, mit den Augen. Es zeigt auf Gegenstände die außerhalb seiner Reichweite liegen mit dem Zeigefinger und verlangt diese ultimativ. Der Blick aus dem Fenster ist besonders spannend, vor allem wenn gerade das Müllauto die Mülltonnen leert oder der Nachbar den Rasen mäht.

Das Kind beginnt in diesem Alter Worte mit vollzogener Handlung in Beziehung zu bringen. Es „versteht" kontextbezogen. Erste Worte treten situational auf. Es beginnt handlungsbegleitende Äußerungen zu machen: beim Trinken sagt es beispielsweise „tinke". Sie als Eltern können schon mehrere Worte verstehen und unterscheiden. Der Umfang der Vokale und Konsonanten ist dabei erheblich. Ihr Kind bezeichnet bekannte Gegenstände, Körperteile oder Personen und antwortet auf Fragen wie „Wo ist deine Nase?"

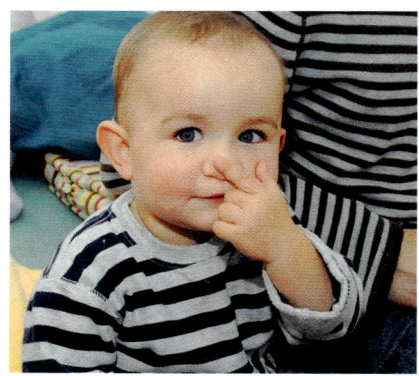
▲ Das ist meine Nase, aber sicher!

oder „Wo ist der Papa?". Es versteht einfache Aufforderungen wie zum Beispiel: „Fass das bitte nicht an", „Essen ist fertig" oder „Gib mir bitte den Becher". Meist sind die Mädchen auf diesem Gebiet des Sprechens den Jungen etwas voraus („late talker" siehe S. 159). Wichtig ist, dass der referenzielle Blickkontakt (siehe S. 129) vorhanden ist.

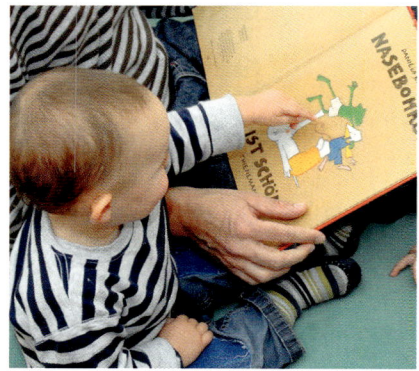
▲ Ich zeige auf bekannte Figuren, wenn man mich danach fragt.

Die Beziehung zur Umwelt

Mit gut einem Jahr haben die Kinder zu ihnen vertrauten Bezugspersonen eine feste Bindung aufgebaut. Diese stabile Beziehung schafft für die Kinder eine Basis, die ihnen eine Sicherheit gibt. Wie ein „Netz mit doppeltem Boden" erleben die Kinder die Vertrautheit und den Kontakt zu den bekannten Bezugspersonen als Garantie, bei weiteren Schritten ins Leben gut behütet zu sein.

Vertrauen braucht Zeit

Fremde Personen werden eher mit Zurückhaltung begrüßt. Ihr Kind spürt auch ganz genau, wie Sie der fremden Person gegenübertreten, und wird sich Ihrem Verhalten anpassen. Wenn Sie auf eine Fremdbetreuung angewiesen sind, so sorgen Sie dafür, dass Ihr Kind ausreichend Zeit hat, die Person kennenzulernen. Dann spricht aber nichts dagegen, einen Nachmittag mit den Großeltern, einer Babysitterin oder einer Tagesmutter zu verbringen.

Das Spiel verändert sich

Zwischen 12 und 15 Monaten lernt Ihr Kind die Funktion alltäglicher Gegenstände kennen. Die Verbindung eines Gegenstandes und der zu ihm passenden funktionalen Handlung ist nicht lose, sondern zwingend. Der Gegenstand „ruft" sozusagen nach der ihm entsprechenden Handlung. Das heißt, dass Gegenstände eine Funktion haben und diese Funktion ultimativ erfordern: ein Löffel ist zum Füttern und nicht zum Telefonieren da! Ihr Kind begreift nun diese Zusammenhänge und beginnt im Spiel, diese nachzuahmen. Der Schwerpunkt der Handlung liegt dabei auf der Funktion, z. B. bürstet Ihr Kind. Das Handlungsresultat, also was mit dem Bürsten erreicht wird (die schöne Frisur), interessiert (noch) nicht. Ihr Kind telefoniert jetzt auch gerne und ernsthaft mit dem Holztelefon und erzählt der „Oma am anderen Ende" wahre Romane. Auch das Umleeren und Auf- oder Ineinanderstellen von Gegenständen gehört zum funktionalen Spiel.

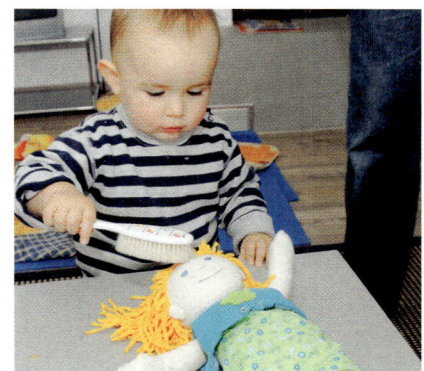
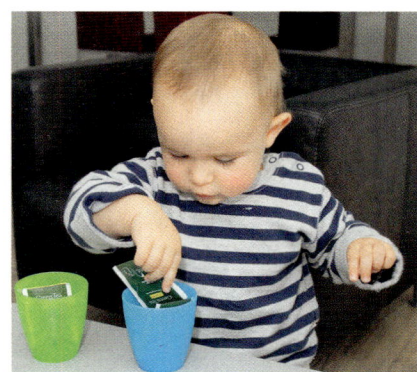

▲ Ich kämme die Puppe, weil ich das von meiner älteren Schwester abgeschaut habe. Ich lege auch gerne Gegenstände von einem Behälter in den anderen.

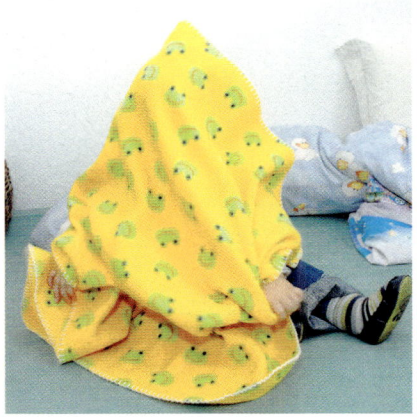
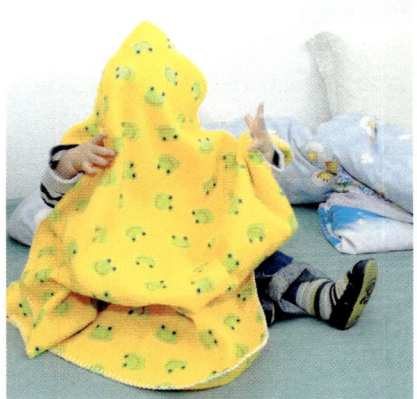

▲ ▶ Ich liebe es, Verstecken zu spielen und dann das Gegenüber anzulachen!

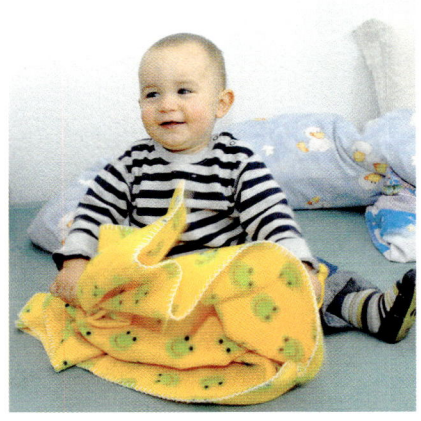

Immer mitten im Geschehen

Ihr Kind möchte nun bei allem dabei sein und aktiv mitmachen – nicht immer zur direkten Freude der Umgebung! Entfernen Sie vorübergehend alle wertvollen Gegenstände, z. B. das Glastischchen, die Wanduhr, die teure Stereoanlage und den umstürzbaren Flachbildfernseher, aus

Ihr Kind mit fünfzehn Monaten

der Reichweite des Kindes. Was Sie davon haben? Nun, Sie müssen nicht dauernd nein sagen und das Kind auch nicht andauernd überwachen!

Die Imitation der mütterlichen (väterlichen) Tätigkeiten ist ein äußerst wichtiges Spielverhalten in diesem Entwicklungsalter. Unterstützen Sie dies: Beteiligen Sie Ihr Kind so weit wie nur möglich an Ihrem Alltagsleben und loben Sie es für seine Hilfe, auch wenn nicht gleich alles perfekt klappt. Alltagsgegenstände sind oft die besten Spielsachen. Und wenn mal was schief geht, denken Sie bitte daran: Ihr Kind tut vieles nicht, um Sie zu provozieren, sondern weil es die Autonomieentwicklung erfordert. Bleiben Sie also so weit als möglich „cool" und nehmen Sie es nicht persönlich. Eine positive Verstärkung ist immer besser als jede Bestrafung. Ihr Kind hilft z. B. beim Essen mit dem Löffel und schleckt diesen ab. Häufig jedoch dreht es ihn unbeabsichtigt um und der Inhalt fällt raus. Beugen Sie größeren Ferkeleien mit einer Unterlage vor, dann ist brauchen Sie auch nicht zu schimpfen, wenn mal was daneben geht, denn „Übung macht den Meister".

Ihr Kind liebt es, Lärm zu hören und zu produzieren. Alles was Lärm macht, begeistert das Kind besonders und manchmal kann es mit dem Lärmmachen kaum mehr aufhören. Auch die Reaktion der Umgebung

Gute Vorbereitung hilft Ihnen und Ihrem Kind

Viele Konflikte lassen sich mit ein bisschen Aufmerksamkeit vermeiden. Ihr Kind liebt regelmäßige Abläufe. Versuchen Sie also, gewisse Rituale im Tagesablauf einzuführen und durchzuhalten. Ihrem Kind geben diese Regeln einen verlässlichen Rahmen, in dem es sich bewegen kann. Wenn beispielsweise um 18.00 Uhr die Glocken einen benachbarten Kirche zu hören sind, so können diese als Signal verstanden werden, das Spiel im Garten zu beenden, aufzuräumen und ins Haus zu kommen. Früh eingeübt helfen solche Kleinigkeiten, den täglichen Kampf um das Ende des Spiels im Sandkasten oder auf dem Spielplatz zu beenden.

Sie können auch versuchen, Ihr Kind auf Situationen vorzubereiten. So können Sie zum Beispiel vor dem Gang in den Supermarkt sagen: „Wir gehen jetzt einkaufen. Heute möchte ich dir aber keine Süßigkeiten kaufen, denn du hast gestern erst von der Oma eine Tafel Schokolade bekommen". Wichtig ist natürlich, dass Sie, wenn die Absprache geklappt hat, Ihr Kind nach dem Einkauf auch loben: „Das war aber prima, wie du dich heute im Supermarkt benommen hast!".

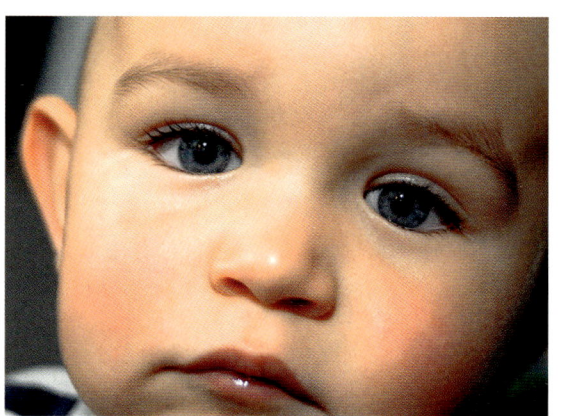

▲ Nach einem Trotzanfall bin ich zwar noch etwas böse, aber man kann wieder mit mir reden.

darauf begeistert das Kind immer wieder von Neuem! Gerne wirft Ihr Kind auch Gegenstände um sich und wartet auf die Reaktion der Erwachsenen.

Endgültig hat Ihr Kind nun aufgehört, alle Gegenstände in den Mund zu nehmen. Dabei brauchen Sie als Eltern gar nicht einzugreifen, dieser Schritt kommt von ganz alleine.

Bei all seinen Unternehmungen ist Ihr Kind emotional noch nicht gefestigt. Kleinere und größere Enttäuschungen können regelrechte „Dramen" auslösen. Hier sind Sie als Eltern gefragt. Oft verfliegt die Wut oder die Enttäuschung nach einer tröstenden Streicheleinheit genauso schnell, wie sie gekommen ist.

So schmeckt es Ihrem Kind – die Ernährung

Ihr Kind nimmt nun, wenn möglich, drei Hauptmahlzeiten mit Ihnen am Tisch ein. Zwei Zwischenmahlzeiten, z. B. etwas Obst oder eine Quarkspeise, tun Ihrem Kind gut. Ihr Kind wird nun neue Nahrungsmittel skeptisch betrachten, vielleicht sogar entschieden von sich weisen. Das hat nichts mit dem Geschmack oder Ihren Kochkünsten zu tun, sondern ist Teil der normalen Autonomieentwicklung (siehe S. 180) Ihres Kindes. Lassen Sie sich nicht provozieren! Ihr Kind braucht Zeit, sich mit verschiedenen Geschmäckern auseinanderzusetzen. Lassen Sie sich niemals dazu hinreißen, eine Machtprobe zu veranstalten, und zwingen Sie Ihr Kind nicht, gewisse Nahrungsmittel, die Sie für besonders „gesund" halten, zu essen.

Ihr Kind kann nun (mehr oder weniger gut) aus einer Tasse oder einem Becher trinken. Schaffen Sie die Flaschen nun endgültig ab.

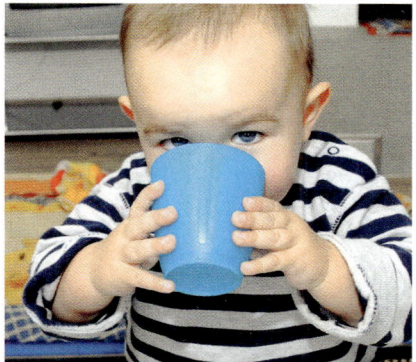
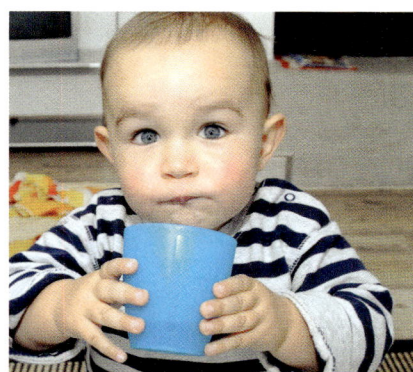

▲ Ich kann schon sehr gut aus einem Becher trinken. Manchmal geht es mir aber nicht schnell genug, vor allem wenn zu viel drin ist...

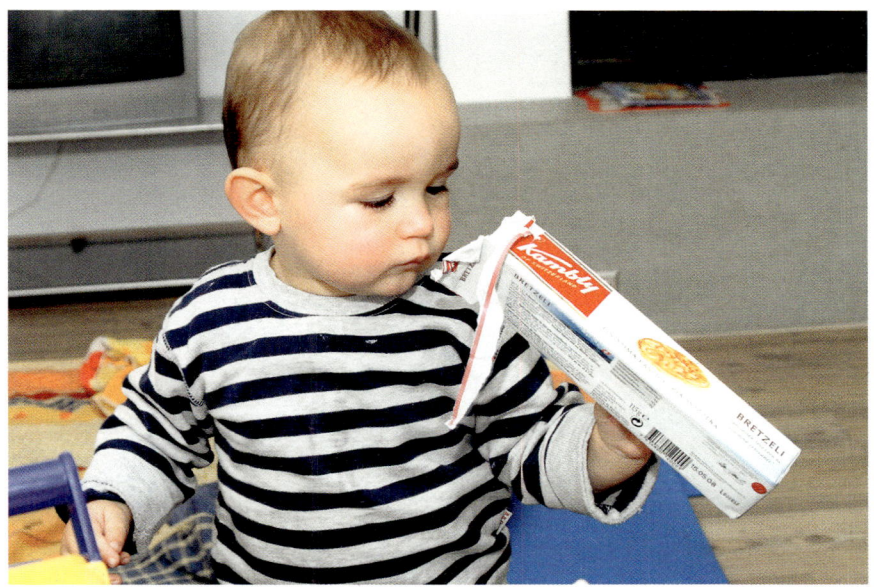

▲ Leer? Ich möchte aber sicher noch mehr, und zwar sofort!

Trotzen – Ihr Kind entdeckt sein „Ich"

Wie ein plötzliches Gewitter überkommt es Ihr Kind und Sie, wenn Ihr Kind zum ersten Mal seinen Willen massiv kundtut, schreit, brüllt oder sich sogar auf den Boden wirft und sein ganzes Elend ausdrückt. Was ist aus dem zarten Engel plötzlich geworden? Die beim ersten Mal ungewöhnliche Reaktion, meist auf ein einfaches „Nein" der Eltern, scheint in keinem Verhältnis zum Anlass zu stehen.

Halten Sie einen Moment inne und betrachten Sie Ihr eigenes Verhalten. Wenn Ihr Partner Sie nicht zu verstehen scheint, oder sogar willentlich zu missverstehen scheint, sprechen Sie nicht auch zunächst etwas lauter, und wenn das nicht reicht, werden Sie nicht auch mal richtig laut? Ganz ähnlich sollten Sie das Verhalten Ihres Kindes betrachten. Ihrem Kind gefällt etwas nicht. Seine Fähigkeiten, dies mit Worten auszudrücken, sind noch sehr begrenzt. Wie soll es denn sein Missfallen äußern? Ihm bleibt doch nur das Schreien. Das eigentliche Problem liegt in unserer Erwartungshaltung. Ihr Kind war doch bisher so lieb und angepasst. Und nun haben Sie richtige Kämpfe mit ihm. Aber stellen Sie sich vor, wenn wir als Kinder nie eine Trotzphase durchleben würden, wenn wir alles einfach so über uns ergehen lassen würden, widerspruchslos! Das wäre schrecklich, nicht wahr?

Mit anderen Worten: die Trotzphase ist eine unumgängliche, entscheidende, unbedingt nötige Schwelle, die Sie und Ihr Kind in der Entwicklung

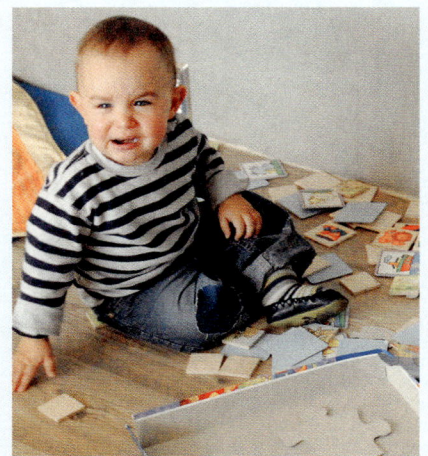
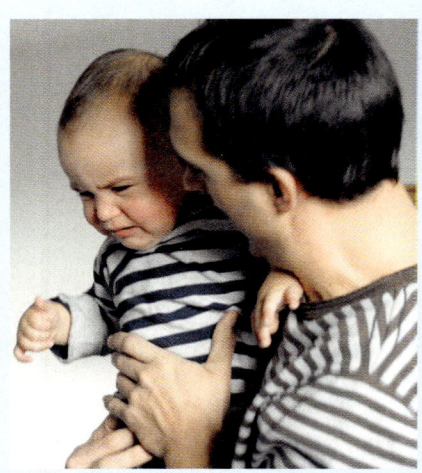

▲ Mein Bruder hat mir mein Spielzeug weggenommen. Jetzt werde ich mal richtig trotzen. Gott sei Dank tröstet mich mein Vater schnell.

überwinden müssen. Die Trotzphase beginnt im 2. Lebensjahr und schwächt sich in den folgenden Jahren ab. Wenn Sie sich einmal kritisch hinterfragen, so gibt es doch auch in Ihrem Erwachsenenleben Situationen, in denen Sie überreagieren, in denen Ihre Reaktion und Ihre Emotion weit über das Ziel hinausschießt. Und Ihr Gegenüber ist vielleicht genauso überrascht wie Sie, als Sie erstmals Ihr trotzendes Kind erlebt haben.

Was hilft?

Trotzanfälle, auch wenn sie sich fast ins Unermessliche zu steigern scheinen, sind letztlich ungefährlich. Mit einfachen Maßnahmen können Sie sich und

Ihrem Kind die ersten heftigen Trotzanfälle erleichtern:

- Provozieren Sie nicht unnötig Situationen, in denen das Kind seinen Willen unbedingt durchsetzen muss.
- Haben Sie Verständnis. Sie kennen die Gefühle Ihres Kindes aus eigener Erfahrung.
- Bleiben Sie ruhig, vor allem emotional gelassen und trösten Sie es.
- Unterstützen Sie keinesfalls das Trotzen durch zynische Sticheleien oder Ähnliches!
- Nehmen sie die Reaktionen ernst, aber niemals persönlich, sondern verstehen Sie sie als eine etwas unvernünftige Reaktion einer, aus der Sicht des Kindes, ausweglosen Situation. Zeigen Sie dem Kind also den Ausweg!

Ihr Kind mit achtzehn Monaten

Ihr Kind entdeckt nun zunehmend seine eigene Identität. Und das führt zu einem wahren Wechselbad der Gefühle: Einerseits wird das Bestreben um die eigene Selbstständigkeit und Unabhängigkeit immer größer, und Ihr Kind möchte seinen eigenen Willen durchsetzen, um im nächsten Moment Hilfe und Trost bei einem Elternteil zu suchen. Dieser erste Ablöseprozess ist für Mutter und Kind eine wahre Herausforderung. Die verlässliche Bindung zu den Bezugspersonen gibt dem Kind die Möglichkeit, die eigene Persönlichkeit zu entdecken und zu entwickeln.

Das emotionale Band zur Mutter lockert sich ganz langsam. Hin und wieder, insbesondere in kritischen Situationen wie z.B. beim Kinderarzt, flackern auch Trennungsängste wieder auf. Der heißgeliebte Teddybär ist dann manchmal die Rettung, aber eben nicht immer. Das enge Band zwischen Mutter und Kind trägt doch immer noch am besten. Der Einfluss der Erziehung auf Ihr Kind ist etwa so groß wie der des Kindes auf Sie! Sie haben es sicher bemerkt: die zunehmend selbstständige Person, Ihr Kind, will auch seinen Willen durchsetzen – nicht immer zu Ihrer Freude –, und beeinflusst damit Ihr Leben als Eltern ganz gewaltig. Sie können nun definitiv nicht mehr selber bestimmen, wo es langgeht, die kleine Person möchte immer mitreden.

Ihr Kind lernt, „Nein" zu sagen

Nachdem in den letzten Monaten die größten Energiemengen in die Entwicklung der motorischen Fähigkeiten gesteckt wurden, stehen nun die komplizierten Aufgaben des Alltags im Mittelpunkt: das Spiel, die sozialen Interaktionen, das Dabeisein und Teilhaben, die Grenzerkundungen und vieles mehr. Ihr Kind versucht nun, auf seine nächsten Bindungspersonen Einfluss zu nehmen. Doch die sprachlichen Möglichkeiten Ihres Kindes sind seinen Gedanken, seinem Willen und seinen Gefühlen noch nicht gewachsen. Die Lösung dieses Problems heißt für Ihr Kind zunächst einmal „Nein" zu sagen. Damit hat Ihr Kind schon gelernt, eine Wahl zu treffen und wartet gespannt auf die Reaktion, die dieses „Nein" beim Gegenüber auslöst!

Wenn Ihr Kind zum Beispiel keine Lust mehr hat, zu gehen, sagt es zunächst „Nein", und falls es sich nicht verstanden fühlt, setzt es sich einfach auf den Boden (egal ob das mitten in einem Geschäft oder auf dem nassen Waldboden ist!). Hier sind Sie, Ihre emotionale Stabilität und Ihre Widerstandfähigkeit gefordert! Nehmen Sie diese Wechselbäder der Stimmung nicht persönlich! Sie bestimmen die Grenzen, nicht das Kind.

Wenn Sie mit Ihrem Kind schimpfen, so tadeln Sie nicht Ihr Kind persönlich, sondern, das, was es getan hat nach dem Motto „Ich habe dich lieb, aber was du eben gemacht hast gefällt mir gar nicht!" Das Kind darf nicht in seiner Person verletzt werden, sondern nur seine Tätigkeiten. Für Ihr Kind muss klar werden, dass es etwas anders machen muss, dass es aber selber als Person geliebt und respektiert wird. Andernfalls beginnt Ihr Kind, an sich zu zweifeln – keine gute Ausgangslage für die Zukunft.

Greifen Sie nur dort „erzieherisch" ein, wo es für das Kind gefährlich

145

Ihr Kind mit achtzehn Monaten

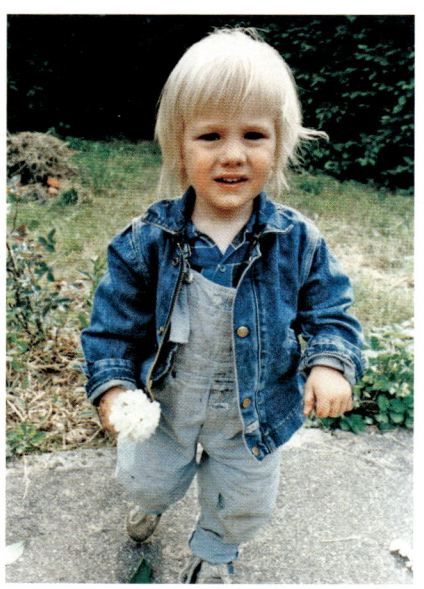

▲ Ein Sträußchen für Mama.

werden könnte. Sonst droht eine Inflation von Zurechtweisungen und Verboten. Es macht keinen Sinn, bei jeder Kleinigkeit einzugreifen. Statt dauernder Verbote helfen eher Ablenkungen in diesem Alter oft

erstaunlich schnell, ein Problem zu lösen: „ So, du willst das nicht, aber schau was ich da habe…“. Versuchen Sie, einige wenige Regeln aufzustellen, diese dann aber auch konsequent durchzusetzen. Das gibt Ihrem Kind

einen festen Rahmen, in dem es sich bewegen kann. Generell ist eher eine positive Verstärkung als permanentes Tadeln gefragt.

Wie sich Ihr Kind bewegt

Die Motorik Ihres Kindes reift zusehends. Ihr Kind kann symmetrisch auf dem Rücken liegen und sich über beide Seiten in die Bauchlage drehen oder auch ins Kriechen wechseln. Problemlos dreht es sich zum Sitzen, um dann sicher frei aufzustehen. Es hat eine schon fast perfekte Kopf- und Rumpfkontrolle mit einer guten Drehung im Rumpf. Im Sitzen ist die

Hüfte gebeugt. Kinder in diesem Alter spielen auch problemlos in der Hocke.

Die Beine müssen noch üben

Auch wenn Ihr Kind schon gut läuft, wird Ihnen noch auffallen, dass die Beine oft leicht nach innen gedreht sind. Das Kind scheint über seine

Füße zu fallen. Auf einem Bein stehen oder hüpfen kann Ihr Kind noch nicht. Beim Laufen zeigt es noch die fürs Alter typischen Senk-Knick-Füße. Rückwärts laufen und nach einem Ball treten klappt schon ganz gut, auch wenn der Weg zum Fußballstar noch weit ist. Beim Laufen können viele Kinder schon gut abbremsen und Richtungsänderungen vornehmen. Möbel, die den Weg verstellen, werden nun gut umgangen. Denn die Kinder haben gelernt, dass Stürze wehtun können und versuchen, sie zu vermeiden. Mit angewinkelten Armen rennt Ihr Kind vielleicht schon kurze Strecken (aber nur, solange nichts im Weg steht!). Auch einen Gegenstand zu tragen oder aufzuheben gelingt meist schon gut, ohne das Gleichgewicht zu verlieren. Bald wird die Lieblingspuppe überall hin mitgenommen.

Auch Treppen sind nun kein Problem mehr. Ihr Kind steigt, noch mit Festhalten am Geländer oder an einer helfenden Hand, die Treppe hinauf. Hinunter geht es aber meist noch rückwärts auf dem Bauch oder an der Hand gehalten. Diese Lösung finden viele Kinder übrigens ganz allein, denn wem sollen sie es nachmachen? Auch Ihr Kind ist viel zu neugierig und möchte überall dabei sein. Und immer warten, bis jemand kommt, der einem runterhilft? Dann doch lieber selber runterkrabbeln. Und wenn für den Weg nach oben keine Hilfe da ist, geht das auch auf allen vieren. Wenn Sie es nicht schon getan haben, so wird es jetzt dringend Zeit, die Treppen zu sichern. Denn Ihr Kind kommt problemlos die Stufen hoch, auch wenn Sie gerade nicht in Sichtweite sind. Aber der Rückweg gelingt nicht immer ohne Hilfe.

Ihr Kind klettert nun auch geschickt auf die Stühle der Erwachsenen und dreht sich in eine gemütliche Sitzposition. Manchmal schlägt Ihr Kind, wie der Papa, die Beine übereinander und macht es sich so richtig „gemütlich". Stolz erwartet es dann Beifallsstürme der Zuschauer!

Beobachten Sie einmal Ihr Kind genau: Es zeigt viele und ausgeprägte Mitbewegungen. Bei kniffligen Aufgaben streckt es die Zunge raus, verliert vielleicht sogar etwas Spucke und verkrampft die Hände. Mit zunehmender Reifung können diese Mitbewegungen abnehmen, oder sogar verschwinden. Es gibt aber auch Menschen, die verlieren diese nie. Wenn die Mitbewegungen die Zielhandlung nicht beeinflussen (es stört ja die Schönheit der Schrift nicht, wenn dabei die Zungenspitze aus dem Mund guckt) sind sie harmlos und bedürfen keiner Behandlung.

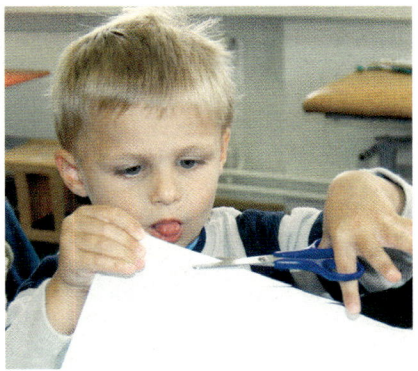

▲ Ich schneide, mithilfe der Zunge, aus!

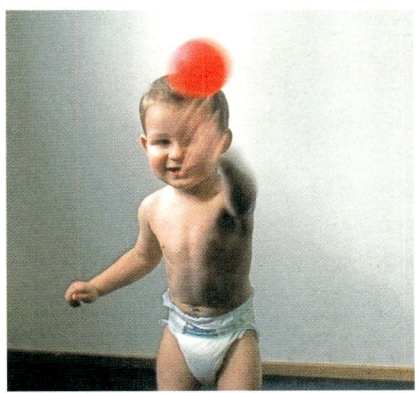

▲ Ich werfe Bälle ...

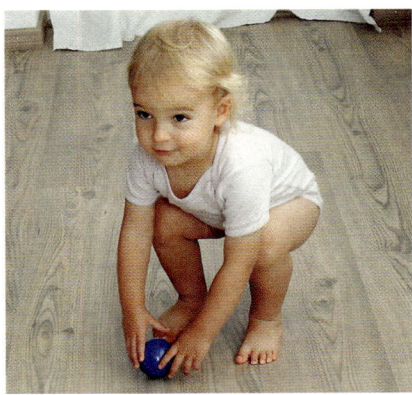

▲ ... und ich hebe Gegenstände vom Boden auf ohne umzufallen.

Ihr Kind mit achtzehn Monaten

Die Feinmotrik

Die Sinne Ihres Kindes sind nun fast so ausgereift, wie die eines Erwachsenen, sollten jedoch regelmäßig überprüft werden. Die gute Hand-Augen- und Hand-Hand-Koordination erweitert die Spielmöglichkeiten enorm. Ihr Kind greift nun nach Gegenständen aus allen Positionen und erreicht Gegenstände auch außerhalb seiner Reichweite. Es ergreift feine Gegenstände mit Daumen und gebeugtem Zeigefinger (Pinzettengriff). Ist Ihr Kind ein Rechtshänder, so ist dies meist jetzt schon zu erkennen. Links- oder Beidhänder entscheiden sich meist erst später.

Nun können Sie Ihrem Kind auch Stifte in die Hand geben. Das Greifen z. B. eines Stiftes erfolgt noch manchmal in Pronation (Unterarm mit der Handfläche nach unten gedreht) in der Mitte des Stiftes. Es kritzelt damit Striche und manchmal Punkte, ganz

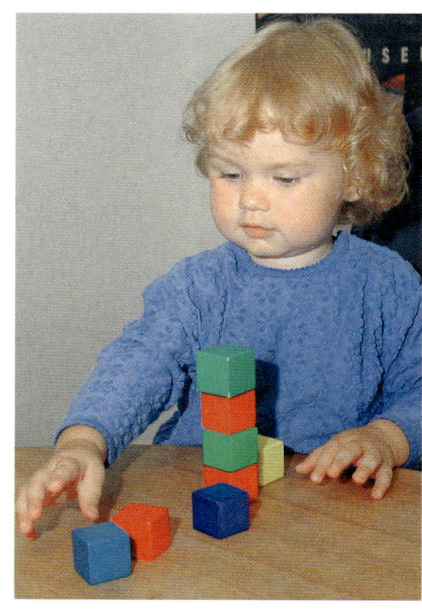

▲ Ich baue Türmchen.

wie die große Schwester. Es kann auch mit beiden Händen gleichzeitig „malen". Die Fingerchen werden nun immer geschickter. Beispielsweise kann Ihr Kind von einem Faserstift

Frühstarter und Spätentwickler

Nur ganz wenige Kinder laufen mit 18 Monaten noch nicht. Wenn aber das beschriebene Sprach- und Spielverhalten vorhanden ist, besteht noch kein Grund zur Beunruhigung. Stellen Sie aber Ihr Kind dem Kinderarzt vor, wenn es
- noch nicht läuft und/oder
- auffallend monoton spielt,
- kaum Blickkontakt aufnimmt,
- nicht auf Dinge zeigt, die es interessieren,
- der trianguläre Blickkontakt fehlt oder
- gar keinen Spaß an Spielen wie „Hoppe, hoppe Reiter" hat.

den Deckel wegnehmen und kann Türmchen mit 2 bis 4 Klötzchen bauen, wenn sie es ihm vorher gezeigt haben.

Was Ihr Kind jetzt versteht und spricht

Im dritten Lebenshalbjahr reagieren Kinder auf ihren Namen, „ja" und „nein" und verstehen den Sinn von Lob und Tadel. Sie haben auch schon ein recht gutes Sprachverständnis, wenn auch noch nicht ganz so gut, wie viele Eltern nach dem Motto „Es versteht alles!" glauben. Ihr Kind erledigt nun einfache Aufträge wie: „Hol mal den Teddy" oder „Gib mir

den Löffel". Auf Aufforderungen gibt es Ihnen auch Gegenstände, ohne dass Sie darauf zeigen oder zeigt auf bekannte Körperteile. Dinge, die es selber haben möchte, fordert es vehement ein und unterstützt dies durch entsprechende Laute. Besonderen Spaß macht es Ihrem Kind, Geräusche nachzuahmen, z. B. Motorengeräusche oder Tiergeräusche.

Ihr Kind sagt nun deutlich „Mama" und „Papa" und (6 bis 20) weitere Worte. Mit dieser Einwortsprache können die Kleinen schon recht gut ausdrücken, was sie wollen, z. B. „aus" für „Ich will raus" oder „mehr" für „Ich möchte noch mehr haben". Sie verstehen schon gut was Ihr Kind sagen möchte. Nun steht der Mund Ihres Kindes nicht mehr still. Ununterbrochen plappert es vor sich hin und kommentiert alles, was Sie tun. Manchmal kann es schon zwei sinnbezogene Worte zusammen aussprechen.

Kinder kommunizieren natürlich auch mit Mimik und Gesten. Daraus ist in den USA eine ganze Bewegung geworden. In Kursen lernen die Kinder und Eltern „Baby-Signs". Untersuchungen zeigen angeblich, dass Kinder, die viel mit Gestik und Mimik kommunizieren, schneller sprachliche Fertigkeiten entwickeln, als andere. Ob es nun die in den Kursen gelernte Techniken sind, die dem Kind helfen „schneller" und besser zu sprechen, oder einfach die Tatsache, dass sich diese Eltern besonders intensiv mit ihren Kindern abgeben, kann man dahingestellt lassen. Somit ist auch der Nachweis der Nützlichkeit solcher Kurse infrage gestellt (siehe S. 91)!

Die Beziehung zur Umwelt

Ihr Kleines ist nun ein aktiver Teil des Familienlebens geworden. Und in allem was Ihr Kind tut, ist es sehr von den Stimmungen der Umgebung abhängig und kontrolliert andauernd, ob die Mutter auch in der Nähe ist. Oft versteht das Kind, was man von ihm will, und erfüllt das Gewünschte,

Meiner Meinung nach

Hört und sieht Ihr Kind wirklich gut?

Ich bin in diesem Buch schon mehrmals auf dieses Thema eingegangen, ich möchte es hier aus einem besonderen Grund aber nochmal erwähnen:

Die Sprachentwicklung Ihres Kindes hängt natürlich ganz eng mit dem Hörvermögen zusammen, denn wer nicht gut hört, kann nicht richtig sprechen lernen. Die Probleme setzen sich dann später fort, denn wer nicht sauber spricht, kann auch nicht richtig schreiben lernen. Also, achten Sie noch einmal ganz besonders darauf, ob Ihr Kind gut hört. Stellen Sie sich folgende Fragen:

▌ Reagiert Ihr Kind auch, wenn Sie es von hinten ansprechen oder wenn Sie flüstern?

▌ Holt es wirklich das „Buch", wenn Sie es darum bitten oder bringt es vielleicht ein „Tuch"?

▌ Reagiert Ihr Kind freudig auf Musik und versucht es mitzuklatschen oder gar mitzusingen?

Wie ist es mit den Augen?

Ihr Kind schaut nun schon gerne Bilderbücher an. Das gibt Ihnen die Möglichkeit, die Sehfähigkeit Ihres Kindes einfach zu testen:

▌ Kennt Ihr Kind seine Bücher genau?

▌ Hat es Lieblingsseiten und findet es diese auch wieder?

▌ Kann es auf den Seiten auch Details wiedererkennen und mit seinen „Worten" benennen?

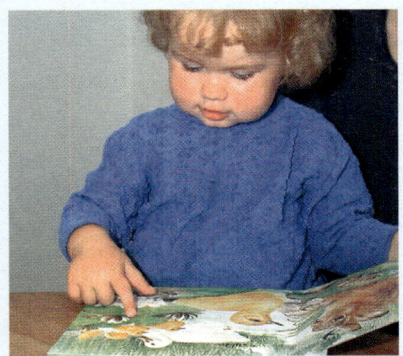

▲ Ich zeige und kommentiere Wiedererkanntes im Bilderbuch

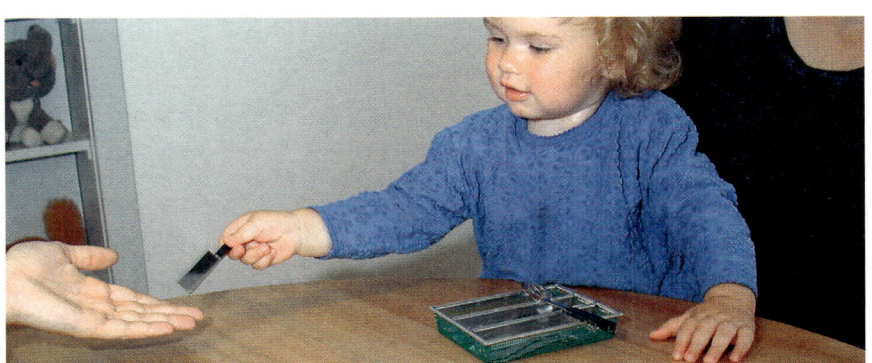

▲ Ich gebe die richtigen Dinge, wenn man mich darum bittet.

Ihr Kind mit achtzehn Monaten

d.h. es befolgt situationale Aufforderungen. Mitunter lehnt es aber auch ab, etwas Bestimmtes zu tun. Ihr Kind kann nun seine Meinung durch Abwenden oder Kopfschütteln oder Neinsagen mitteilen. Ihr Kind nimmt selber zu Ihnen Kontakt auf oder verweigert diesen, wenn ihm etwas nicht gefällt. Es reagiert auf Lob und Tadel mit Behagen oder Unbehagen. Seien Sie vorsichtig! Ihr Kind kann sich schon sehr gut durchsetzen und seinen Willen kundtun, eventuell setzt es dazu Tricks ein. Gelingt ihm eine Aufgabe gut, so ist es sehr stolz. Dies zeigt es mit einem ganz besonderen Lächeln, dem Lächeln der Meisterschaft (englisch „smile of mastery"), das allen zeigt: „Schaut mal her, was ich schon kann".

Du und Ich

Mit der selbstständigen Fortbewegung des Kindes wird der Prozess des Loslösens vorangetrieben. Nun dringt es auch ins Reich der Geschwister ein, was nicht immer sehr beliebt ist. Versuchen Sie bei Geschwisterrivalitäten nicht parteiisch immer für das Kleine zu urteilen, wie „Da müsst ihr Großen aber nachgeben" oder „Er hat den Legoturm nicht absichtlich zerstört." Versuchen Sie lieber derartige Situationen zu vermeiden. Für ein Kind in diesem Alter sind andere Kinder zwar interessant, aber meist spielen sie in diesem Alter noch mehr neben als mit den anderen. Was aber

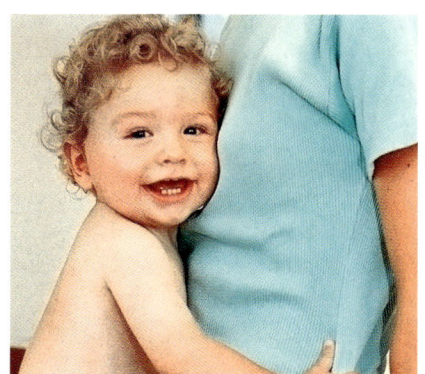
▲ Mama ist die Allerbeste!

nicht heißt, dass es das andere Kind nicht wahrnimmt und seinen Aktionsraum heftig verteidigt.

Die Auseinandersetzung mit dem Du beginnt. Als Folge davon wird das Kind „nein" ausdrücken – die Trotzphase macht sich bemerkbar. Ihr Kind beginnt, seinen eigenen Willen zu entwickeln. Es will selbst bestimmen und handeln, und beginnt so, sich selbst und auch andere Menschen als eigenständige Personen wahrzunehmen. Der Prozess der eigenen Ich-Erkennung dauert seine Zeit. Am Spiegel wird das besonders deutlich. Ihr Kind läuft in diesem Alter möglicherweise beschämt vom Spiegel weg, da es sich nicht erkennt.

Der tägliche Besuch auf dem Kinderspielplatz

Nun wird es bald ein tägliches Ritual: Mit Schaufel und Eimern bepackt geht es zum Spielplatz. Für Sie und

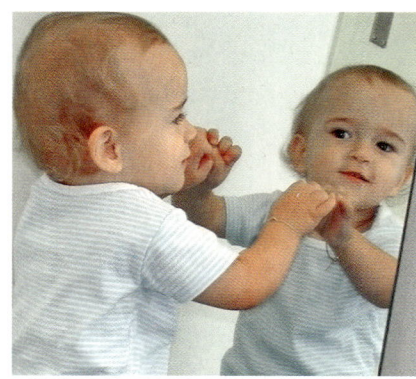
▲ Wer ist denn das?

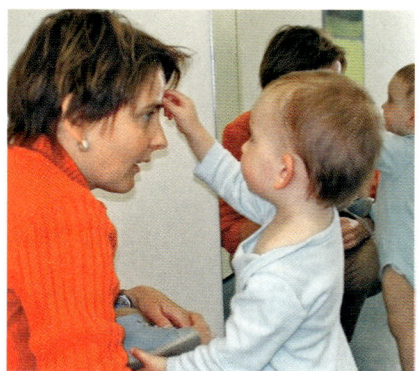

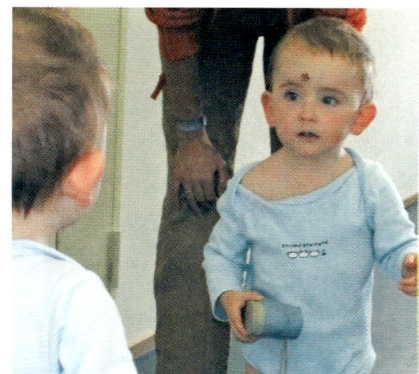
▲ Ich erkenne natürlich den roten Punkt auf der Stirn meiner Mutter, auf meiner sehe ich ihn allerdings noch nicht sicher (Rouge-Test).

Ihr Kind wird dies bald zum Tagesablauf dazugehören, denn für Sie beide bietet dieser Platz viele Vorteile.

Für Sie als Mutter ist es die Informationsquelle schlechthin. In aller Ruhe können Sie sich mit anderen Müttern über den Kinderarzt, die Sonderangebote für Windeln oder schöne Ausflugsziele austauschen. Vielleicht entsteht daraus die eine oder andere Freundschaft. Für Ihr Kind ist der Kinderspielplatz die erste Herausforderung. Auch wenn die Kinder noch nebeneinander spielen, so lernen sie doch

- sich mit anderen auseinanderzusetzen,
- sich gegenüber anderen zu behaupten,
- sich selber zu beschäftigen und
- selbstständig zu spielen.

Und dies alles unter Ihren Augen und Ihrer Begleitung. Sie werden vielleicht Eigenschaften an Ihrem Kind entdecken, die Sie so zu Hause gar nicht erleben, insbesondere wenn Ihr Kind bisher ein Einzelkind ist.

Nachspielen – das funktionelle Spiel

In diesem Alter nimmt die Intensität des funktionellen Spiels zu. Indem das Kind den Blick von den Dingen zu den Personen richtet, entdeckt es, wie interessant es ist, was andere mit den Gegenständen tun. Es lernt dadurch die Funktion alltäglicher Gegenstände kennen (funktionale Handlungen). Die Faszination liegt nach wie vor dabei in der Handlung selbst und nicht darin, was sie bewirkt. Alle Gegenstände werden genau untersucht. Dabei steht nicht mehr die stoffliche Beschaffenheit im Vordergrund und muss auch nicht mehr mit dem Mund geprüft werden. Das bereits Gelernte reicht aus, um Gegenstände in Kategorien von Bekanntem einzuordnen. Jetzt wird es wichtig, Gegenstände auf ihre Funktion hin zu überprüfen und diese dann nachzuahmen. Dazu kann gehören:

- Ein- und Aus- und Umleeren von Behältern und Fläschchen
- Drehbewegungen an mechanischen Spielzeugen
- Auspacken von Eingepacktem
- Ordnen und Zuordnen von Gegenständen
- Füttern und Kämmen einer Puppe
- Benutzen von Alltagsgegenständen und Dingen gemäß ihrer Funktion, wie ein Spielzeugtelefon, bei dem (nach Demonstration oder schon spontan) der Hörer zum Ohr geführt wird und dieser wieder auf die Gabel zurückgelegt wird
- Legen von Formen in die Formbox

Ihr Kind spielt nun konzentriert und phantasievoll kurze Zeit alleine, aber am liebsten natürlich mit Ihnen! Sie können nun mit Ihrem Kind lange Zeit an einem Spielzeug verbringen,

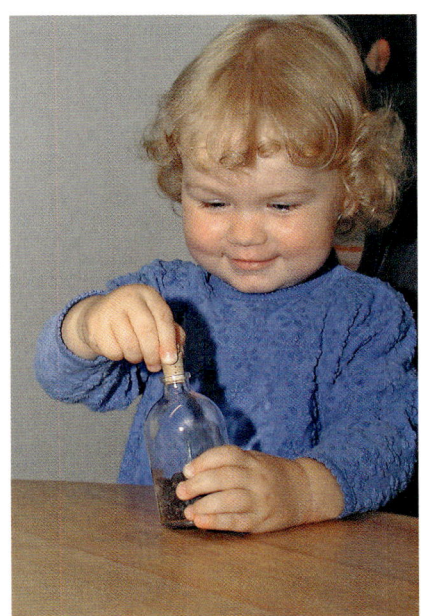

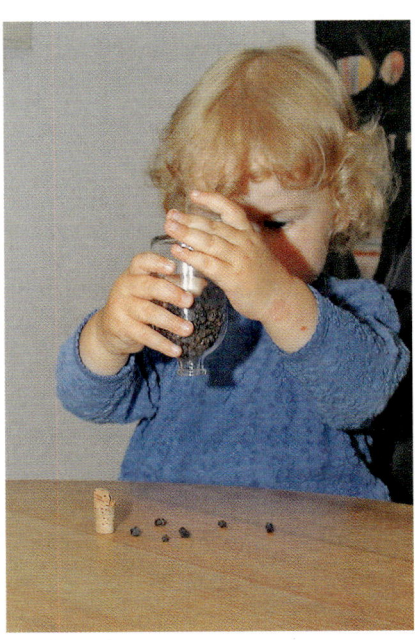

▲ Ich öffne und leere ein Fläschchen aus.

Ihr Kind mit achtzehn Monaten

denn der trianguläre Blickkontakt zwischen Ihnen, einem Spielzeug und ihm selber klappt gut. Ihr Kind zeigt auf Gegenstände, gibt Ihnen welche und tauscht diese aus – das „Ich-bin-dran-"– „Du-bist-dran-Spiel" und drückt Absichten aus.

Je mehr Ihr Kind von der Umwelt um sich herum wahrnimmt und versteht, umso mehr beginnt es auch, Handlungen zu verinnerlichen und zu automatisieren. Es baut erste Vorstellungen von Abläufen auf und speichert diese. Man kann dies als Beginn des „Denkens" bezeichnen. Das wichtige „So-tun-als-ob"-Spiel beginnt. Manchmal blitzt eine Art „wissendes Lächeln" auf.

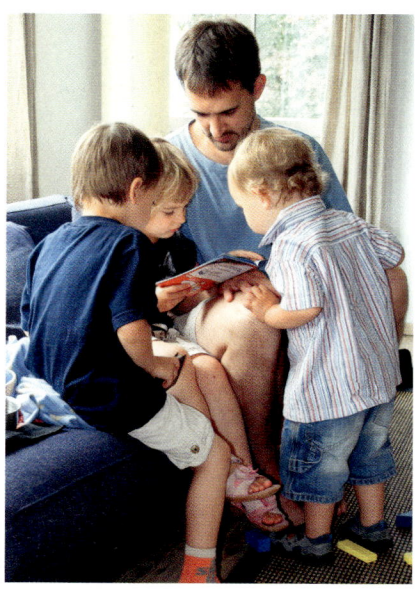

▲ Ich werde in den Alltag einbezogen und fühle mich nahe bei meinen Geschwistern wohl.

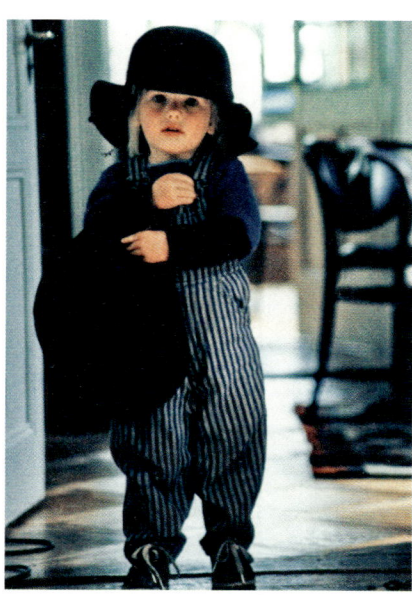

▲ Ich liebe es, mich (mit tatkräftiger Unterstützung) zu verkleiden und dann die Reaktion meiner Eltern zu beobachten.

Kleine Schritte zur Selbstständigkeit

Ihr Kind versucht nun, ganz allmählich, Abläufe des Alltags selber zu bewerkstelligen:

- Wichtig ist für Ihr Kind, einzelne Kleidungsstücke selber an- und auszuziehen. Lassen Sie Ihr Kind auch an Entscheidungen teilhaben („Möchtest du das rote oder das blaue T-Shirt?")
- Auch das Essen mit dem Löffel will gelernt sein. Ihr Kind ergreift ihn aber noch in Pronationshaltung der Hand (Handfläche nach unten). Es spießt z.B. mit Begeisterung Bananenstückchen mit der Gabel auf und kaut sie schon recht zuver-

lässig. Manchmal geht was daneben, aber dafür gibt es schließlich Lätzchen!
- Auch das Trinken aus der Tasse schafft Ihr Kind jetzt schon allein (sofern es Sie es nicht daran hindern).

Ihr Kind versucht alles, was es an seiner eigenen Person erlebt, selber nachzuahmen. Es benutzt einen Kamm, um sich die Haare zu kämmen, versucht sich selber die Zähne zu putzen und zieht gerne die Schuhe und Strümpfe aus (auch wenn dies der Mutter vielleicht gerade gar nicht recht ist, weil der Fußboden zu kalt dafür ist).

Sehr gerne hilft Ihr Kind im Haushalt mit. Es imitiert die beobachtete Hausarbeit und hilft mit, wenn es einfache Aufträge bekommt. Geben Sie Ihrem Kind einen eignen Lappen, Sie werden erstaunt sein, wie viel Spaß das Putzen oder Staubsaugen zu zweit machen kann (auch wenn es vielleicht etwas länger dauert). Für Ihr Kind ist das viel wertvoller, als in der Zeit, in der Sie die Hausarbeit verrichten, mit einem banalen Spielzeug „versorgt" oder vor dem Fernseher geparkt zu werden. Das Erkunden der näheren und weiteren Umwelt ist für die geistig/seelische Entwicklung des Kindes wichtig. Unterstützen sie weiter den Forscher in Ihrem Kind und schützen Sie es vor den Gefahren dieser Welt! Sein Expansionsdrang ist nicht ganz ungefährlich und bedarf der erhöhten Aufmerksamkeit durch den Erwachsenen: überall hinaufsteigen, reinkriechen, runterrutschen usw. ist angesagt. Und das immer wieder, trotz den wiederholten Warnungen der Bezugspersonen. Hier entstehen entscheidende Feedback-Mechanismen, die für die weitere Entwicklung des Kindes wichtig sind.

So schmeckt es Ihrem Kind – die Ernährung

Ihr Kind isst jetzt selbstverständlich mit Ihnen am Tisch. Höchstens zweimal sind noch Fläschchenmahlzeiten erlaubt. Um das selbstständige Essen zu fördern geben Sie Ihrem Kind ein eigenes Besteck, auch wenn es noch

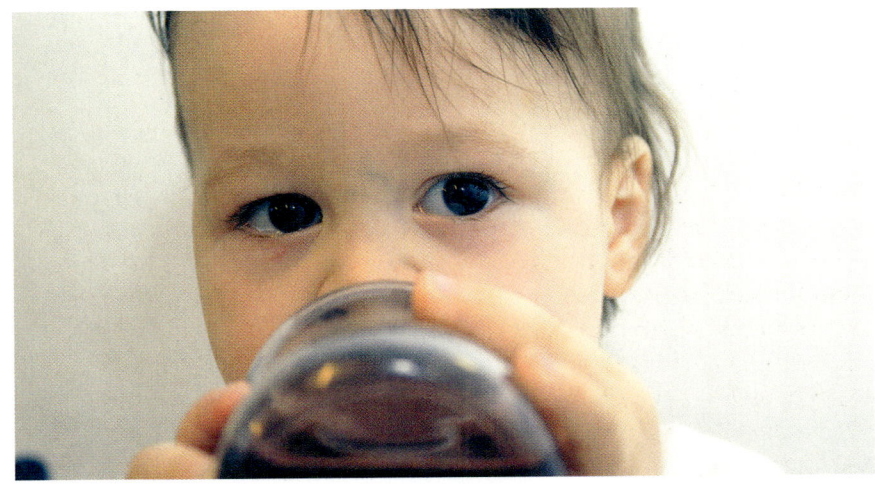
▲ Die Trinkflasche ist bald out, hoffentlich!

teilweise gefüttert werden muss. Dann kann es zunehmend selber löffeln, wenn auch noch nicht sehr effektiv.

Ist Ihr Kind wirklich satt?

Beim Übergang der Milchmahlzeiten zum Brei ist es manchmal nicht ganz einfach abzuschätzen, ob das Kind wirklich satt geworden ist. Die Portionen werden nun eher etwas kleiner, da das Kind nicht mehr so viel Flüssigkeit benötigt.

Erliegen Sie nicht der Versuchung, wenn Ihr Kind wenig gegessen hat, am Ende der Mahlzeit doch noch die Brust oder die Flasche zu geben. Ihr Kind lernt schnell, und wenn es weiß, dass nach dem Essen das eigentlich Gute, die Milch, noch kommt, wird das Entwöhnen umso schwerer. Und noch was: Bitte vermeiden Sie, Ihrem

Kind Süßigkeiten als Belohnung zu geben.

Unruhige Nächte

In den letzten Monaten sind Ihre Nächte sicherlich ruhiger geworden. Der Tag-Nacht-Rhythmus hat sich stabil eingependelt. Ihr Kind macht einen oder zwei längere Mittagsschläfchen und schläft insgesamt zwischen 11 und 17 Stunden (pro 24 Stunden). Das Kuscheltier gehört bei vielen Kindern unbedingt dazu. Behalten Sie Ihre Einschlafrituale mit einem Lied oder einer Geschichte bei – es verschafft Sicherheit.

Von den Kindern in diesem Alter schlafen nur etwa 39 Prozent die ganze Nacht durch, etwa 24 Prozent der Kinder werden nachts mehr als zweimal wach! Doch nun kann etwas Neues auftreten: Nachtwandeln (Somnambulismus), Albträume und ähnliche Störungen der Nachtruhe. Sorgen Sie dafür, dass das Kind sich nicht verletzen kann und denken Sie daran: auch nach dem schrecklichsten Albtraum ist am nächsten Morgen wieder alles vergessen. Einige Kinder wachen auch nachts auf, sind topfit und möchten jetzt spielen. Die Eltern werden um den Schlaf gebracht und die Stimmung sinkt! Sie sollten nun alles unternehmen, dem Kind sanft aber bestimmt klarzumachen, dass die Nacht zum Schlafen da ist und nicht zum Spielen.

Geschwister

Die Zwei-Kind-Familie ist weiterhin unter den existierenden Familien die Regel. Die meisten Kinder haben demnach auch heute noch Geschwister, und diese sind ein wichtiger Faktor in ihrer Entwicklung. Sie bestimmen den sozialen Kontext ihrer Beziehung zu ihren Eltern und die Umwelt.

Konkurrenz für das Erstgeborene

Für das Erstgeborene in einer Familie ist die Ankunft eines neuen Geschwisters ein sehr bedeutsamer Einschnitt. Die elterliche Aufmerksamkeit muss nun geteilt werden, und viele Erstgeborene reagieren damit durch ein „regressives" Verhalten. Sie beobachten die Nähe der Mutter mit dem Neugeborenen und imitieren deren Interaktion, in der Hoffnung mehr zu partizipieren: sie möchten plötzlich wieder gestillt werden, verlangen den Schnuller, machen wieder, sofern sie schon trocken waren, in die Hosen und verhalten sich ganz allgemein sehr kleinkindlich. Damit gilt es, das Kind auf sein zukünftiges Geschwister frühzeitig vorzubereiten und die Veränderungen im Familienleben zu antizipieren.

Eltern ändern auch oft unbewusst ihr Verhalten. Sie werden kontrollierender und strafender dem älteren Kind gegenüber, es wird ihm vor allem im Umgang mit dem Kleineren kaum etwas zugetraut und dies alles, um das Jüngere zu schützen. Das ältere Geschwister sollte aber, so weit wie möglich, in die Versorgung des kleineren Kindes einbezogen werden.

Die Beziehung unter den Geschwistern

Mit dem Heranwachsen des zweiten Kindes werden die Interaktionen zwischen den Kindern häufiger und die Beziehung wird gleichberechtigter. Geschwister sind nicht nur Vorbilder, die man nachmacht, sie bieten auch ein wichtiges Lernfeld für den Umgang mit Konflikten. Diese Vorbildfunktion ist von nicht zu unterschätzender Bedeutung, da die Kinder, auch durch die normale Autonomieentwicklung, sich anlagebedingt zunehmend von den Eltern weg entwickeln und damit vermehrt von anderen Kindern lernen: Geschwister sind die besten Lehrer! Zwischen den Kindern entwickelt sich oft eine sehr große Nähe und damit eine genaue Kenntnis der gegenseitigen Reizpunkte, was schnell Streit entstehen lässt, der aber oft genauso schnell zu Versöhnung führen kann. Oft sind Geschwister ein wichtiger Kontext für die Thematisierung von Gefühlen und Emotionen.

So bringen Kinder mit Geschwistern höhere Leistungen in „So-tun-als-ob"-Spielen als Kinder ohne Geschwister.

Wie verhalten sich die Eltern?

Ist das Verhalten der Eltern den Kindern gegenüber fair, das heißt, das Elternverhalten hängt beispielsweise nachvollziehbar mit Altersunterschieden, der subjektiv empfundenen „Reife" zusammen, sind sie auch zufrieden mit ihrer Geschwisterbeziehung und entwickeln zudem ein höheres Selbstwertgefühl. Fühlen sich Kinder aber „ungleich und unfair" behandelt, erleben sie auch ihre Geschwisterbeziehung eher negativ und konkurrieren umso heftiger. Ungleichbehandlung der Kinder durch die Eltern geht aber auch mit häufigeren Konflikten zwischen den Eltern und damit verbunden mit einem weniger harmonischen Familienklima einher. Konflikte zwischen Geschwistern sollten nach bekannten Richtlinien und nachvollziehbar aufgelöst, allenfalls bestraft werden. Die Suche nach dem Verursacher des Streites ist aufwändig und führt oft nicht zum Ziel. Besser ist es, den Konfliktgrund zu erfragen und daraus für alle Beteiligten allgemeine Verhaltensregeln abzuleiten, ohne den Schuldigen (der weiß es ja eh!) zu bezichtigen.

Ihr Kind mit zwei Jahren

Mit dem zweiten Geburtstag verbinden viele Eltern das endgültige Ende der Babyzeit. Ihr Zweijähriges ist eigentlich ein fröhlicher, relativ unkomplizierter phantasievoller Zeitgenosse, der zeitweise aber auch sehr anstrengend sein kann – dann nämlich, wenn er unbedingt seinen Willen durchsetzen will, wenn er sich nicht entscheiden kann oder wenn er zum x-ten Mal Spielsachen die Treppe hinabwirft, nur um zu schauen, was passiert! Manchmal trotzt Ihr Kind heftig, lässt sich aber noch leicht ablenken. Ich kann es gar nicht oft genug wiederholen: Setzen Sie Grenzen und halten Sie diese konsequent ein. Auch kleine Inkonsequenzen zeigen nun langsam Folgen. Wenn Ihr Kind sich z. B. daran gewöhnt hat, in der Nacht noch etwas zu trinken zu bekommen, werden Sie ihm dies nur mühsam und mit einigen unruhigen Nächten jetzt noch abgewöhnen können. Also lieber von Anfang an konsequent bleiben. Ihr Kind muss lernen, dass manches nicht verhandelbar ist.

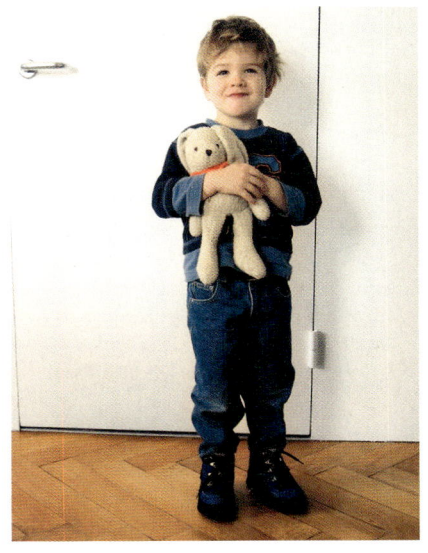

▲ Bewaffnet mit „Lumpi", meinem Übergangsobjekt kann mir nichts passieren.

Trennungsängste gehören noch dazu

Die Loslösung von ersten Bezugspersonen wird durch die zunehmenden motorischen Kompetenzen (sich frei und wegbewegen können) und durch die Reifung der Sinnesverarbeitung ermöglicht. Diese Entwicklung des eigenen „Ichs", der eigenen kleinen Persönlichkeit, erreicht mit 24 Monaten einen ersten Höhepunkt. Deutlich wird dies am immer häufigen „Nein" des Kindes und im Erleben und Entdecken seiner selbst, z. B. im Spiegel.

▶ Das bin ich …

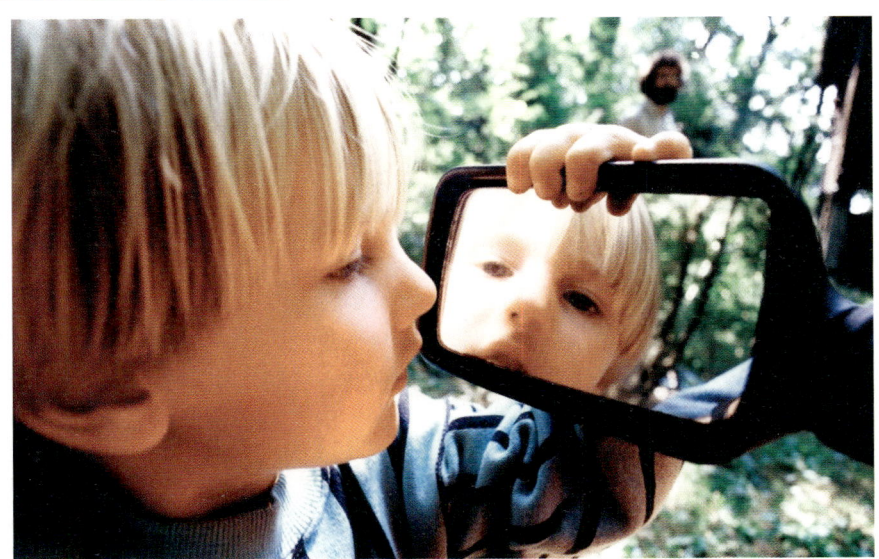

Ihr Kind mit zwei Jahren

Argumente fruchten noch nicht

Mit viel Elan möchte Ihr Kind nun die erworbenen Fähigkeiten einsetzen und Erfahrungen sammeln. Gleichzeitig bremst die Trennungsangst den Forscherdrang – für Ihr Kind entsteht eine Konfliktsituation. Auf der einen Seite möchte Ihr Kind seine Eigenständigkeit ausleben, auf der anderen Seite möchte es Sie als Bezugsperson und Ihre Zuwendung nicht verlieren.

Lassen Sie sich noch nicht auf lange Diskussionen ein. Ihr Kind kann Argumente noch nicht verstehen. Wenn es ohne Schuhe zum Einkaufen möchte, können Sie es nicht mit Argumenten überzeugen. Es ist wirklich vergebene Liebesmüh! Versuchen Sie, Ihrem Kind mit Verständnis zu begegnen, aber bestimmt Ihre Ansicht nahezubringen: „Ich weiß, dass du das jetzt nicht möchtest, es muss aber sein". Haben Sie keine Angst vor einem Zornesausbruch! Ihr Kind lässt sich in diesem Alter noch schnell wieder beruhigen und mit der Aussicht auf ein erfreuliches Ereignis ablenken. Seien Sie aber vorsichtig mit Belohnungen nach dem Motto „Wenn du jetzt deine Schuhe anziehst, bekommst du nachher ein Eis". Sie glauben nicht, wie schnell Ihr Kind diesen Zusammenhang begriffen hat und wie schnell Sie erpresst werden.

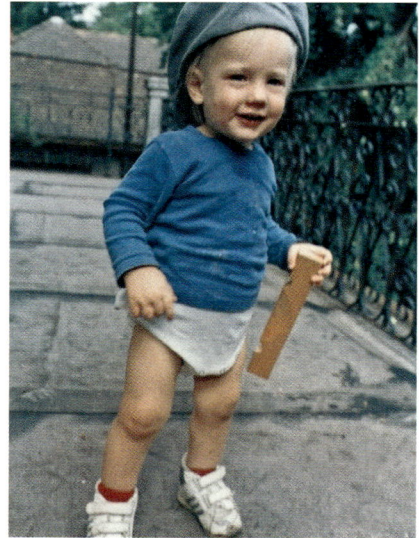

▲ Ich werde die Welt erobern!

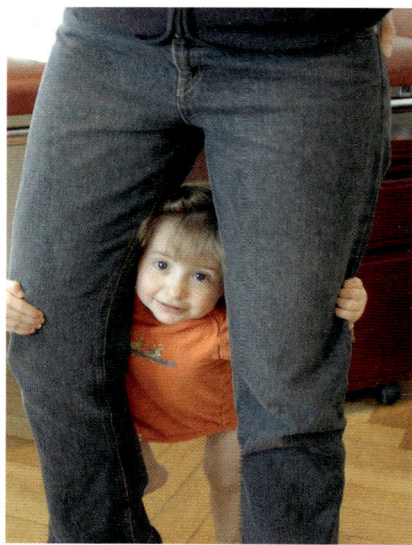

▲ Sicher ist sicher!

Das Ergebnis der Handlung wird wichtig

Eigene Entdeckungen werden „zelebriert", mit viel Freude wiederholt und manchmal schon dem anderen zur Schau vorgetragen. Im Alter von 24 Monaten steht nun nicht mehr die Handlung im Vordergrund des Interesses des Kindes, sondern das Handlungsresultat, d. h. das Kind schaut, was es mit seiner Handlung bewirkt und beginnt diesem Ergebnis eine Bedeutung zu geben. Die Eltern sollten diese Tätigkeiten unterstützen und, auch wenn es nachher viel zum Aufräumen gibt, zulassen. Ihr Kind kann noch nicht längere Zeit ruhig sitzen und zuhören.

Wie sich Ihr Kind bewegt

Ihr Kind geht jetzt sicher und flüssig auf vollständig flach auf dem Boden abrollenden Füßen. Es stoppt seinen Gang und startet wieder ohne Schwierigkeiten und kann nun Hindernissen ziemlich sicher aus dem Weg gehen, ohne das Gleichgewicht zu verlieren. Es kann auch schon wenige Schritte rückwärts gehen. Gerne kauert Ihr Kind längere Zeit in der Hocke, um ein kleines Tier zu beobachten oder eine Pflanze zu betrachten und steht, ohne Hände zu gebrauchen, wieder auf. Ihr Kind wirft

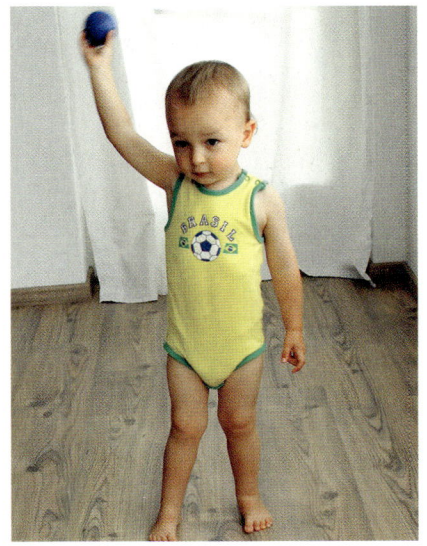

▲ Ich bücke mich, um etwas aufzuheben und kann auch runterkauern.

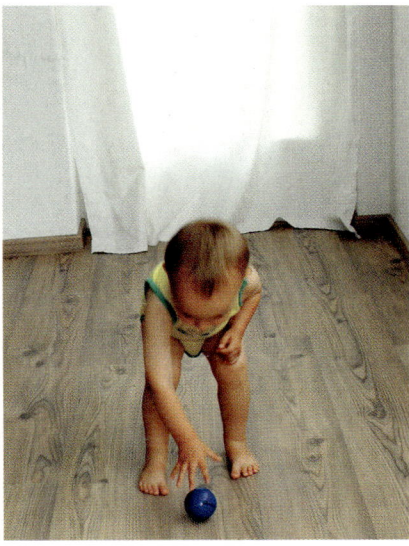

▲ Ich werfe überhand.

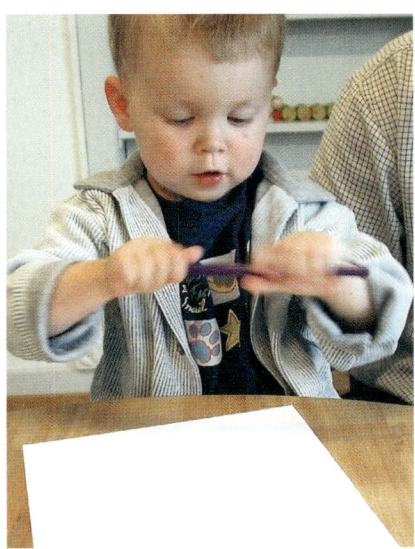

▲ Ich nehme den Deckel vom Filzstift ...

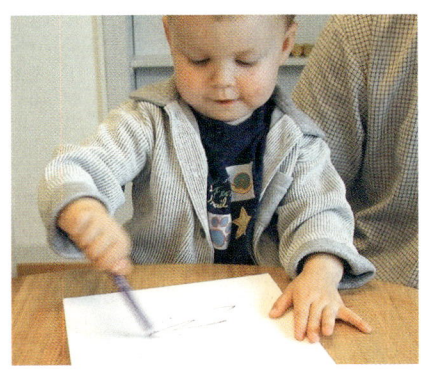

▲ ... und schreibe mit der Faust.

den Ball überhand ohne umzufallen und spielt natürlich Fußball. Das Fahren mit dem Tretfahrrad (like-a-bike) gelingt noch nicht, mit dem Dreirad kann Ihr Kind vorwärts kommen, wenn es sich mit den Füßen am Boden abstößt, mit den Pedalen kommt es noch nicht zurecht.

Klettern macht Spaß!

Nun heißt es aufpassen. Viele Kinder entdecken in diesem Alter das Klettern und werden schnell sehr geschickt darin. Sie erklettern Möbel, um ein gewünschtes Ziel zu erreichen, z.B. um aus dem Fenster zu schauen oder ein bestimmtes Spielzeug zu erlangen. Meist kommen sie auch selbstständig wieder runter.

Sie können Ihre eigene Körpergröße schon recht gut einschätzen, auch im Verhältnis zum Mobiliar. Auch Treppen sind kein Problem mehr, es geht treppauf ohne sich fest zu halten, treppab kann mit festhalten auch schon klappen. Dabei macht Ihr Kind vielleicht noch Nachstellschritte, d.h. es setzt zwei Füße auf eine Stufe, oft aber auch schon alternierende Wechselschritte.

Die Feinmotorik

Die Fingerchen werden immer geschickter. Mit viel Geduld werden z.B. Bonbons ausgepackt oder Flaschendeckel aufgedreht. Die Malstifte werden nun gerne in die Hand genommen. Die Rechtshänder sind nun

meist festgelegt und nehmen den Bleistift in die entsprechende Hand: Meist kritzeln die Kinder mit dem Faustgriff Kreise, manchmal auch schon Striche. Gerne werden andere Farben ausprobiert. Der Pinzettengriff ist nun Gewohnheit und wird geschickt eingesetzt.

Noch mehr Sicherheitstipps

Mit zunehmender Mobilität des Kindes werden noch mehr Dinge in der Wohnung erreichbar, die nicht in Kinderhände gehören. Betrachten Sie Ihre Wohnung mit Kinderaugen und entfernen Sie alle Gegenstände, die dem Kind gefährlich werden könnten. Die neu gewonnene Bewegungsfreiheit Ihres Kindes erfordert auch neue Sicherheitsmaßnahmen in der Wohnung und in der näheren Umgebung:

- Entfernen Sie Stühle aus der Küche, die es dem Kind ermöglichen, den Herd zu erreichen.

- Vermeiden Sie Tischdecken. Ihr Kind könnte sich daran festhalten oder sich beim Herabziehen durch herunterfallende Gegenstände verletzen.
- Sichern Sie Fenster und Balkone.
- Im Garten stellen Regenfässer, Tümpel, Schwimmbäder und Biotope eine große Gefahr dar. Wenn Ihr Kind ungeschickt fällt, reicht eine Tiefe von 5 cm fürs Ertrinken aus!
- Blätter, Früchte und Beeren üben eine magische Anziehungskraft auf Kinder aus. Prüfen Sie Ihre Zimmerpflanzen und Ihren Garten auf gefährliche Giftpflanzen (z. B. Christrose, Eibe, Fingerhut, Goldregen, Oleander).

Der Wickeltisch

Mit zunehmendem Alter wird Ihr Kind auch kräftiger. Wenn es sich gerade nicht wickeln lassen will, kann es in einem Trotzanfall durchaus heftig treten und vielleicht vom Wickeltisch fallen. Wickeln Sie daher lieber auf dem Boden oder dem niedrigeren Bett, um Stürze zu vermeiden.

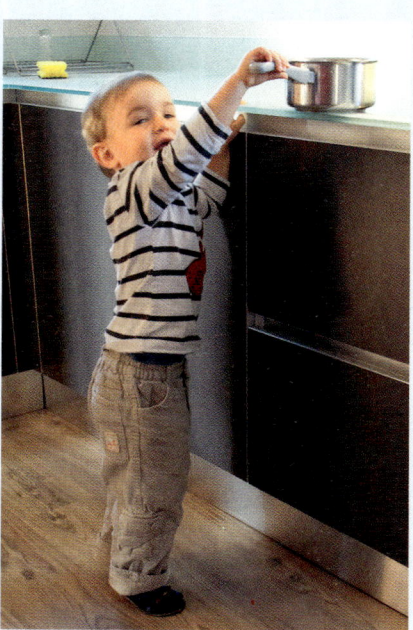
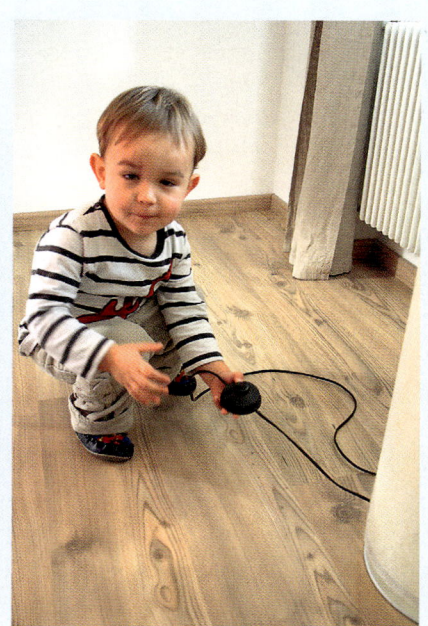
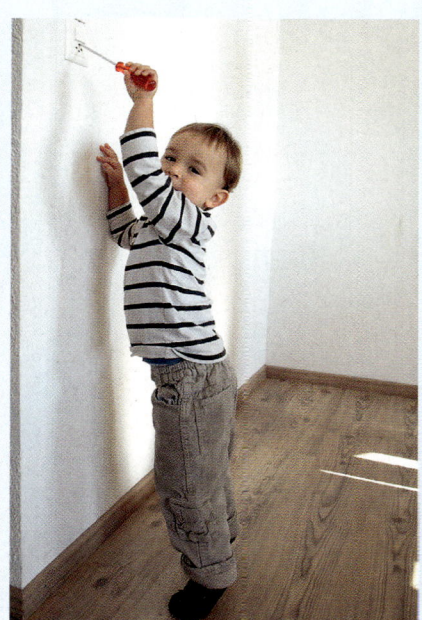

▲ Ich komme jetzt schon an fast alles dran und mache viel Unfug, wenn man nicht aufpasst.

Was Ihr Kind jetzt versteht und spricht

Das Sprachverständnis Ihres Kindes ist jetzt schon sicher. Es wählt z. B. auf Aufforderung aus drei ähnlichen Gegenständen, wie Gabel, Löffel und Messer, korrekt aus. Alltägliche Gegenstände sucht und findet es gerne. Dabei versteht Ihr Kind sehr viel mehr Wörter, als es selber sprechen kann.

Der Wortschatz wächst ständig

Ein zweijähriges Kind hat nun schon einen recht großen Wortschatz (50 bis 150 Wörter) und spricht Einwortsätze, evtl. sogar Zweiwortsätze.

▲ Ich gebe dir den Löffel.

Alltägliche Gegenstände und Handlungen kann es benennen. Mit viel Vergnügen plappert es alles Gehörte nach und versteht einfache Anweisungen. Einfach formulierte Regeln werden verstanden und meist auch befolgt. Unermüdlich fragt das Kind ständig nach dem Namen von Dingen, so unablässig, dass es die Eltern schon mal stressen kann. Es spricht aber auch, zeitweise auch länger, in einer Geheimsprache vor sich hin.

Die Spätentwickler

Nicht alle Kinder reden schon so viel in diesem Alter, vor allem die Jungen brauchen häufig etwas länger. Fragen Sie einmal Ihre Eltern, wie das bei Ihnen war. Oft ist auch der eine oder andere Elternteil ebenfalls im Spracherwerb etwas später gewesen. Wichtig ist, dass die kommunikativen Fähigkeiten des Kindes vorhanden sind, d. h. das Ihr Kind spricht, mit ihnen den referentiellen Blickkontakt pflegt und sich auch ohne Worte eindeutig mitteilt.

Wenn ein Kind im Alter von 24 Monaten keine 50 Wörter spricht und keine 2 bis 3 Wortkom-

binationen produziert, ist es definitionsgemäß ein „late talker" (Spätsprecher) und trägt damit ein Risiko von mindestens 50 Prozent, eine Spracherwerbsstörung zu entwickeln. Eine Verlaufskontrolle beim Kinderarzt im Alter von 30 Monaten ist bei diesen Kindern unerlässlich. Sollten die Meilensteine dann immer noch nicht erreicht worden sein, bedarf das Kind einer frühzeitigen logopädischen Behandlung! Die Prognose ist damit ungleich besser, da sich die anfänglich einfache Sprachentwicklungsstörung nicht zu einem sekundären Störungskomplex entwickelt!

Wenn sich die Sprachfähigkeiten in diesem Alter aber entwickeln, also etwas später als die anderen Kinder, nennt man diese Kinder Sprach-Spätentwickler („late bloomer"). Meist sind davon (60–75 Prozent) Jungen betroffen. Da ihre Sprachkompetenz im Alter von drei Jahren weitgehend altersentsprechend ist, sind sie somit eine Normvariante des Spracherwerbs. Es liegt keine Sprachentwicklungsstörung vor, und eine Behandlung ist unnötig.

Ein- und Zweiwortsätze

Zusammen mit dem Wortschatz erlernt Ihr Kind auch die Grammatik. Im Moment beschränkt es sich allerdings noch auf Ein- und Zwei-

Ihr Kind mit zwei Jahren

wortsätze, mit denen es aber schon eine Menge ausdrücken kann. Ganz selbstverständlich stellt ihr Kind das Subjekt (die handelnde Person) vor das Verb; also z. B. „Mama komm". Manchmal muss man allerdings als Erwachsener viel Phantasie aufbringen, um die Sprache des Kindes verstehen zu können, und wenn das mal nicht klappt, kann der kleine Racker richtig zornig werden. Sagt Ihr Kind vielleicht „Opa gehn" meint es vielleicht, es will zum Opa gehen oder gerade das Gegenteil, Opa soll weggehen? Sie müssen immer versuchen die Äußerungen Ihres Kindes im Zusammenhang zu verstehen.

Die Aussprache ist noch nicht perfekt

In diesem Alter ist die Aussprache Ihres Kindes noch lange nicht perfekt. Diverse Konsonanten kann Ihr Kind vielleicht noch nicht richtig aussprechen. Sie brauchen sich keine Sorgen zu machen.

Sprechen Sie deutlich mit Ihrem Kind, damit es die richtige Aussprache gut hört. Wenn Sie bestimmte Fehler immer wieder hören, sprechen Sie die richtige Version wie nebenbei immer mal wieder ganz deutlich, korrigieren Sie aber dessen Aussprache nicht. Ihr Kind wird es von selber merken und mit der Zeit selber korrigieren. Bedenken Sie, dass bis zu 20 Prozent der Kindergarten-

kinder noch lispeln. Dies ist keine Störung, die dementsprechend auch keiner Therapie bedarf, sondern die Normalität. Noch im ersten Kindergartenjahr, oder allenfalls im zweiten wird Ihr Kind die Sprachvariante von alleine verlieren. Ein einzige Ausnahme davon ist das laterale Lispeln, bei dem die Zunge nicht vorne zwischen die Zähne gelegt wird und den Zischlaut hervorruft, sondern auf den seitlichen Zähnen. Hier kann eine Frühlogopädie angezeigt sein: Fragen Sie Ihren Arzt!

Die Sprache wird eingesetzt

Gleichzeitig realisiert Ihr Kind auch, dass seine Worte beim Mitmenschen etwas auslösen, d. h. es entdeckt die repräsentative und kommunikative Bedeutung der Sprache. Mit anderen Worten, Ihr Kind richtet nun seine Äußerungen direkt an den anderen, um ihm seine Absichten mitzuteilen. Immer wieder stößt Ihr Kind aber an seine Grenzen: es kann seine Wünsche nur zum Teil verbal äußern. Der Wortschatz ist noch begrenzt. Das kann eine Quelle der Frustration für Ihr Kind und für Sie sein. Wenn Ihr Kind etwas möchte und Sie dies nicht erfüllen können, weil Sie den Wunsch nicht verstehen, wird Ihr Kind möglicherweise sehr zornig werden. Versuchen Sie mit viel Geduld und häufigem Nachfragen die Wünsche Ihres Kindes besser zu verstehen.

Die deutlich erweiterte Sprech- und Verständnisfähigkeit führt zu Erweiterung der Gegenstandskategorien. In einer Art Wissensgedächtnis werden nun Zusammenhänge zwischen einzelnen Wörtern abgespeichert. Neue Informationen kommen hinzu und werden mit den bereits bestehenden vernetzt. Nun rückt das Bilderbuch in den Mittelpunkt des Interesses, denn hier erschließt sich dem Kind die Welt. Hier sieht es, dass Kühe Milch geben, der Bauer das Feld pflügt, die Kinder Drachen steigen lassen oder der Bergsteiger auf den Berg steigt. In der kuscheligen Sofaecke auf Mamas Schoß ein Bilderbuch zu entdecken wird zur Lieblingsbeschäftigung. Und wenn man dann noch bei einem Spaziergang das im Buch Gesehene entdeckt, ist das Glück perfekt. Und unablässig fragt Ihr Kind nun nach dem Namen von Dingen.

Ich und Du

Ihr Kind benutzt für sich selber noch nicht das Wörtchen „Ich". Wie sollte es das auch tun, nennen sich doch alle anderen auch „Ich". Wenn Ihr Kind sich selber meint, benutzt es lieber noch seinen eigenen Namen, sicher ist sicher. Dann kann man schließlich nichts verwechseln. Sie erkennen daran, dass der Prozess der Selbstidentifikation noch nicht abgeschlossen ist.

Die Entwicklung der Sprache unterstützen

Nach Abschluss des zweiten Lebensjahres können die meisten Kinder schon mehr als 50 Wörter sprechen. Verstehen können sie sogar noch wesentlich mehr. Die Sprachentwicklung verläuft aber sehr unterschiedlich. Manchen Kindern fällt der Spracherwerb schwerer als anderen. Wenn auch Ihr Kind weniger spricht als die meisten Gleichaltrigen, gehört es zu den Kindern die sich mit dem Erlernen der Sprache eher schwer tun. Es hat eine große Chance seine Verspätung ganz von alleine aufzuholen. Es könnte aber auch sein, dass Ihr Kind zu derjenigen Gruppe von Kindern gehört, die eine besondere Förderung (z. B. Logopädie) benötigen wird. Man kann nicht voraussehen, ob Ihr Kind es alleine schafft oder ob es Hilfe braucht. Wenn Sie ihm jetzt Hilfe anbieten, hat es jedoch die besten Voraussetzungen, sprechen zu lernen: Sie können etwas tun!

Jedes Kind lernt sprechen. Vorausgesetzt Sie helfen ihm dabei. Je mehr Hilfe Sie Ihrem Kind geben, desto leichter wird ihm der Spracherwerb fallen. Die Muttersprache zu lernen ist nämlich eine der schwierigsten Aufgaben. Nachahmen alleine reicht bei Weitem nicht aus, um eine Muttersprache zu erwerben. Spracherwerb bedeutet vor allem, Kommunikation verbal (durch Worte) zu erlernen. Mütter und Väter verstehen ihre Kinder intuitiv, auch ohne viele Worte. Geschwister und Fremde tun dies aber weniger. Dazu ist Sprache nötig! Neben dem Wortschatz muss es auch

die grammatischen Regeln, auf denen unsere Sprache aufgebaut ist, lernen. Doch wie kann das Kind wissen, was ein Wort ist oder wo Anfang und Ende eines Satzes sind? Auch die Dinge die „zwischen den Zeilen" gesagt werden, muss es verstehen lernen. Es lernt diese Dinge durch die Art und Weise, wie Sie mit ihm sprechen. Sprechen Sie unbedingt in Ihrer Muttersprache mit Ihrem Kind! Auch wenn Sie einen nicht deutschen Sprachhintergrund haben. Wenn Sie einige Anregungen beachten, helfen Sie Ihrem Kind:

Konzentrieren Sie sich gemeinsam auf eine Sache, ein Ereignis!

Das Wichtigste ist, dass sie mit dem Kind kommunizieren, auch durch Sprache: Nehmen Sie es ernst, wenn es etwas sagen will, geben Sie Ihrem Kind immer eine Rückmeldung, kommentieren Sie, verbal und nichtverbal (averbal). Wichtig dabei ist, Ihre Aufmerksamkeit und die des Kindes auf denselben Sachverhalt oder Gegenstand zu richten. Stellen Sie sich vor, Sie besitzen beide eine Taschenlampe. Versuchen Sie, die Lichtkegel Ihrer beiden Lampen übereinanderzuschieben. Das bedeutet, dass Sie und Ihr Kind sich im Moment mit derselben Sache beschäftigen. Dann sind die Bedingungen optimal, mit Ihrem Kind durch Sprache zu kommunizieren.

Nicht einzelne Wörter sind gefragt, sondern Geschichten!

Sie sollten mit dem Kind nicht nur einzelne Wörter sprechen, sondern kleine Geschichten erzählen. Da Geschichten nie langweilig sind, tun Sie dies mit großem Engagement. Das spürt das Kind. Statt nur auf eine Ente zu deuten und „Ente" zu sagen, können Sie eine kleine Geschichte daraus machen: „Guck mal, eine Ente, eine gelbe Ente. Was macht die Ente denn da? Ob sie ins Wasser springen will? Was meinst du, ob die Ente wohl schwimmen kann?" usw. Mit dieser „Umkreise -Technik" bieten Sie dem Kind das Zielwort „Ente" wiederholt an, und gleichzeitig zeigen Sie Ihrem Kind, dass Enten gelb sind, ins Wasser springen und schwimmen können. Nicht nur tun Enten etwas, sie erleben auch was dabei! Dadurch kann das Kind sein Sprachverständnis erweitern und Bausteine für die eigene Sprachproduktion sammeln.

Korrigieren Sie nicht dauernd die Fehler Ihres Kindes. Bieten Sie ihm lieber das richtige Wort noch einmal an und fördern Sie seine Kommunikationslust!

Ihr Kind wird vielleicht ein einzelnes Wort nachzusprechen versuchen und dabei Fehler machen: z. B. „der hat das da rein getut" statt „rein getan". Vermeiden Sie Ihr Kind zu korrigieren,

Ihr Kind mit zwei Jahren

ihm das falsche Wort noch mal vorzusprechen, z. B. „nein, das heißt nicht getut!", sondern bieten Sie ihm einfach das richtige Wort an: „Ja, der hat das da rein getan". Ihr Kind lernt nicht durch Kritik, sondern durch ein wiederholtes, korrektes, sprachliches Angebot und vor allem positive Verstärkung. Im Übrigen versteht man ja auch „getut", oder?

Ermuntern Sie Ihr Kind zum Sprechen!

Fragen Sie nach, kommunizieren Sie! Durch Übung wird man klug! Ein Kind lernt Sprache dann am besten, wenn es viel spricht. Ermöglichen Sie ihm dies so gut Sie nur können! Beobachten Sie sich selbst: welche Art von Fragen stelle ich? Sind es Fragen, die vom Kind nur ein einzelnes Wort als Antwort verlangen? Zum Beispiel: „Was ist das?",

oder „Wie heißt das?". Sie erinnern sich, Sie wollen kommunizieren, nicht Wörter austauschen. Also fragen Sie nach Geschichten, nicht Wörtern, stellen Sie offene Fragen (die nicht mit ja oder nein beantwortet werden können!). Stellen Sie deshalb Fragen, die es zum Sprechen auffordern. Das gemeinsame Betrachten von Bilderbüchern eignet sich hierfür besonders gut: „Was passiert denn hier?" oder „Was macht denn der Mann?". Wenn das Kind etwas sagt, können Sie nachfragen, zum Beispiel: „Warum ist die Ente ins Wasser gesprungen?" oder „Wo hat sich der kleine Bär versteckt?". Bilden Sie kleine Sätze, beschreiben Sie, wie die Dinge aussehen und was passiert. Greifen Sie das auf, was das Kind sagt und fügen Sie selbst noch etwas hinzu. Wenn das Kind zum Beispiel „Auto" sagt, so können Sie es zu einem kleinen Satz erweitern „Ja genau, ein rotes Auto" usw.

Lassen Sie nicht locker: Ihr Kind braucht Ihre Sprachangebote und haben Sie Spaß!

Gerade dann, wenn Sie den Eindruck haben, dass Ihr Kind mit der Sprachentwicklung hinterher hinkt, sollten Sie Ihr Angebot nicht einschränken, sondern ausbauen. Ihr Kind braucht dasselbe wie andere Kinder, nur eben mehr davon. Auch wenn es nicht auf Ihre Fragen reagiert, bleiben Sie dabei, es immer wieder zu fragen. Geben Sie nicht nach, von Ihrem Kind Sprache zu verlangen. Aber vergessen Sie bitte nicht; das Ganze muss beiden Spaß machen. Kommunizieren, Informationen austauschen macht doch Spaß, oder? Sobald Druck das Kind belastet und ihm die Freude am Sprechen vergeht, haben Sie verloren!

Kommunizieren Sie!

Der Alltag von Eltern ist oft sehr anstrengend. Es ist oft nicht möglich, in jeder Situation auf das Kind einzugehen. Oftmals stehen andere Aufgaben im Vordergrund und auch die Bedürfnisse der Eltern haben ihre Berechtigung. Doch selbst wenn Sie ein angespanntes Leben führen, sollten Sie Ihr Kind in Ihren Alltag einbeziehen. Wenn man etwas tut, ist die Sprache und die Kommunikation darüber sehr nahe. Lassen Sie Ihr Kind an Tätigkeiten teilhaben: Sie werden sehen, wie Sie sich unterhalten werden! Diese Momente können durchaus von kurzer Dauer sein. Hauptsache, Sie lassen sich dabei ganz aufeinander ein.

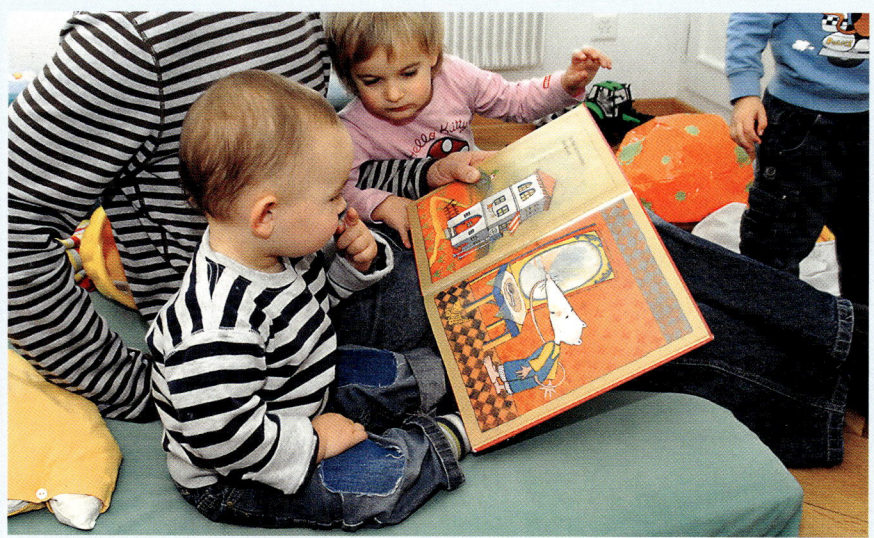

▲ Ich weiß, wo meine Nase ist, aber sie ist sicher nicht so groß, wie die von der Maus im Buch!

Die Beziehung zur Umwelt

Teilhaben und nachmachen wird nun zum bestimmenden Element des Tages Ihres Kindes. Was Sie auch tun, Ihr Kind will in Ihrer Nähe sein, dabei sein, mitmachen und selber machen. Das kann manchmal ganz schön anstrengend sein.

Das Motto Ihres Kindes: immer dabei

Planen Sie Ihren Tag und räumen Sie manchen Dingen mehr Zeit ein. Wenn Sie beispielsweise den Flur wischen müssen, können Sie Ihr Kind in seinem Zimmer einsperren, es wird schreiend protestieren. Sie können ihm aber auch einen Lappen geben und es mitputzen lassen. Ihr Kind kann auch schon den Hefeteig mitkneten, den Müll mit rausbringen, das Auto mitputzen und … und … und … Und natürlich darf das große Lob nach getaner Arbeit nicht fehlen. Vielleicht ist das Ergebnis nicht immer so perfekt, wie Sie es von sich gewohnt sind, aber glückliche Kinderaugen zählen doch mehr. Und wenn Ihr Kind dem Papa abends stolz erzählt, wie es geholfen hat, sind Sie sicher auch zufrieden.

Das Spiel – die Erforschung der Umwelt mit allen Sinnen

Die Möglichkeiten, seine Umwelt zu erfahren, erweitern sich mit der Verbesserung der Motorik. Dabei werden alle Sinne benutzt: Spielzeug herumwerfen, im Schlamm wühlen, ins Essen greifen und das ganze Gesicht (und die Kleider) verschmieren. Dabei werden die schon gebildeten Kategorien ständig erweitert. Ihr Kind weiß schon, dass ein Hund etwas anderes als seine Puppe ist. Nun begreift es auch, dass der Hund beweglich ist, vielleicht wegläuft, Lärm macht und auch mal schläft. Auch Gegensätze wie viel/wenig, dick/dünn oder groß/klein erfasst ein Zweijähriges zuverlässig.

Hier ist es Ihre Aufgabe, Ihrem Kind den Raum für diese Erfahrungen zu lassen, ohne sich dabei tyrannisieren zu lassen. Lärm zu machen kann riesigen Spaß machen, aber eben nicht wenn Sie oder die Nachbarin sich gerade ausruhen wollen. Und im Schlamm zu wühlen tut allen Kindern gut, aber am geschicktesten im Sommer, wenn man nur eine Badehose an hat. Schaffen Sie Räume für Ihr Kind, in denen es seinen Erkundungsgängen freien Raum lassen kann und seien Sie auf der anderen Seite konsequent damit, Verbote durchzusetzen (z. B. Krach in der Mittagsruhe).

Fördern Sie die Selbstständigkeit Ihres Kindes und lassen Sie es möglichst alleine essen, trinken und sich an- und ausziehen. Und wenn dann die selbst angezogenen Schuhe mal vertauscht an den Füßchen sitzen, so frustrieren Sie Ihr Kind nicht gleich, indem Sie die Schuhe noch mal rich-

Bleiben Sie Herr der Lage

Ihr Kind muss sich nun zunehmend in die Familie einordnen, die Sonderrolle als Baby ist endgültig vorbei. Dabei gilt es natürlich, die Regeln der Familie zu lernen. Für Sie ist es wichtig sich immer wieder zu überlegen: Was kann ich von meinem zweijährigen Kind schon erwarten, welche Rituale dürfen noch bleiben, welche können jetzt endgültig abgeschafft werden?

Achten Sie darauf, dass nicht Ihr Kind jetzt die Regie übernimmt. Mit Ihrer Hilfe und Ihrer Konsequenz lernt Ihr Kind, seine Bedürfnisse mit denen seiner Eltern und Geschwister zusammenzubringen. Sie wollen schließlich keinen kleinen Tyrannen großziehen. Und wenn Ihr Kind tobt, weil es seinen Willen gerade nicht durchsetzen kann, so hilft manchmal eine kleine Auszeit im Kinderzimmer. Aber schauen Sie bitte nach ein paar Minuten, ob Ihr Kind sich beruhigt hat.

Ihr Kind mit zwei Jahren

tig anziehen. Freuen Sie sich lieber mit Ihrem Kind, dass es geschafft hat, die Schuhe anzuziehen. Es wird keinen bleibenden Schaden davontragen, wenn es einmal die Schuhe verkehrt an hat.

Das Spiel alleine

In diesem Alter sollte sich Ihr Kind mal für 15 bis 20 Minuten alleine beschäftigen können, allerdings bestimmt Ihr Kind, wann das gerade sein soll. Sie können es nur selten dazu bringen, wenn es Ihnen gerade passen würde. Und für Ihr Kind ist es sehr wichtig, zu wissen, dass Sie in der Nähe sind. Dabei beschäftigt sich Ihr Kind mit seinen eigenen Plüschtieren, dem Hin- und Herfahren von Autos oder dem Ein- und Ausräumen von Gegenständen.

Kinder in diesem Alter entwickeln sich zu wahren Baumeistern. In die Höhe wachsen größere und kleinere Türme, auf dem Boden „Züge" aus 4 bis 6 Klötzchen. Die alltäglichen Arbeiten des Haushalts werden spielerisch imitiert, dabei wird die mütterliche und väterliche Aufmerksamkeit dauernd gefordert. Haushaltsgegenstände, mit denen es Ihre Handlungen nachspielen kann, sind das beste Spielzeug. In der Puppenstube gibt Ihr Kind die räumlichen Beziehungen korrekt wieder, das Spiel wird puppenbezogen. Die Puppe wird imaginär gefüttert und gekämmt und nach dem Essen ins Bett gelegt. Auch die Mutter darf aus einer Tasse imaginären „Tee" trinken. Alles was das Kind von sich selber kennt, macht es jetzt auch mit seiner Puppe (das repräsentative Spiel). Im Symbolspiel werden die Puppen z. B. hintereinandergesetzt, als würden sie Bus fahren. Behälter werden gerne immer wieder gefüllt und ausgeleert (Behälter-Inhalt-Konzept). In Legespielen werden Formen erkannt und richtig zugeordnet. Das klappt allerdings nicht immer, sondern funktioniert nach dem Versuch-und-Irrtum-Prinzip.

Das „So-tun-als-ob"-Spiel beginnt

Haben Sie schon mal eine Suppe aus Legosteinen gegessen oder im Sandkasten den guten Kuchen, verziert mit gerupften Blättern, probiert? Immer öfter werden Sie jetzt zu solchen Mahlzeiten eingeladen. Nehmen Sie Ihr Kind ernst, „probieren" Sie und loben Sie seine Kochkünste. Denn diese „So-tun-als-ob"-Spiele sind für Ihr Kind wichtig. Im Nachspielen erlernt es seine Umwelt.

Das Spiel mit anderen

Ihr zweijähriges Kind macht langsame Entwicklungsschritte hin zu einem sozialen Wesen. Andere Kinder sind immer willkommen. Gerne geht Ihr Kind auf den Spielplatz, denn dort kann es stundenlang größeren Kindern beim Bauen, Rennen, Kicken oder Schaukeln zuschauen. Ihr Kind hockt im Sand und vergisst vor lauter Beobachten das eigene Spiel. Wenn Ihr Kind von irgendetwas besonders beeindruckt ist, wird es versuchen, dies nachzumachen (Imitation) – aber allein ist Ihr Kind noch nicht imstande, mit anderen Kindern zu spielen, sondern spielt neben diesen mit seinen Spielsachen. Möchte ein anderes Kind seine Spielsachen haben, so werden diese vehement verteidigt.

So schmeckt es Ihrem Kind – die Ernährung

Ihr Kind sitzt nun gerne mit Ihnen am Tisch und benutzt den Löffel problemlos, es speichelt kaum (guter Mundschluss) und trinkt selbstständig aus dem Glas (bitte kein Fläschchen mehr!). Die Menge des Essens kann es noch nicht richtig abschätzen, daher fragt es gerne nach „mehr". Geben Sie Ihrem Kind lieber mehrmals kleine Mengen, dann können Sie die Frage nach dem „mehr" problemlos erfüllen. Ihr Kind kann nun alles mitessen, was auf den Tisch kommt. Die Zusammensetzung des Essens entspricht der gesunden und abwechslungsreichen Ernährung des Erwachsenen. Schnell wird Ihr Kind Vorlieben und Abneigungen entwickeln (Haben Sie doch auch, oder?). Vermeiden Sie, Druck auf Ihr Kind auszuüben, gewisse Sachen essen zu müssen. Das wirkt sich eher kontraproduktiv aus, da das Kind seine Autonomie auch auf der Ebene des Essens ausleben möchte.

Die Entwicklung in Kürze: mit zwei Jahren

Ihr Kind spricht nun richtige, verständliche Worte. Das macht es Ihnen nun viel leichter, zu verstehen, was Ihr Kind möchte. Der Wortschatz wächst nun rasant. Gleichzeitig hat Ihr Kind einen eigenen Willen entwickelt, den es unbedingt durchsetzen möchte. Noch lässt es sich aber leicht ablenken.

Motorische/feinmotorische Entwicklung

- Ihr Kind kann nun schon gut rennen.
- Ihr Kind kann sich bücken und etwas vom Boden aufheben, ohne das Gleichgewicht zu verlieren.
- Einzelne Kleidungsstücke kann Ihr Kind nun schon alleine ausziehen.
- Ihr Kind kann nun schon einzelne große Perlen auf einen Faden fädeln.
- Einen Stift hält Ihr Kind mit dem Faustgriff und kritzelt damit recht eckig auf dem Papier herum.

Entwicklung der Sinneswahrnehmungen und kognitive Entwicklung

- Ihr Kind gibt Ihnen auf Aufforderung einen gewünschten Gegenstand.
- Aufmerksames Betrachten von Gegenständen und Ein- und Ausräumen in und aus Behältern können Ihr Kind

schon mal 15 Minuten beschäftigen.
- Es zeigt auf benannte Körperteile.
- Mithilfe seiner wenigen Worte kann es gut verständlich machen, was es gerade möchte und bittet auch mal um Hilfe.
- Ihr Kind schaut Bilderbücher an.
- Auch das Resultat einer Handlung wird nun betrachtet.

Sprachentwicklung

Ihr Kind hat einen Wortschatz von etwa 150 Wörtern und spricht neue Worte eifrig nach. Meist spricht Ihr Kind in Zweiwortsätzen.

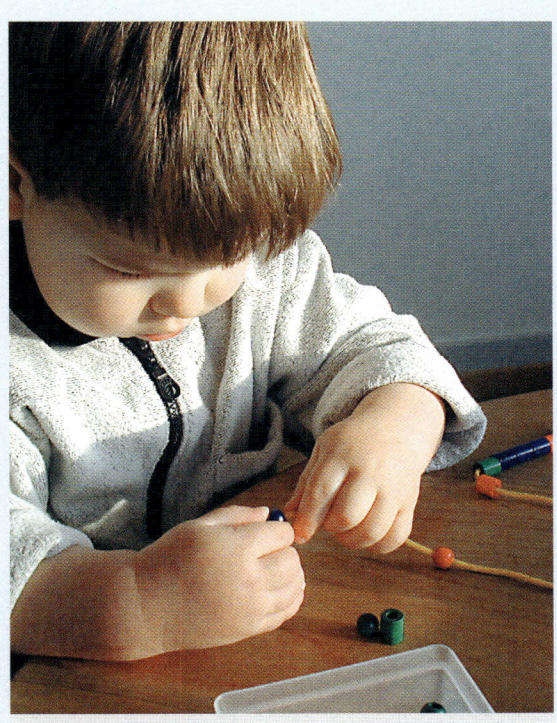

▲ Ich reihe Perlen auf die Perlenkette.

Sozioemotionale Entwicklung

- Ihr Kind freut sich über Kontakt mit anderen Kindern, spielt aber noch nebeneinander.
- Mit großer Energie versucht Ihr Kind selber zu essen.
- Ihr Kind lässt sich nach einem Trotzanfall schnell beruhigen.

Und wie geht es weiter?

In den nächsten Monaten wird Ihr Kind seine kommunikativen Fähigkeiten deutlich ausbauen. Das gemeinsame Spiel mit anderen Kindern wird in den Mittelpunkt rücken. Im Spiel werden die Rollenspiele und die „So-tun-als-ob"-Spiele immer wichtiger.

Der Aktionskreis erweitert sich – Ihr Kind im dritten Lebensjahr (25 bis 36 Monate)

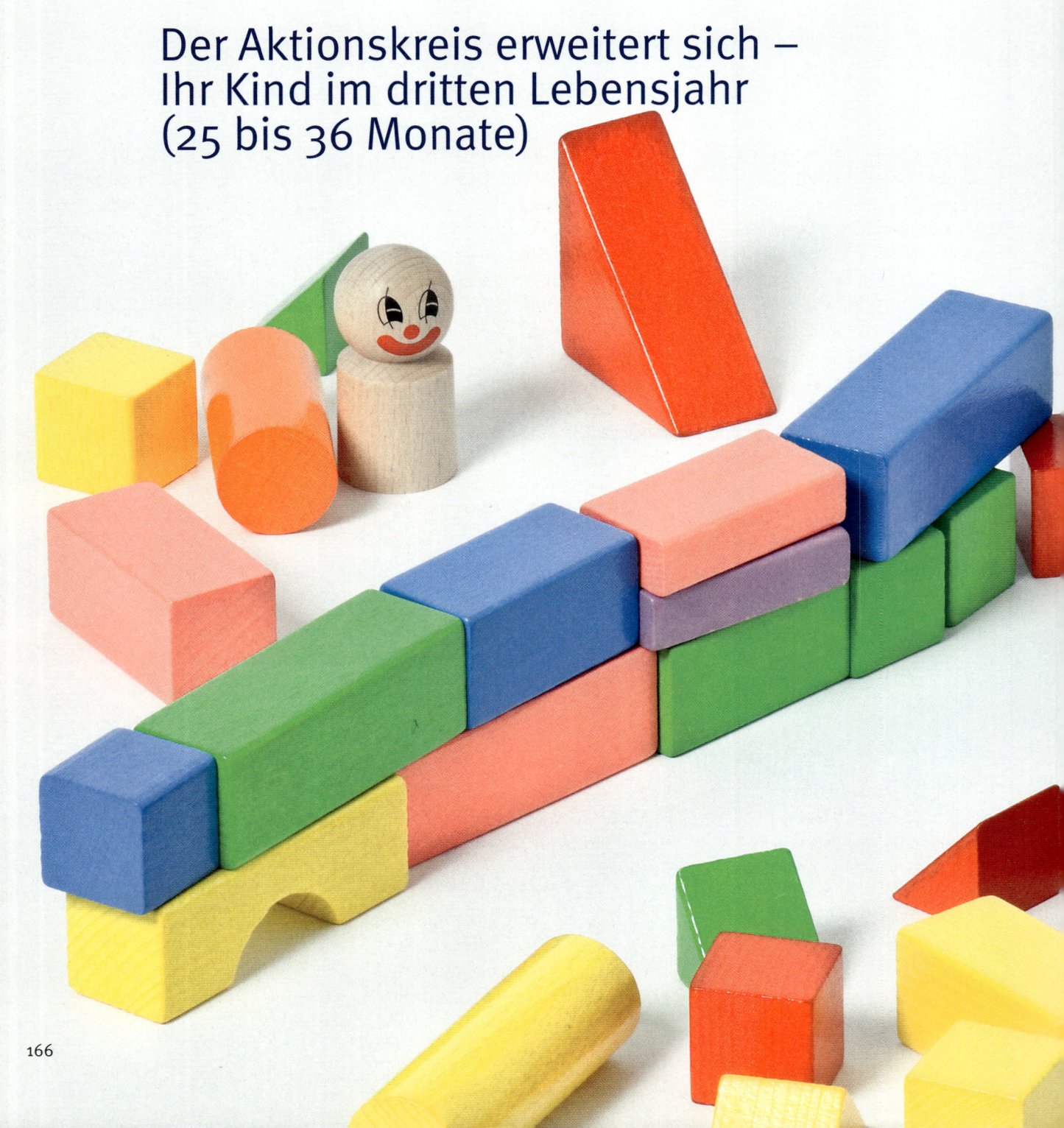

Worauf Sie sich jetzt freuen können

Im folgenden Jahr wandelt sich Ihr Kind von einem körperlich aktiven, unruhigen Zweijährigen zu einem ruhigeren, aber deutlich kommunikativeren und mitunter auch anstrengenderen Zeitgenossen. Ihr Kind ist nach wie vor von Ihnen sehr abhängig und möchte Sie immer in seiner Nähe wissen. Ihr Kind spricht und kommentiert jede seiner eigenen und Ihrer Handlungen. Alle Gegenstände werden nicht nur erforscht, sondern auch benannt und erhalten zuweilen, aber nicht immer, Namen, die auch die Umgebung versteht. Vor dem Zeigefinger Ihres Kindes ist nichts mehr sicher: was ist das, und dies? Die Antwort der Eltern wird dann nachgesprochen und geübt – alles mit dem Ziel, den Wortschatz zu vergrößern. Auch Besitzverhältnisse begreift Ihr Kind nun: das ist Papas Auto, Mamas Teller. Ihr Kind hält sich an einmal gelernte Regeln und kommentiert jede Änderung, auch die von Besitzverhältnissen, aufgeregt. Ihr Kind kann sich gut an Dinge und Abläufe erinnern. Die erlernten Regeln erlauben ihm, sich in der verwirrenden und vielseitigen Umwelt zurechtzufinden und sicher zu bewegen.

Manchmal überrascht Ihr Kind Sie sicherlich. Es vergleicht die Situation in der Gegenwart mit schon Erfahrenem und zieht daraus Schlüsse: Häufig tritt z. B. die Situation auf, dass Ihr Kind einen Gegenstand, z. B. das neu erhaltene Spielzeug mit ins Bett nehmen möchte. Sie möchten das nicht und legen den Gegenstand auf den Stuhl und verlassen das Zimmer. Das hat bisher ganz gut geklappt. Und bald werden Sie feststellen, dass Sie das Spielzeug am nächsten Morgen im Bett Ihres Kindes finden. Es hat sich das Spielzeug am Abend vorher noch selber geholt. Hätten Sie das gedacht?

Ihr Kind mit zweieinhalb Jahren

Die Welt des Zweieinhalbjährigen ist bestimmt von der Gegenwart und der Umgebung, in der es sich befindet. Trotzdem kann es schon, allerdings eher selten, nach Personen und Dingen fragen, die gerade nicht da sind: wo ist Papa? Ihr Kind sagt jetzt auch „ich" und meint sich auch wirklich. Es setzt sich als Person in Relation zur Umgebung, „Ich mache..", „Ich will wissen". Auch Spielsachen und Gegenstände gehören plötzlich „mir"!

Alles in allem ist die Neugier noch größer geworden: das Kind möchte mit Fragen mehr und mehr lernen. Aber auch das Wissen hat zugenommen: es kann schon viele Dinge aus dem Alltag auseinanderhalten. Und, das Verständnis hat zugenommen. Mit dem größeren Wortschatz ist auch eine bessere, differenzierte Erfassung der Umwelt möglich.

Ihr Kind hat mittlerweile gelernt, dass es manchmal ratsamer ist zu

Ihr Kind mit zweieinhalb Jahren

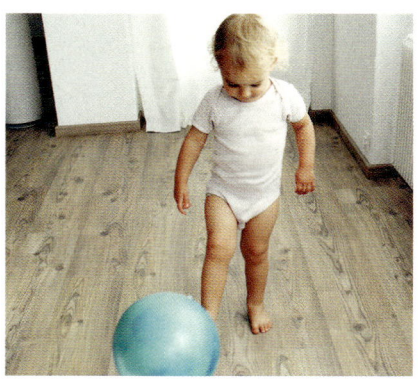

▲ Ich spiel jetzt gerne Fußball.

warten und so zum Ziel zu gelangen: Dies ist ein riesiger Schritt in der Entwicklung: Weg von „alles sofort" und mit den Händen nehmen hin zu warten und damit die Handlungen mehr zu planen. Ihr Kind hat nun seine Handlungen auch im Kopf, es beginnt zu planen. In diesem Zusammenhang werden auch Übergangsobjekte wichtig. Gegenstände bekommen den Namen und die Aufgabe von Gegenständen und Personen:

So ein Plüschtier den Namen der Katze, die nicht mehr alles mit sich machen lässt. Oder aber das Plüschtier ist ein Ersatz für die Mutter (Übergangsobjekt), wenn diese aus dem Zimmer geht, um das Kind allein einschlafen zu lassen.

Wie sich Ihr Kind bewegt

Die Bewegungen werden nun immer flüssiger und variabler. Ihr Kind kann nun problemlos plötzliche Richtungsänderungen vornehmen, die Treppe hochgehen. Ihr Kind geht jetzt noch sicherer und flüssiger mit abrollenden Füßen. Die Stabilisation des Gleichgewichtes mit der Henkelstellung der Arme ist verschwunden. Es kann und muss überall raufstei-

gen und trägt mit Vorliebe größere Gegenstände umher, schwer beladen, hat aber Mühe Hindernisse zu umgehen. Ihr Kind kann mit zwei Füßen gleichzeitig hüpfen und auf Aufforderung auf den Zehenspitzen stehen. Es wirft, noch etwas steif, Bälle und spielt Fußball. Das Fahren mit dem Tretfahrrad (Like-a-bike) geht noch besser, mit dem Dreirad mit Pedalen macht es erste Versuche.

Die Feinmotorik

Ihr Kind gewinnt auch in der Feinmotorik immer mehr Sicherheit. Ihr Kind

▌ liest Gegenstände vom Boden auf,
▌ baut Türme mit mehr als sieben Klötzchen, wobei es, bei Rechtshändern, nun schon eindeutig eine Hand bevorzugt (Linkshänder

▲ Wenn die Eisenbahn unterwegs ist, muss sie natürlich auch Lärm machen.

brauchen oft viel länger sich fest-zulegen).

- greift Farbstift im Faustgriff oder mit dem Daumen-Quergriff. Es kann einen Strich nachzeich-nen und auch einen Kreis malen. Spontan wird nach wie vor zirku-lär (Kreise und Ovale) gekritzelt. Auch Striche können nachgemacht werden,
- öffnet eine Schere, kann jedoch meist noch nicht, oder nur unter Anleitung damit schneiden,
- klebt Klebeband auf ein Blatt,
- kann Drehverschlüsse öffnen (Achtung bei Medikamenten!),
- kann die Holzeisenbahn ebenfalls schon recht gut zusammensetzen, der Zug entgleist aber noch sehr oft.

Was Ihr Kind jetzt versteht und spricht

Die Bandbreite des Sprachverständ-nisses ist enorm: Das eine zweiein-halbjährige Kind kennt mehr als 300 verschiedene Worte, ein anderes kaum 100. Hier gibt es recht große individuelle Unterschiede, die oft auch im Rest des Lebens nachweisbar sind. So hat ein durchschnittlicher Erwachsener einen aktiven Wort-schatz von ca. 1500 verschiedenen Worten, ein „Intellektueller" benutzt etwa 5000 Wörter.

Aussprache und Grammatik sind noch nicht perfekt

Die einzelnen Worte werden oft noch nicht sauber artikuliert. Viele Kinder könne den Unterschied r/sch/s oft nicht gut artikulieren, was die Ver-ständigung etwas erschwert. Auch die Grammatik ist noch nicht perfekt. Ihr Kind spricht zwar Mehrwortsätze, die Stellung der einzelnen Worte im Satz ist aber oft noch etwas unortho-dox, z.B. „Mama Spiele machen". Ihr Kind kann auch schon Verneinun-gen ausdrücken, „Papa nicht essen",

und manchmal gelingt auch schon die Vergangenheitsform, „Papa hat gegessen". Ihr Kind versteht einzelne Aufträge schon gut, kann aber meh-rere Aufträge gleichzeitig noch nicht verarbeiten.

Wecken Sie die Neugier auf Bücher

Der Schriftspracherwerb beginnt mit der Neugier auf Bücher. Bezüglich des Schriftspracherwerbs beobachten wir in den letzten Jahren Entwicklungen in zwei entgegengesetzte Richtungen. Auf der einen Seite gibt es immer häufiger Kinder, die sich schon lange vor dem Schulstart lebhaft für Buch-staben und Zahlen interessieren und früh eine spontane Neugier zeigen, ja den Schulstoff der ersten Klasse schon im Kindergarten beherrschen.

Auf der anderen Seite beobachten wir mit Besorgnis eine wachsende Gruppe von Kindern, die sich mit dem Schriftspracherwerb schwer tut, die wenig Freude an Laut- und

Wortspielen hat, über einen knap-pen Wortschatz verfügt und auch in fortgeschrittenen Schuljahren ungern schreibt und selten aus eigenem An-trieb liest. Diese ungenügenden Fä-higkeiten sind oft die Folge von unge-nügender Stimulation im Elternhaus. Bauen Sie deshalb vor!

Da sprachliche Fähigkeiten den Schul- und Berufserfolg entscheidend mitbestimmen, führen die Unter-schiede schon früh zu einer erhebli-chen Chancenungleichheit. Wenn wir bei Kindern, die sich für die Schrift-sprache interessieren, nach den Gründen ihrer Lesefreude suchen, so stoßen wir immer auf die Tatsache, dass ihre Neugier durch das Vorbild lesefreudiger Eltern, Geschwister, Großeltern oder Freunde geweckt worden ist.

Beginnen Sie im Babyalter!

Schon mit Ihrem Baby können Sie Bücher angucken. Und das, obwohl Babys doch noch nicht mal sprechen können! Sie denken, Babys verste-

Ihr Kind mit zweieinhalb Jahren

hen das doch noch gar nicht? Aber doch! Genau jetzt ist der richtige Zeitpunkt. Alle Babys mögen es, mit einem Menschen, den sie lieb haben, Bücher zu begucken: Auf dem Schoß, aneinander gekuschelt, bringt das für beide eine ganz besondere Erfahrung von Nähe. Jeden Tag eine halbe Stunde, möglichst immer zur selben Zeit, verlässlich und gemütlich: Dieses Ge-

fühl von Vergnügen, Zuwendung und Wohlbefinden verbinden Bücherbabys dann für den Rest ihres Lebens mit Büchern. Für Bücherbabys ist ein Buch darum auch später ein Anblick, der Freude auslöst, und kein Lerngegenstand, vor dem sie Angst haben. In der Schule finden sie damit einen leichteren und fröhlicheren Zugang zum Lernen. Schon mit einer halben

Stunde Bücherzeit am Tag lernen Bücherbabys ganz nebenbei ziemlich viel. Sie können früher und mit mehr Vergnügen sprechen und behalten ihren Sprachvorsprung ein Leben lang. Wer mit seinen Kindern regelmäßig Bücher ansieht, gibt ihnen etwas Unersetzliches für ihr ganzes Leben mit!

Die Beziehung zur Umwelt

Im Spielverhalten werden die Rollenspiele, die „So-tun-als-ob"-Spiele ausgebaut. Die Spiele werden länger und komplexer. Ihr Kind ist nun eigentlich immer aktiv und möchte, dass Sie seine Umwelt ständig kommentieren. Es möchte auch Antworten auf seine Interpretationen kriegen.

Aktivitäten des täglichen Lebens

Ihr Kind möchte nach wie vor bei allem dabei sein und hilft ständig mit, sei es beim Ausziehen, in der Küche oder in der Werkstatt, und bei all diesen Aktivitäten wünscht es sich ständig die Aufmerksamkeit der Eltern. Ein Kind in diesem Alter hat aber wenig Vorstellung von möglichen Gefahren. Sie müssen es deshalb ständig überwachen.

Die Trotzanfälle nehmen an Heftigkeit zu, leider lässt es sich aber bald

nicht mehr so leicht ablenken Ihr Kind fällt nicht mehr auf jeden Trick herein. Es ist auch noch stark von der Stimmungslage seiner Umgebung abhängig und hat Mühe, wenn ein Spielkamerad in Tränen ausbricht, nicht selbst davon „angesteckt" zu werden! Ihr Kind spielt weiterhin alleine oder in Gesellschaft mit Kindern und Erwachsenen, aber noch nicht mit ihnen zusammen.

Ihr Kind sucht sich erste Vorbilder
Manches Kind in diesem Alter beginnt, den Unterschied zwischen Mädchen und Knaben zu erkennen und wählt eine Vorbildrolle. Oft kommt nun bei Knaben (endlich) der Vater mehr zum Zug und das Kind orientiert sich nun mehr an der Vater-/Männerrolle. Andere Knaben aber spielen munter weiter mit Puppen, manche Mädchen mit Autos. Das ist völlig normal und, im Gegensatz zu früherem Irrglauben, zementiert

dies nie und nimmer die Geschlechterrollen!

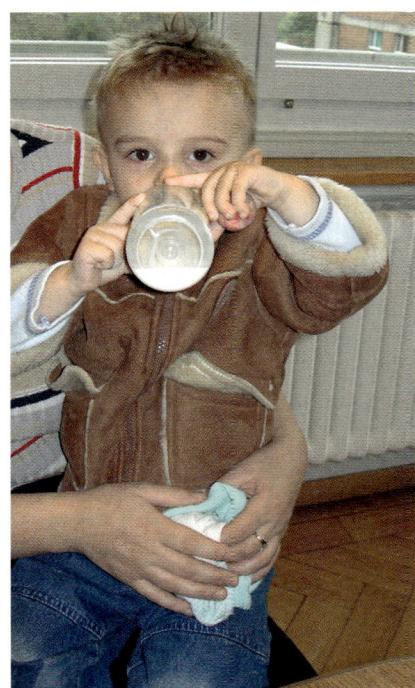

▲ Na, na, mit der Nuckelflasche ist es jetzt vorbei.

Ihr Kind äußert Ängste

Kinder in diesem Alter haben aber oft Ängste und Unsicherheiten im Alltag. Ein Übergangsobjekt (der heiß geliebte Teddybär) und Routine (Rituale) können ihnen bei der Überwindung helfen. Typisch sind diese Ängste beim Einschlafen. Das Kind hat (verständliche) Angst vor dem Einschlafen, vor dem Allein-Gelassen-Werden. Mit einem Einschlafritual können Sie Ihrem Kind aber helfen, seine Ängste selbst zu überwinden. Das wiederum ist dann ein großer Schritt in der Autonomie, und Sie sollten als Eltern diesen Schritt unterstützen und nicht durch vorschnelles Nachgeben unterbinden.

Aber unterschätzen Sie Ihr Kind nicht. Für Ihr Kind kann der Effekt der geäußerten Ängste aber auch sehr hilfreich sein, zum Beispiel wenn es Ängste als Begründung vorschiebt, um ins Bett der Eltern zu kriechen. So etwas wird schnell zur Gewohnheit und ist schwer abzugewöhnen. Sie sehen, Ihrem Kind wird die Wirkung seiner Worte immer klarer, und es setzt diese auch immer gezielter ein, um das zu erhalten, was es will!

So schmeckt es Ihrem Kind – die Ernährung

Ihr Kind sitzt nun immer mit Ihnen am Tisch, beginnt die Gabel zu gebrauchen und trinkt selbstständig aus dem Glas. Nutzen Sie eine abwaschbare Tischdecke, dann ist das Kleckern nicht so tragisch. Wenn der Teller leer ist, fragt Ihr Kind nach mehr. Geben Sie ihm gerne ein wenig mehr. Ihr Kind kann aber die Menge, die es essen kann, noch nicht richtig abschätzen. Daher dürfen Sie nicht schimpfen, wenn dann doch etwas liegen bleibt.

Ihr Kind kann und darf jetzt alles mitessen, in der Regel ist es aber noch sehr wählerisch und bevorzugt eindeutig Bekanntes. Neues wird meist mit großem Entsetzen abgelehnt. „Habe ich nicht gern" sind typische Antworten, auf die Sie nicht reinfallen sollten. Natürlich sollten Sie Ihr Kind nicht mit exotischen Speisen überfordern. Allerdings wirkt sich jeder Druck auf das Kind, gewisse Sachen zu essen, kontraproduktiv aus, denn Ihrem Kind geht es gar nicht nur ums Essen. Es möchte seine Eigenständigkeit auch auf der Ebene des Essens ausleben.

Ein Tipp für Sie

Abhilfe bei Gemüsemuffeln

Nicht jedes Kind isst gerne Gemüse. Mit ein paar fantasievollen Tricks können Sie auch Ihr Kind leicht überlisten:

- Einige Gemüsesorten lassen sich gut in Suppen und Soßen verstecken, z. B. Zucchini oder Kürbis. Geriebene Karotten verschwinden auch perfekt in Fleischbällchen oder einer Lasagne.
- Das Auge isst mit! Also servieren Sie Ihrem Kind bunte Gemüseteller oder Gemüsespieße, auf denen Sie süße Karotten, frische Kohlrabi, knackige Paprika und saftige Gurken bunt durcheinandermischen. Diese eignen sich später auch gut als Beilage zum Schulbrot.
- Essen kann Spaß machen. Servieren Sie zur mundgerecht geschnittenen Gemüserohkost einen Frischkäsedipp. Sie werden erstaunt sein, wie viel Spaß Ihrem Kind das Dippen macht.
- Selbstgemacht schmeckt am besten: Lassen Sie Ihr Kind in der Küche helfen. Manche Gemüse, z. B. Gurken und Zucchini, lassen sich auch mit Keksausstechern in Form bringen. (Nebeneffekt: Ein missratenes Exemplar wird schnell in den Mund gesteckt.)

Treffen Sie Vereinbarungen

Wenn Ihr Kind sich weigert, Salat oder Gemüse zu essen, so versuchen Sie mit ihm eine Vereinbarung zu treffen: Ein bisschen Salat (und wenn es nur ein Blättchen ist) oder ein Stückchen Gemüse (und sei es ein Stückchen Kohlrabi) müssen sein. So gewöhnt sich Ihr Kind nach und nach an den Geschmack und isst irgendwann alles mit.

Wann wird Ihr Kind „sauber"?

Das Erreichen der Blasenkontrolle ist ein Reifungsphänomen. Sowohl der Ablauf als auch die Geschwindigkeit der Entwicklung ist als festes Programm in jedem Kind individuell angelegt. Weder die Reihenfolge der dazugehörigen Entwicklungsschritte noch die Zeit, die die einzelnen Schritte zu ihrer Entfaltung brauchen, können durch Lernangebote „von außen" beeinflusst werden. Weit verbreitete Maßnahmen, die zu keinerlei Erfolg führen sind:

- regelmäßiges Auf-den-Topf- oder Auf-die-Toilette-Setzen
- nächtliches Wecken
- Kontrolle der Trinkmenge am Abend
- Bestrafung für nasse Hose oder nasses Bett
- Belohnung für trockene Hose oder trockenes Bett

▼ Wer sagt da, das wäre ein Topf? Das ist ein Thron, aber sicher!

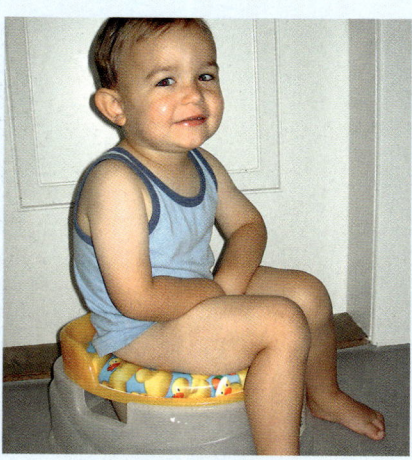

Diese klassische Sauberkeitserziehung lässt kein Kind schneller trocken werden. Kinder mit Sauberkeitserziehung werden durchschnittlich mit 30 Monaten trocken, Kinder ohne Sauberkeitserziehung werden durchschnittlich mit 30 Monaten trocken! Das ist kein Erfolg für die Erziehung!

Die Sauberkeitserziehung kann jedoch eine langfristig ausgesprochen negative Rolle spielen, wenn sie bereits in den ersten beiden Lebensjahren bestrafend und überfordernd war und so sekundär neurotisierend.

Einige Entwicklungsschritte der Blasen-/Darmkontrolle:

- Neugeborene urinieren 12 bis 16-mal am Tag
- 1- bis 2-Jährige entwickeln eine Wahrnehmung der Blasenfüllung
- 2- bis 4-Jährige erkennen das Gefühl des Wasserlassens und entwickeln die Fähigkeit zurückzuhalten
- Nach dem 4. Lebensjahr können fast alle Kinder trotz Harndrang die Harnabgabe noch einige Zeit hinauszögern und sogar bei geringer Blasenfüllung eine Harnabgabe willentlich einleiten. Prophylaktische Toilettengänge werden möglich.
- 6- bis 7-Jährige können den Harndrang zurückhalten und die Blase entleeren wann immer sie wollen. Sie gehen 5- bis 7-mal pro Tag auf die Toilette.
- Erwachsene gehen bis zu 4-mal pro Tag. Weniger als ⅓ des 24-Stunden-Urins wird beim Erwachsenen in der Nacht gebildet.

Wenn Ihr Kind von selbst Interesse daran zeigt, trocken zu werden, haben Sie das „Problem" gelöst: entfernen Sie die Windel und loben Sie es für seine neu errungenen Fähigkeiten. Die Sauberkeit ist oft zu Beginn noch nicht vollständig. Die „Rückfälle" werden aber immer seltener. Bestrafen Sie diese niemals, sondern sehen Sie die große Leistung, die es mittlerweile erbracht hat. Einzelne Kinder wünschen sich plötzlich, obwohl Sie schon sauber waren, wieder in die Windeln zu machen. Vielleicht habe Sie Ängste auf der Toilettenschüssel und befürchten selbst in die Schüssel zu fallen. Andere haben Ängste „etwas zu verlieren". Versuchen Sie in diesen Fällen alles zu vermeiden, was den Druck und damit die Furcht Ihres Kindes erhöht. Unterstützen Sie es mit einem Töpfchen, in das Sie z.B. schon etwas Toilettenpapier reinlegen, damit es nicht plumpst. Stehen Sie Ihrem Kind auch körperlich bei und beruhigen sie es. Leider haben, wie Sie selbst wissen, Sprüche wie „da musst du keine Angst haben" wenig Sinn, da Angst kaum mit dem Verstand zu verdrängen ist. Auch sollten Sie sich davor hüten, eine neue Gewohnheit zu etablieren nach dem Motto „ohne Mutter kann ich nicht auf die Toilette gehen!" In der Regel verschwinden die Ängste nach einigen Wochen wie sie gekommen sind. Verschwinden diese Auffälligkeiten nicht in akzeptabler Frist, lohnt es sich professionelle Hilfe beim Kinderarzt zu suchen.

Ihr Kind mit drei Jahren

Das Dreijährige hat schon eine recht gute Portion Selbstsicherheit, und die lässt es seine Umgebung auch spüren. Aber nicht immer will ihm alles gelingen. Ihr Kind lernt durch Versuch und Irrtum, nehmen Sie ihm also nicht immer alles ab. Bis ein hoher Legoturm steht, braucht Ihr Kind sicher mehrere Anläufe. Wenn der Turm aber da steht, ist Ihr Kind sehr stolz auf sich und bestätigt sich seine eigene gute Leistung mit einem Lob. Das ist viel mehr wert, als wenn Sie den Turm hingestellt hätten. Natürlich ist nach der Bewältigung einer schweren Aufgabe auch ein großes Lob von Ihnen angesagt. Ihr Kind kann nun schon sehr gut mit Ihnen und seiner Umwelt kommunizieren. Ihr Kind hilft auch gerne im Haushalt und im Garten und möchte auch dafür gelobt werden.

Versuchen Sie generell, Ihr Kind mit positiver Verstärkung und Lob zu „erziehen". Positive Verstärkung heißt aber nicht, Ihr Kind nicht mit materiellen Dingen, wie Süßigkeiten zu belohnen oder ruhigzustellen. Das ist die falsche Methode, mit Frustrationen umzugehen. Und, erinnern Sie sich an die Methode, Ihr Kind auf Ereignisse vorzubereiten. Wenden Sie sie weiter an!

Ein enormer Zuwachs an Informationen und Handlungsfähigkeit

Die motorischen und koordinativen Fähigkeiten haben zugenommen, Unglücke und Ungeschicklichkeiten passieren daher viel seltener. Zusammen mit den kommunikativen Fähigkeiten werden diese benutzt, um die Umwelt zu begreifen und zu beeinflussen. Ihr Kind hat sich ein großes Sachwissen über seine Welt angeeignet und versteht zunehmend die Zusammenhänge.

Mittlerweile will und kann sich Ihr Kind deutlich leichter entscheiden, z. B. rote oder blaue Strümpfe, Sandalen oder Gummistiefel? Die Ergebnisse dieser Entscheidungen stimmen leider nicht immer mit Ihren Vorstellungen überein (vielleicht weil die roten Socken gerade in der Wäsche sind oder Sandalen bei Regen wirklich unpassend sind), was möglicherweise zu heftigen Trotzanfällen führen kann. Ihr Kind ist kaum mit Argumenten zu überzeugen. Manchmal brauchen Kinder in diesem Alter noch ein Übergangsobjekt, um Zeiten der Einsamkeit und der Entschlussschwäche zu überbrücken.

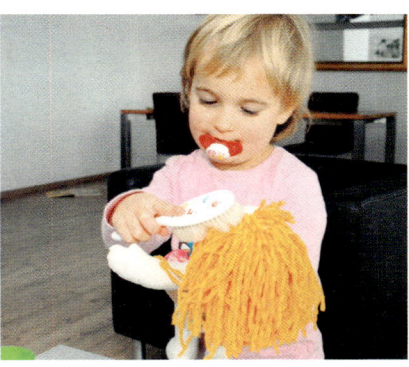

▲ Mir ist das Resultat meiner Handlungen wichtig!

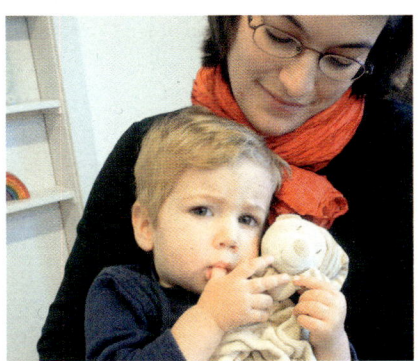

▲ Dreifache Sicherheit: Mutter, Übergangsobjekt und Daumenlutschen!

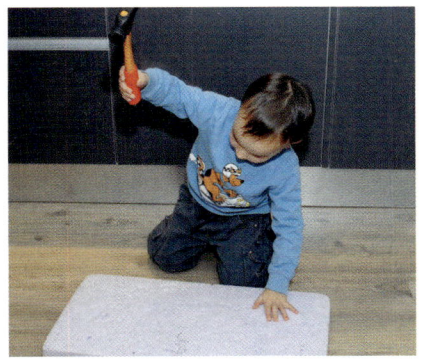

▲ Alles, was ich im Haushalt „helfen" kann, macht mir Spaß. Vor allem, wenn es dazu noch Lärm macht!

Ihr Kind mit drei Jahren

Die Ich-Bezogenheit

Kinder entwickeln sich in diesem Alter immer mehr zu einer eigenständigen Person. Das führt dazu, dass die Kinder eben auch zunehmend unterschiedlich sind. Ein Vergleich wird zunehmend schwieriger. Das ist auch gut so! Es ist von allergrößter Bedeutung, dass Sie die individuelle Entwicklung Ihres Kindes akzeptieren und unterstützen und nicht versuchen, Ihr Kind nach Ihren Vorstellungen zurechtzubiegen bzw. zu „erziehen"! Ihr sehr selbstbewusstes und selbstständiges Kind ist allerdings ein kleiner Egoist. Fast alles, was es sich in den Kopf gesetzt hat, muss sofort geschehen. Selten kann Ihr Kind mal warten. Fast immer erwartet Ihr Kind die sofortige Befriedigung seiner Wünsche.

Wie sich Ihr Kind bewegt

Die Motorik Ihres Kindes ist nun gut ausgebildet: Ihr Kind

- geht vorwärts, rückwärts und seitwärts,
- kann gut rennen, mit wenigen Ausgleichsbewegungen der Arme,
- geht Treppen hoch und runter (auch mit gleichzeitigem Halten von großen Gegenständen), auch ohne sich am Geländer festzuhalten,
- geht um Hindernisse sicher herum und klettert geschickt hinauf,
- kann kurz auf einem Bein oder den Zehen stehen (manchmal erst nach dem Vorführen),
- hat gelernt im Schneidersitz zu sitzen, bevorzugt aber oft den Zwischenfersensitz,
- kann Dreirad fahren und gebraucht die Pedale (manche Kinder brauchen dafür noch einige Wochen),
- steuert große Bögen um Zimmerecken,
- wirft Bälle über die Hand und kann größere Bälle mit ausgestreckten Armen, noch etwas unsicher, fangen,

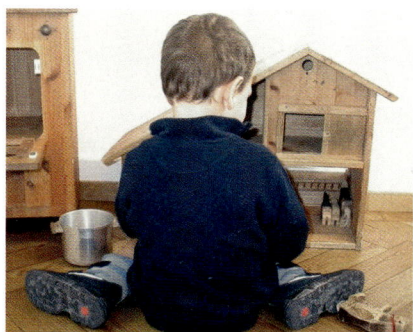

▲ Ich finde den Zwischenfersensitz bequem.

- kann mit starkem Schuss Fußball spielen.

Sie sehen, Ihr Kind kann sich sehr gut bewegen. Immer wieder wagt es sich auch an neue Herausforderungen. Es springt z. B. von kleinen Erhebungen und dem letzten Treppentritt mit beiden Füßen zusammen runter. Eine gute Gelegenheit für Sie, die motorische Entwicklung Ihres Kindes zu beurteilen. Kommt es steif und unsicher unten an oder hüpft es lässig und federt in den Knien und Hüften nach?

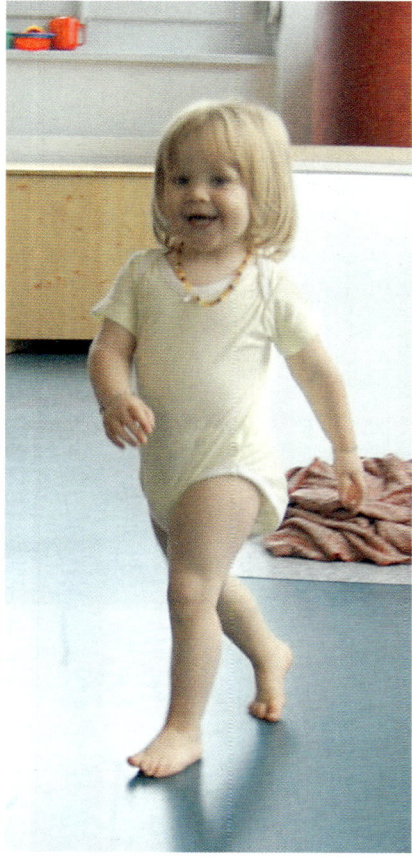

▲ Mein Gang ist sicher geworden und meine Mitbewegungen schon recht „erwachsen".

Gefahren lauern überall

In diesem Alter, das kaum Grenzen kennt, ist das Leben voller Gefahren. Bauen Sie vor und überlegen Sie sich, was Ihrem Kind passieren könnte. Entfernen Sie die Gefahrenquellen umgehend. Die gemeinsamen Aktivitäten im Haushalt sollten nicht von andauernden Appellen wie „Pass auf", „Tu das und jenes nicht", „Achtung,

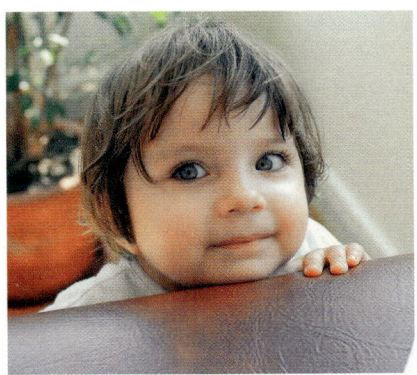

▲ Was es da nicht alles Spannendes zu sehen gibt!

das ist gefährlich" begleitet sein. Das nimmt Ihrem Kind die Freude! Große Gefahr geht auch von Biotopen und Schwimmbädern aus, auch wenn Sie denken, das Wasser ist nicht tief. Sichern Sie diese, bzw. lassen Sie Ihr Kind niemals unbeobachtet.

Die Feinmotorik

Auch die Fähigkeiten der Hände sind hervorragend geworden. Die dominante Hand, egal ob rechts oder links, ist jetzt festgelegt. Manche Kinder brauchen aber bis zum fünften oder sechsten Lebensjahr damit. Ihr Kind

- kann zwei kleine Dinge unabhängig voneinander und einzeln vom Boden auflesen,
- baut große Türme mit 8 bis 10 Bauklötzen,
- baut „Brücken" aus drei Klötzchen nach,
- fädelt größere Perlen auf eine Schnur auf,
- kann schon einzelne Schnitte mit einer Schere machen,
- kann gut mit Löffel und Gabel essen,
- kann einige Kleidungsstücke selber ausziehen, braucht aber bei den Knöpfen oder beim Reißverschluss noch Hilfe,
- kann sich die Hände waschen, aber noch nicht alleine abtrocknen.

Die kleinen Künstler

Ihr Kind hat nun gelernt, den Stift eher am vorderen Ende mit zwei Fingern und Daumen zu fassen, um zu kritzeln. Es kann ein V, Kreise und ein Kreuz nachzeichnen. Beobachten Sie einmal, wir Ihr Kind ein Kreuz zeichnet: erst malt es eine Linie, dann davon weg einzeln die beiden seitlichen Striche. Manche Kinder können sogar schon ein Männchen malen, wobei meist ein Kopffüßler entsteht (Kopf mit Beinen oder Armen). Ihr Kind malt gerne abstrakt, kann aber auf die entsprechende Frage sagen, was es darstellen soll und malt besonders gerne großflächig mit vielen Farben. Hier eignen sich Fingerfarben und Wasserfarben, die großflächig mit dem Pinsel verteilt werden. Es kann manchmal schon einzelne Farben zuordnen und benennen. Nicht alle Kinder interessieren sich für das Malen, und manche nehmen den Stift auch noch mit dem Faustgriff.

Was Ihr Kind jetzt versteht und spricht

Ihr Kind hat nun einen Wortschatz von weit über 400 Worten und kennt den eigenen Vor- und Nachnamen. Es spricht Mehrwortsätze (drei bis fünf Wörter) mit ersten, grammatikalischen Strukturen und Regeln, die es sich in der Zwischenzeit angeeignet hat. Gröbere Aussprachefehler sollten nun verschwunden sein.

Zusammenhängende Informationen werden immer besser verstanden, es kann sich an einem einfachen Frage-Antwort-Dialog beteiligen. Typische und andauernd gestellte Fragen in diesem Alter sind: Wer? Warum? Wieso? Woher? Welche? Was? und Wo? Manchmal kommen Sie als El-

Ihr Kind mit drei Jahren

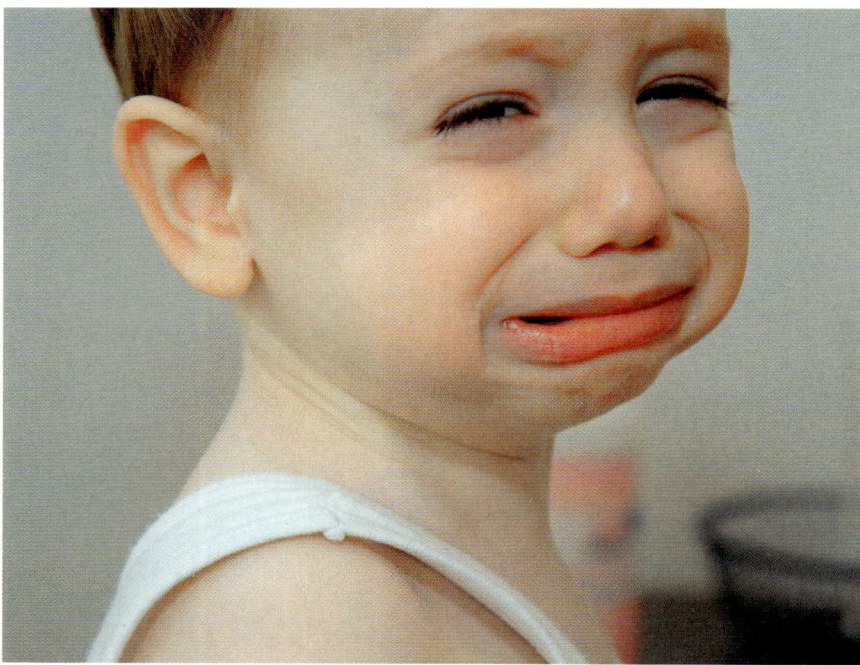

▲ Die Welt will nicht so, wie ich gerne will!

tern auch an den Rand Ihres Wissens. Geben Sie dem Kind gegenüber ruhig zu, dass Sie etwas nicht wissen, anstatt ihm eine falsche Antwort zu geben. Vielleicht können Sie es gemeinsam nachlesen oder eine Nachbarin fragen? Vertrösten Sie Ihr Kind nicht immer auf später, nach dem Motto „Das verstehst du noch nicht", sondern suchen Sie einfache Antworten. Meist sind die Mädchen in diesem Alter sprachlich weiter als die Jungen. In Stresssituationen kann es zu Stottern kommen (Entwicklungsstottern), das jedoch meist bald wieder verschwindet.

Was ist Stottern?

Stottern ist eine Störung des Redeflusses, welche durch häufige Unterbrechungen des Sprechablaufs, durch Wiederholungen von Lauten und anderen Teilen eines Wortes gekennzeichnet ist. Damit kann die Verständlichkeit der Sprache leiden und der Sprecher, aber oft auch der Zuhörer geraten in großen, das Stottern verschlimmernden Stress.

Wie entsteht Stottern?

Es gibt eine Vielzahl von Theorien, welche die Entstehung des Stotterns zu erklären versuchen. Es gibt für keine dieser Theorien ausreichende Belege. Das bedeutet, dass es bis heute keine abschließende Antwort auf die Frage gibt, wie Stottern entsteht und welche Ursachen es hat. Die erwähnten Theorien erinnern Sie an die Theorien, die im Zusammenhang mit der Entwicklung des Kindes aufgezählt wurden.

▌ Psychodynamische Theorien gehen davon aus, dass unbewusste Konflikte oder Ziele zum Stottern führen, etwa das Ziel, durch das Stottern Aufmerksamkeit oder Fürsorge zu erhalten.

▌ Genetische Theorien gehen von einer vererbten Veranlagung für Stottern aus. Tatsächlich sind Stotterer familiär gehäuft.

▌ Neuropsychologische Theorien nehmen an, dass sich das Gehirn bei Stotternden anders entwickelt als bei Normalsprechenden. Belege dazu sind allerdings eher dürftig.

▌ Breakdown-Theorien behaupten, dass die Voraussetzungen zur Verarbeitung von Sprache und Sprechen bei Stotternden den Anforderungen nicht genügen. Dies führt zu einem Zusammenbruch (Breakdown) der Sprechverarbeitung.

▌ Lerntheorien erklären das Stottern durch eine Kombination aus klassischer und operanter Konditionierung. Stottern wurde erlernt.

Wie Sie auf das Stottern reagieren

Es ist wichtig, um die sekundäre Problematik (Stress aller Beteiligten) möglichst zu vermeiden das Stottern des Kindes in den ersten Monaten (nicht Wochen) des Auftretens nicht weiter zu beachten. Warten Sie geduldig, ohne das Kind zu korrigieren, oder noch schlimmer, zu tadeln, bis es das Wort, den Satz gesprochen hat. Sie werden feststellen, dass gewisse Situationen für das Kind besonders schwierig sind und das Stottern stärker auftritt. Meiden Sie solche Situationen wenn möglich! Da die meisten Kinder zwischen zwei und fünf Jahren in ihrer Sprachentwicklung eine oder mehrere Phasen durchlaufen, in denen es zum Stottern kommen kann, können Sie grundsätzlich davon ausgehen, dass dieses auch „Entwicklungsstottern" genannte Phänomen genauso verschwindet, wie es gekommen ist.

Wann sollte das Stottern verschwunden sein?

Wenn nach einigen Monaten das Stottern nicht verschwunden ist, oder sogar schlimmer geworden ist, sollte das Kind dem Kinderarzt vorgestellt werden. Kinder, die neben dem Stottern noch an anderen Sprachentwicklungsstörungen leiden, brauchen unbedingt und frühzeitig professionelle Hilfe!

Die Entwicklung des Zeitbegriffs

Wie oft sagen Eltern Sätze wie „Wenn du lieb bist, kriegst du später ein Eis". Doch wann gibt es das Eis?

Für das Kleinkind heißt das sofort, ohne Verzug. Es versteht den Begriff „später" noch nicht. Später oder heute Nachmittag oder sogar morgen heißt für des Kleinkind: nie! Entsprechend reagiert es mit Empörung. Aber auch Sie als Eltern oder Beziehungspersonen müssen verstehen, dass das Kind noch kein Zeitgefühl hat. Vertröstungen sind nicht angesagt. „Wir werden dann später das Büchlein zusammen anschauen". „Dann später?", „Wann?", „Wohl nie!" denkt sich Ihr Sprössling!

Das Zeitgefühl entwickelt sich in verschiedenen Schritten. Kleinkinder leben im Hier und Jetzt. Sie haben noch kein Zeitgefühl. Die Fähigkeit, Zukunft und Vergangenheit von der Gegenwart zu unterscheiden, entwickelt sich erst nach dem 4. Lebensjahr. Der Säugling kann Handlungsabläufe nacheinander ordnen, aber Vorstellungen über Zeitdauer sind noch nicht entwickelt. Etwas später beurteilen sie zum Beispiel das Alter von Kindern und Erwachsenen: Wer größer ist muss älter sein! Sie haben mittlerweile so etwas wie eine Anschauung der Zeit erworben. Aber auch wenn Kinder die Zeitbegriffe (Stunden, Tage, Jahre usw.) richtig verwenden, so fehlt ihnen weiterhin eine genaue Vorstellung über die Zeitdauer.

Erst im Grundschulalter ist es Kindern möglich, die Dauer unterschiedlicher Zeitabschnitte zu erkennen und Zeitintervalle miteinander vergleichen. Im Alter von etwa neun Jahren gelingt es Kindern dann, die Dauer von Handlungen genauer abzuschätzen und vorherzusagen, wie viel Zeit eine Handlung beanspruchen wird.

Kinder sind noch nicht im Zeitdiktat der Erwachsenen gefangen. Erich Fromm spricht von Chancen dieser Art der Zeitauffassung: „Das Erlebnis

Wichtig

Denkt Ihr Kind mit?

Sie haben sich in den letzten Monaten immer wieder versichert, dass Ihr Kind gut hört und gut sieht. Aber werden die Informationen im Gehirn auch altersgerecht verarbeitet? Beobachten Sie Ihr Kind, ob es
- beim Betrachten eines Bildes mit den Augen ganz nah heran geht,
- schnell die Lust verliert, wenn es Kleinigkeiten suchen soll, und
- genau zuhört, wenn Sie ihm etwas erklären.

Ein solches Verhalten zeigen Kinder immer mal wieder, z. B. wenn Sie müde sind, oder gerade keine Lust haben, ein Buch anzuschauen. Wenn das aber die Regel ist, machen Sie Ihren Kinderarzt darauf aufmerksam.

Ihr Kind mit drei Jahren

des Liebens, der Freude, des Erfassens einer Wahrheit geschieht nicht in der Ewigkeit, sondern im Hier und Jetzt. Das Hier und Jetzt ist Ewigkeit, das heißt Zeitlosigkeit: Ewigkeit ist nicht, wie fälschlicherweise angenommen wird, die ins Unendliche verlängerte Zeit." „Kinder leben im Hier und Jetzt" ist also ein Zustand, den sich viele Erwachsenen herbeisehnen und alles tun, um dieses Gefühl wieder zu erlangen. Ihr Kind kann die Gegenwart mit Leben ausfüllen und sich darauf einlassen, was der Augenblick anbietet.

Woher kommen die Babys?

Die ersten leisen Hinweise auf die Geschlechtsunterschiede kommen nun an die Oberfläche. Ihr Kind kann bestimmt sagen, dass es ein Mädchen bzw. ein Junge ist. Auch die Wahl der Spielsachen wird immer geschlechtsspezifischer! Beantworten Sie die Fragen offen und altersgemäß, auch die Frage, woher die Babys kommen. Natürlich müssen Sie Ihr Kind noch nicht mit wissenschaftlichen Einzelheiten überfrachten. Wenn Sie unsicher sind, was Ihr Kind schon versteht, schauen Sie doch im Buchhandel nach einer altersgemäßen Einführung in das Thema.

Die Beziehung zur Umwelt

Das Spiel

Die „So-tun-als-ob"-Spiele sind nun sehr beliebt. Hier bietet sich Ihrem Kind die Gelegenheit, das neu erworbene Wissen, Erlebnisse, soziale Kontakte und erlebte Situationen nachzuspielen. Ins Spiel werden Spielsachen, Geschwister und Erwachsene einbezogen. Mit diesem Spiel kann Ihr Kind Erlebtes verarbeiten und verinnerlichen. Ihr Kind erklärt und bestimmt die „Spielregeln" und gibt zum Teil lustige und überraschende Kommentare zu seinem Spiel ab. Sicherlich wird Ihr Kind mit dem Teddybär oder der Lieblingspuppe den Besuch beim Kinderarzt nachspielen. Beobachten Sie Ihr Kind bei diesen Spielen, denn oft entdecken Sie dabei, was Ihrem Kind besondere Angst gemacht hat oder wodurch es verunsichert wurde. Vielleicht können Sie beim nächsten Arztbesuch solche Dinge ändern. Die Jungen interessieren sich meist mehr für grobmotorische Spiele.

Rollenspiele

Nun kann Ihr Kind auch mit anderen Kindern spielen. Ihr Kind zeigt seine Zuneigung ohne Hemmungen, auch jüngeren Geschwistern gegenüber. Es hat mittlerweile schon gelernt zu teilen, an einem Spiel teilzunehmen und dabei eine Rolle einzunehmen. Diese Rollenspiele sind anfangs nur kurz, später können sie sich über einen ganzen Vor- oder Nachmittag hinziehen.

Rollenspiele ermöglichen es Ihrem Kind, verschiedene Rollen zu üben. Zuerst werden die Rollen von den Tätigkeiten bestimmt: der Bäcker macht das, der Doktor tut jenes. In der weiteren Entwicklung versetzt sich Ihr Kind auch in die gedankliche Welt der Rolle: dabei wäre der Bäcker z. B. glücklich wenn..., oder der Doktor denkt dabei an ... Nicht nur die Komplexität der Rollen nimmt zu, die Kinder lernen sich auch in die andere Person hineinzudenken. Diese Fähigkeit wird auch die „Theory of Mind" genannt. Nur mit empathischem Einfühlen in das Gegenüber kann das Kind später, im Kindergartenalter, erfolgreich sozialisiert werden.

Durch das Spiel kann das Kind die Welt, in der es sich befindet, besser verstehen. Es tut dies auf verschiedene Weisen:
- es macht die Welt, die Realität, nach (lernen durch Imitation),
- es verändert sie, damit sie seinen Bedürfnissen gerecht wird (Zündholzschachtel wird zum Auto) und

es verlässt im Spiel den Realitätsbezug, um sich in der Phantasie eine neue magische Welt zu schaffen und zum Beispiel dem Alltag dadurch zu entfliehen.

Das Spiel bekommt dadurch einen „magischen" Charakter. Mit zunehmender Reifung des Kindes kann es immer mehr auch „in der Phantasie" spielen und braucht die gegenständliche Welt immer weniger. Bei dieser Art von Spiel können Kinder auch Emotionen ausleben und lernen, damit besser umzugehen: Freude, Aufregung, Begeisterung, aber auch Angst, Wut und Frustration. Diese virtuelle Art des Spiels wird perfektioniert und verliert sich (hoffentlich) nicht mehr. So „träumen" doch auch wir Erwachsenen und fliehen in eine Welt die besser ist als die, in der wir uns gerade befinden, nicht wahr?

Die Hilfe im Alltag

Nach wie vor möchte Ihr Kind bei jedem Handgriff dabei sein und helfen, wobei es ja zugegebenermaßen keine wirkliche Hilfe ist! Auch wenn das Ausräumen der Spülmaschine oder das Aufhängen der Wäsche länger dauert, binden Sie Ihr Kind trotzdem so viel wie möglich in den Alltag mit ein. Ihr Kind möchte an der Familie teilhaben. Lassen Sie das zu. Vielleicht haben Sie Glück und Ihre Investition zahlt sich aus und Sie haben später helfende Hände.

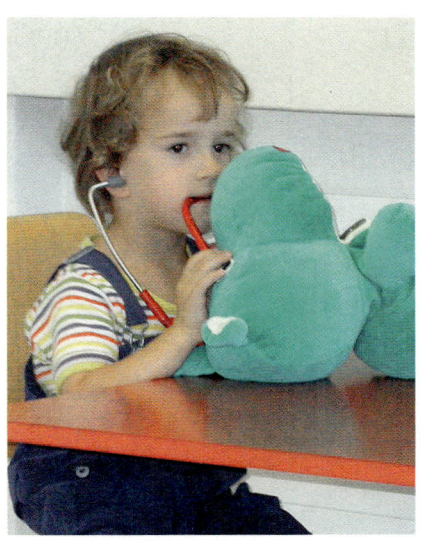

▲ „So tun, als ob" ich Doktor wäre!

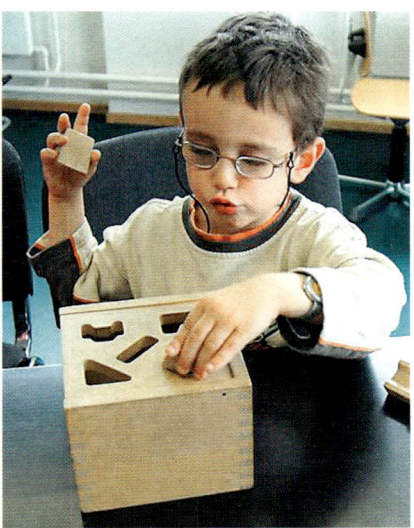

▲ Die Formbox fülle ich leicht.

Der Schlaf

Ihr Kind schläft am Ende des dritten Lebensjahres noch 10 bis 15 Stunden pro Tag. Die Schlafenszeiten der Kinder sind sehr unterschiedlich. In der Regel holen sich die Kinder den Schlaf, den sie brauchen (aber vielleicht nicht unbedingt zu den Zeiten, die die Eltern sich vorstellen). Nach wie vor schlafen etwa 38 Prozent der Kinder nicht durch, aber sie werden in der Regel nur noch einmal in der Nacht wach! Das ist doch schon ein schöner Fortschritt. Die meisten brauchen noch ein Mittagsschläfchen. Allerdings wehren sich manche Kinder vehement dagegen, weil sie Angst haben, etwas in der Familie zu versäumen. Das ist ja auch verständlich, vor allem wenn größere Geschwister da sind, die nicht mehr schlafen müssen. Sie als Mutter werden der Zeit des Schläfchens bald nachtrauern, denn Sie haben diese Zeit genossen, um etwas für sich oder ein Geschwisterkind zu tun.

In diesem Alter sind die nächtlichen Albträume und Nachtwandeln immer noch sehr häufig (siehe S. 153). Am nächsten Morgen ist aber meist alles wieder vergessen. Der Umgang damit erfordert Gelassenheit und Zuneigung. Wenn Sie selber und Ihr Kind schnell wieder einschlafen, können Sie diese Schlafunterbrechungen mit Gelassenheit ertragen. Bewusst werden die Träume dem Kind nicht, und am nächsten Tag ist bestimmt alles wieder vergessen.

Autonomie

Sie als Eltern bemühen sich in den ersten Lebensjahren, Ihrem Kind die nötigen Voraussetzungen zu schaffen, damit es lernt, ohne Gefahr physisch und psychisch zu überleben. Sie sorgen sich auch darum, dass das Kind die nötige Unterstützung erhält, damit es Fortschritte machen kann. Diese Fortschritte bedeuten aber auch, dass das Kind „fortschreitet", was letztlich auch „weggehen" bedeutet.

Schon sehr früh zeigen Kinder eigenen Willen, und viele Eltern nehmen dies als Anlass, ihr Kind zu „erziehen", will heißen, es nicht zu sehr autonom werden zu lassen und zurückzuhalten. Da Kinder aber, wenn sie einmal auf eigenen Füßen stehen wollen, sich von den Eltern loslösen müssen, werden sie sich diesen Maßnahmen der Eltern mehr und mehr widersetzen. Diese „Absetzbewegung" des Kindes trägt immer das Risiko in sich, dass sie dazu führt, die liebevolle Unterstützung der Eltern zu gefährden. Das Kind löst dabei die Aufgabe sehr geschickt, so quasi mit einer Salamitaktik, mehr und mehr Freiraum zu bekommen. Die Beziehung zwischen Eltern und Kind macht dadurch eine entscheidende Wandlung durch. Sie wird nach den Jahren der Bindung, die zuverlässig und sicher funktioniert hat, zunehmend unsicher und veränderlich. Nicht alle Menschen lieben veränderliche Beziehungen. Für das Kind ist es aber für dessen Weiterentwicklung absolut entscheidend, dass diese neue Art von Beziehung immer wieder, von beiden Seiten, neu definiert werden kann. Es versteht sich von selbst, dass in diesem Prozess das Kind auch lernen muss seine Selbstkontrolle zu optimieren. Es kann nicht mehr jeder Idee, jedem Willen nachgeben und diesen ohne Rücksicht ausleben. Die Frustrationen, die es sonst durch die Tätigkeit oder durch die Eltern erfahren muss, würden zu groß. Das Kind wird also auch lernen, Handlungsplanungen bewusst vorzunehmen und eine gewisse, zwar kindliche, Risikoabschätzung zu machen. Es lernt damit auch seine Frustrationstoleranz zu verbessern. Nicht mehr alles muss sofort geschehen („instant gratification"), sondern es lohnt sich für das Kind zuweilen, den richtigen Zeitpunkt zu wählen.

Das Kind löst sich nicht nur zunehmend von den Bezugspersonen, sondern wendet sich auch dafür zunehmend den Gleichaltrigen zu. Dieser Prozess findet dann in der Adoleszenz seinen Höhepunkt. Dann werden Eltern erkennen müssen, dass der Einfluss der „Peer group" wichtiger und entscheidender wird, als der Einfluss der Eltern. Das Kind lernt, mehr auf die Gleichaltrigen einzugehen und jetzt auch mit diesen zu kommunizieren und zu interagieren.

▼ Um sicher durch die Welt zu kommen, braucht es noch einiges.

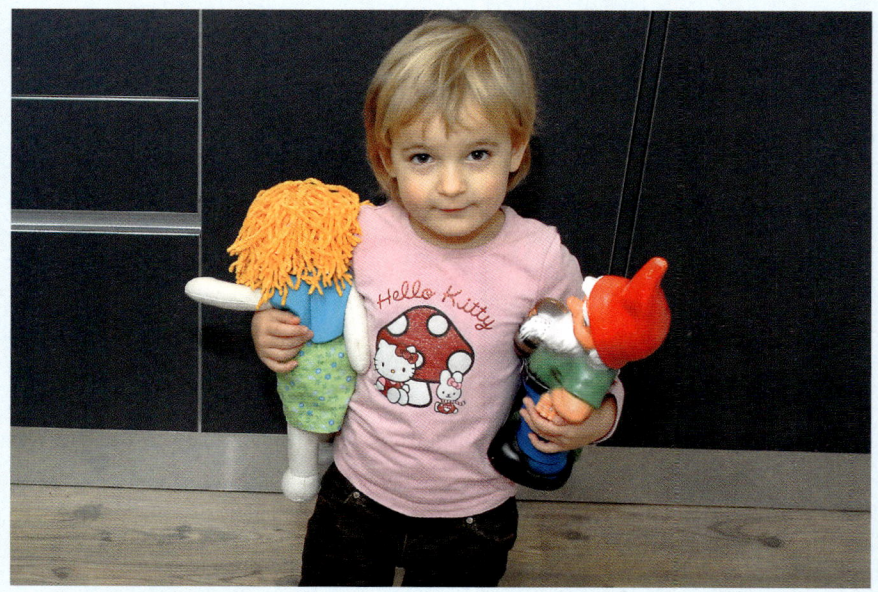

Der Umgang mit elektronischen Medien

Fernseher, Computer, Gameboys und Hi-Fi-Anlagen sind aus unserem Alltag nicht mehr wegzudenken. Elektronische Medien bestimmen den Familienalltag. Das große Medienangebot eröffnet Chancen: Informationen sind für alle zugänglich und machen uns unabhängig. Medien üben eine Faszination aus: Ein guter Film oder ein unterhaltendes Game können ein gutes Erlebnis sein, das unser Leben bereichert. Richtig mit Medien verbrachte Zeit ist nicht nur verlorene Zeit. Aber man sollte wissen wie! Erziehen Sie Ihr Kind schon jetzt zu einem verantwortungsbewussten Umgang mit den Medien, denn die Verlockungen (Games, Internet, Spielkonsolen) werden mit steigendem Alter zunehmen. Im Anhang dieses Buches finden Sie eine Reihe von Adressen, auf denen Sie Informationen zum Thema „Medienerziehung" finden. Hierzu einige Denkanstöße:

Stichwort: Vorbeugung

„Aber du schaust doch auch!" Kinder orientieren sich stark an ihren Eltern. Leben Sie Ihren Kindern einen sinnvollen Medienkonsum vor. Zappen Sie sich am Fernseher selbst wahllos durch das Programm? Läuft das Radio die ganze Zeit? Verlieren Sie sich manchmal im Internet? Versuchen Sie, auch medienfreie Zeiten einzurichten. Lassen Sie die Geräte nicht laufen, wenn die Familie am

Essen ist. Selbstverständlich kann es auch einmal begründete Ausnahmen geben. Und selbst wenn Ihnen der eigene Medienkonsum manchmal aus dem Ruder läuft, können Sie ein gutes Vorbild für Ihre Kinder sein. Sprechen Sie ehrlich mit den Kindern und stehen Sie zu den eigenen Schwächen. Eltern müssen nicht immer perfekt sein – aber ein ehrliches Gegenüber.

Stichwort: Babysitter

Medien sind schlechte Babysitter. Kinder dürfen nicht mit Medien ruhiggestellt werden. Es gibt allerdings Situationen, in denen man froh ist um ein paar ruhige Minuten. Aber weshalb nicht mal die Kinder zum Spielen nach draußen schicken anstatt vor den Fernseher oder vor den Computer?

Stichwort: „Das gibt Fernsehverbot!"

Medien sind ein schlechtes Erziehungsmittel. „Wenn du heute brav bist, darfst du noch fernsehen!" „Wenn du den Teller nicht leer isst, gibt es Gameverbot!" – Wer Medien als Belohnung oder Bestrafung einsetzt, betont ihre Wichtigkeit noch zusätzlich. Ein Medienverbot soll nur als Konsequenz eingesetzt werden, wenn die Regeln rund um den Medienkonsum verletzt werden. So macht z. B. ein Fernsehverbot dann Sinn,

wenn tags zuvor die abgemachte Zeit nicht eingehalten wurde.

Stichwort: Langeweile

Langeweile ist der am häufigsten genannte Grund für Medienkonsum. Wenn gleich die Kiste eingeschaltet wird, verpassen die Kinder eine wichtige Chance: sich selbst etwas einfallen zu lassen und aktiv zu werden. Manchmal braucht dies etwas Zeit! Kinder, die Langeweile aushalten und selbst überwinden können, kommen später eher mit den Anforderungen des Lebens zurecht. Untersuchungen zeigen, dass gemeinsame Aktivitäten mit Freunden oder der Familie immer attraktiver sind, als alleine vor dem Fernseher oder dem PC „abzuhängen". Ermuntern Sie Ihre Kinder zu einer aktiven Freizeitgestaltung. Kinder, die herumtoben, tanzen, Musik machen, sich mit Freunden treffen, Sport treiben und Spaß haben, sind weniger suchtgefährdet. Eltern können diese Tätigkeiten unterstützen, indem sie geeignete Räume und Kleider, die auch mal schmutzig werden dürfen, zur Verfügung stellen.

Wie viel Fernsehkonsum wird empfohlen?

Klein- und Vorschulkinder sollten beim Fernsehen nicht allein gelassen werden. Frage: Gibt es überhaupt

Ihr Kind mit drei Jahren

gute Gründe, bereits 2-Jährige fernsehen zu lassen? Auch bei Schulkindern sollte man noch ein Auge darauf haben, was sie sehen. Faustregel für die maximale Fernsehzeit pro Tag:

- Kleinkinder: 5 bis 10 Minuten am Stück
- Vorschulkinder: 30 Minuten
- 6- bis 9-Jährige: 1 Stunde
- 10- bis 13-Jährige: 1,5 Stunden

Fernsehen erzeugt Spannungen

Es gibt keine einflusslosen Fernsehsendungen. Manchmal haben auch Sendungen, die Erwachsene als harmlos einschätzen, eine unberechenbare Wirkung. Für kleinere Kinder gilt deshalb:

- Fragen, reden, sich bewegen ist erlaubt.
- Kinder beim Fernsehkonsum im Auge behalten.

- Angst machende Szenen nicht einfach abstellen: besser dasitzen und zuschauen, bis Spannung im Film wieder abgebaut ist.

Nachspielen von Fernsehszenen mag Eltern manchmal nerven – aber es dient den Kindern zur Verarbeitung des Gesehenen. Falls Sie Kinder unterschiedlichen Alters haben, muss bei jeder Sendung auch an das jüngste Kind gedacht werden. Es ist aber kaum zu vermeiden, dass Kinder auch einmal eine Sendung sehen, die nicht für Kinder gedacht ist, oder eine Szene mitverfolgen, die ihnen nicht gut tut. Für größere und kleinere Kinder gilt dasselbe: Sprechen Sie mit ihnen über das Gesehene und die Gefühle, die das ausgelöst hat. Und klären Sie immer wieder über den Unterschied zwischen dem Gesehenen und der Realität auf.

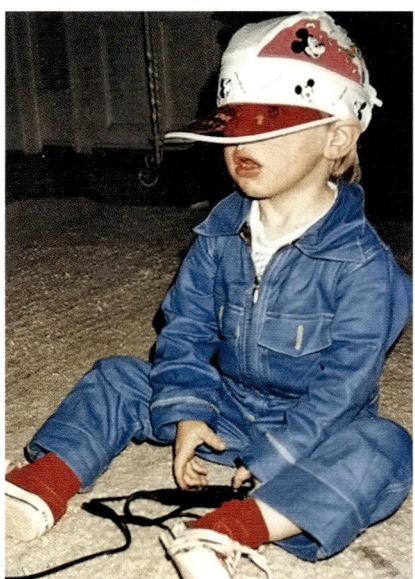

▲ Was habe ich denn da geschenkt bekommen? Was denken sich die Erwachsenen wohl? Hat dieses technische Wunderwerk einen pädagogischen Nutzen?

Ihr Kind ist bald reif für den Kindergarten

Auch wenn die Zahl der Krippenplätze in Deutschland langsam ansteigt, gehen doch die meisten Kinder immer noch erst um den dritten Geburtstag herum in den Kindergarten. Das ist auch sinnvoll, denn jetzt hat Ihr Kind zwei Dinge gelernt: sich für eine Zeit von Ihnen, seiner Bezugsperson zu trennen und auf andere Kinder zuzugehen und mit ihnen zu spielen. Für Ihr Kind ist dies ein großer Schritt.

Die Gefahren auf der Straße

Die gewonnene Mobilität kann auch schnell zu einer Gefahr werden, denn blitzschnell rennt Ihr Kind auf die Straße und wird durch ein Auto oder einen Radfahrer gefährdet.

Deshalb zwei kleine Tipps:
- Machen Sie sich immer zuerst fertig, bevor Sie das Kind anziehen. Denn wenn Ihr Kind auf Sie warten muss und eigentlich doch schon

Schuhe und Jacke an hat, entwischt es Ihnen blitzschnell (durch die nicht abgeschlossene Wohnungstür) auf die Straße.
- Nutzen Sie den täglichen Fußweg zum Kindergarten und führen Sie Ihr Kind in die Regeln des Straßenverkehrs ein. Gehen Sie konsequent immer denselben Weg mit ihm und üben Sie mit ihm das Überqueren der Straßen, Zebrastreifen und Ampeln.

Die magischen Jahre beginnen

Ihr Kind entdeckt nun zunehmend sein „Selbst", die anderen und die Umwelt und kann dies immer besser auseinanderhalten. Noch immer glaubt Ihr Kind, dass ein kausaler Zusammenhang zwischen ihm und der beobachteten Umwelt besteht, z. B. dass ihm der Mond nachfolge bzw. wegen ihm oder für es leuchtet. Die Perspektive aus der die Welt beobachtet wird, ist die des Kindes.

Diese Ich-Bezogenheit im Denken und Erfahren und die fehlenden Möglichkeit, alle Phänomene naturwissenschaftlich zu erklären, führen dazu, dass sich Kinder auch in magische Erklärungen flüchten. Sie glauben dann zum Beispiel an einen Zauberspruch: der Frosch wird zum Prinzen. Die „So-tun-als-ob"-Spiele sind ein typisches Beispiel für die Fähigkeit des Kindes, sich von der realen Welt zu lösen und mit seiner Phantasie eine eigene zu verwirklichen. Sie ermöglichen dem Kind, mit der Welt besser fertig zu werden, indem diese im Spiel repräsentiert wird. Sie können auch die Welt im Spiel verändern, um sie den subjektiven Bedürfnissen anzupassen und haben somit Einfluss auf sie. Sie können die Welt aber auch durch völlig unlogische, magische Einflüsse so verändern, dass sie ihr einfach entfliehen können.

Das magische Zeitalter des Kindes ist auch das Alter der Geschichten, der Bilderbücher, der Märchen. Die Kinder identifizieren sich mit den Gestalten, sie phantasieren deren Tätigkeiten weiter. Anfänglich gelingt es den Kindern nicht, scharf zwischen Phantasie und Wirklichkeit zu trennen. Das erleben Sie als Eltern zum Beispiel dann, wenn Sie dem Kind mit ernsthafter Miene mitteilen, dass diese Geschichte erfunden sei. Ihr Kind weiß dann nicht mehr, ob es sich oder dem Gegenüber glau-

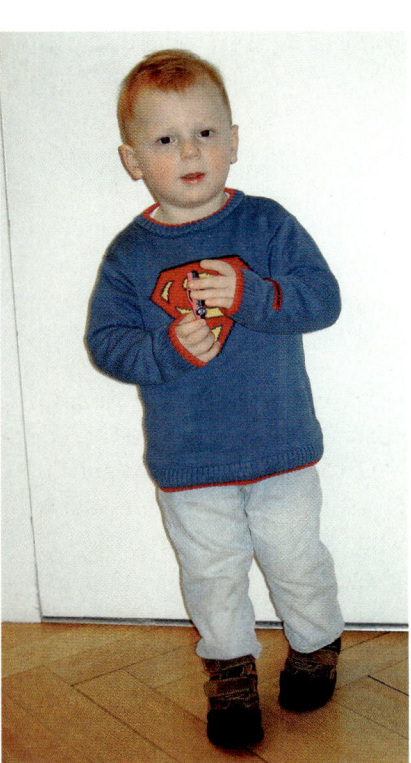

ben soll. Kinder im magischen Alter können problemlos zwischen Wirklichkeit und Fantasie hin und her wechseln – oft ohne Übergang und manchmal völlig überraschend. Auf sich alleine gestellt fliehen sie aber mehrheitlich in ihre magische Welt! Diese Fähigkeit ist eine Grundlage für unser Dasein als Mensch, nämlich in Geschichten zu leben, neue zu erfinden, Raum- und Zeitreisen zu unternehmen und eine eigene, bessere Welt zu erfinden, als die in der wir uns befinden!

◀ Ich, ein angehender Superman ...

Die Entwicklung in Kürze: mit drei Jahren

Ihr Kind ist nun eine sehr eigenständige Person geworden. Tagsüber sind viele Kinder in diesem Alter trocken, manche sogar nachts. Für einige Stunden kann es bei einer ihm bekannten Person bleiben. Im gemeinsamen Spiel mit anderen Kindern, seien es Rollenspiele oder „So-tun-als-ob"-Spiele wird die erlebte Wirklichkeit nachgespielt und verarbeitet. Nun kann sich Ihr Kind auch in andere hineinversetzen – eine wichtige Vorraussetzung für die Sozialisation.

Motorische/feinmotorische Entwicklung

- Ihr Kind kann nun rückwärts und seitwärts gehen und geht um Gegenstände herum.
- Der Einbeinstand gelingt, wenn Sie es Ihrem Kind vormachen.
- Ihr Kind kann auf seinen Zehen gehen und stehen.
- Ihr Kind kann Dreirad fahren.
- Mit ein bisschen Hilfe kann Ihr Kind sich schon anziehen.
- Ihr Kind kann Flaschen öffnen und schließen.
- Von der untersten Treppenstufe kann Ihr Kind sicher hinabhüpfen.
- In einem Buch kann Ihr Kind nun einzelne Seiten korrekt umblättern.

Entwicklung der Sinneswahrnehmungen und kognitive Entwicklung

- Ihr Kind entwickelt ein Zeitgefühl und kann Gegenwart und Vergangenheit unterscheiden.
- Zusammenhänge möchte Ihr Kind verstehen und fragt deshalb „Was?", „Wo?", „Wer?"
- Ihr Kind liebt Geschichten (auch zum wiederholten Mal) und kann schon ungefähr fünf Minuten zuhören.
- Einfache Fragen zur Geschichte werden richtig beantwortet.
- Ihr Kind kennt nun Kinderreime.
- Ihr Kind kann seinen Namen und manchmal auch sein Alter richtig wiedergeben.
- Ihr Kind malt geschlossene Formen und kommentiert seine Kunstwerke ausführlich.

Sprachentwicklung

- Ihr Kind spricht nun alle Laute richtig und hat keine auffälligen Aussprachefehler mehr. Man versteht die Äußerungen gut.
- Meist spricht Ihr Kind nun Drei- bis Fünfwortsätze.
- Nun können schon Präpositionen (Auf, unter, in usw.) und Pronomen (er, sie, ihr usw.) unterschieden und benutzt werden.

Sozioemotionale Entwicklung

- Das gemeinsame Spiel mit anderen Kindern gelingt über mindestens fünf bis zehn Minuten.
- Ihr Kind zeigt nun Liebe, aber auch Enttäuschungen gegenüber Geschwistern.

Und wie geht es weiter?

Möglicherweise kommt Ihr Kind jetzt oder auch erst in einiger Monaten in den Kindergarten – ein wichtiger Schritt im Leben Ihres Kindes. Nun muss es Regeln lernen, sei es im Alltag oder bei den Spielen. Im folgenden Jahr wird Ihr Kind lernen, zu teilen und mit den verschiedenen Gefühlen des Alltags wie Kummer, Enttäuschung oder auch Freude besser fertig zu werden.

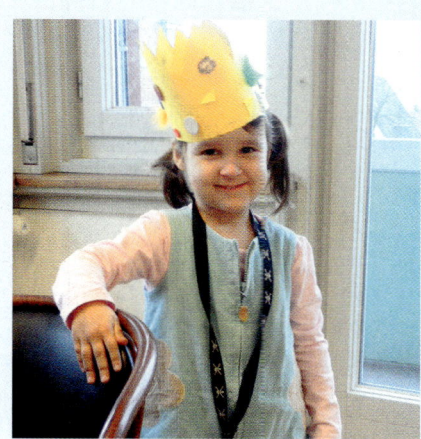

▶ Ich bin wirklich eine Prinzessin!

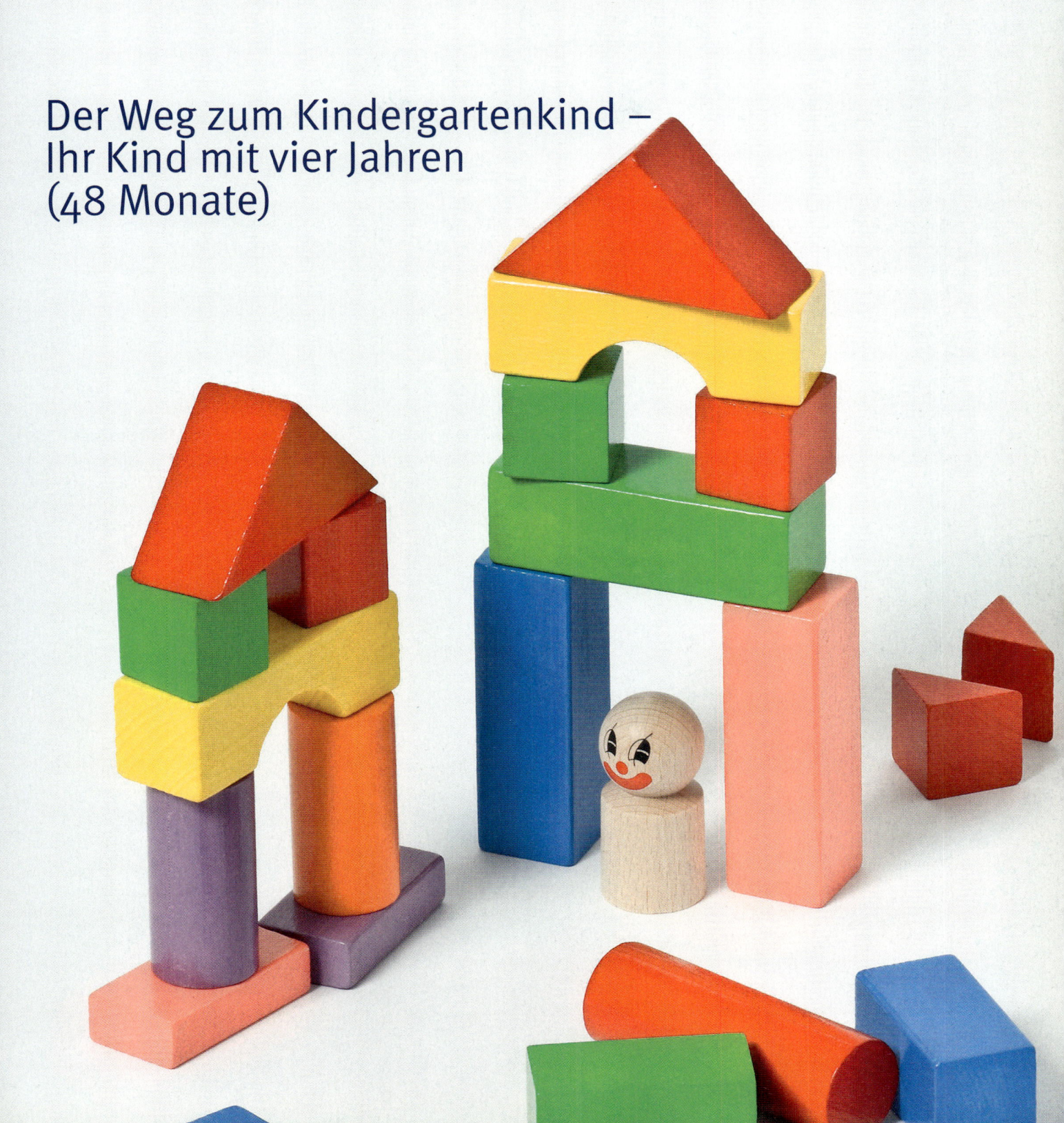

Der Weg zum Kindergartenkind –
Ihr Kind mit vier Jahren
(48 Monate)

Ihr Kind mit vier Jahren

Worauf Sie sich jetzt freuen können

Die sprachlichen Fertigkeiten, die unersättliche Neugier und die nun fast perfekten motorischen Fähigkeiten geben Ihrem 4-jährigen Kind das Gefühl einer großen Unabhängigkeit und Selbstständigkeit. Es erlebt sich zunehmend als autonomes „Ich". Die Individuationsentwicklung des Kindes hat dazu geführt, dass es nun die individuelle Verschiedenheit von Vater, Mutter, den Geschwistern und anderen nahen Bezugspersonen erlebt und gezielt damit interaktionell umgeht. Diese Entwicklung vom behüteten Kleinkind zum zunehmend nach Autonomie verlangenden Vorschulkind ist eindrücklich.

Mit zunehmendem Heranbilden von Eigenstandardwerten wächst das Interesse, dieses „Ich" bewusst, gezielt und spielerisch in ein größeres soziales Umfeld einzubringen: Es interessiert sich nun auch für außerfamiliäre Beziehungen (Freunde, Spielgruppe, Arbeitsbereich des Vaters). Diese Entwicklung wird Sozialisationsentwicklung genannt, und sie prägt die nächsten Jahre der Kindheit. Sie dauert an, bis sie schließlich durch die akzentuierte Ablösungsphase der Pubertät überlagert wird.

Ihr Kind mit vier Jahren

Die Sozialisationsentwicklung Ihres Kindes erfordert von Ihnen und Ihrem Kind Anpassungen, und sie kann zu vermehrten Konfrontationen führen. Sie als Eltern erfahren vielleicht erstmals, durch den Eintritt des Kindes in Spielgruppe und Kindergarten, auch den Vergleich zu anderen, gleichaltrigen Kindern und ziehen daraus Schlüsse. Das Lern- und Erkundungsverhalten des Kindes erfolgte bisher fast ausschließlich durch ein egozentrisches Spiel. Das Interesse richtet sich nun zunehmend auf andere und anderes (dezentriertes Spiel, Rollenspiel). Neu lernt Ihr Kind nun zunehmend vergleichend, auch kompetitiv und leistungsorientiert. Dies kann zu Belastungen in den Beziehungen führen.

Ihr Kind kann aber auch die Gefühle der anderen (Glück, Angst, Traurigkeit, Wut usw.) recht gut wahrnehmen (Theory of Mind). Diese Empathie ermöglicht auch neu das Spiel mit anderen (nicht nur nebenher), ja es können erste zarte Freundschaften entstehen. Die motorische, aber auch geistige Energie des 4-Jährigen, das zwischen Traum und Realität noch nicht sicher zu unterscheiden vermag, scheint unbegrenzt. Dies zeigt sich auch im Spielverhalten: Rollenspiele und „So-tun-als-ob"- und Verkleidungsspiele sind angesagt. Ihr Kind interessiert sich auf seine Weise für das andere Geschlecht. Es testet seine Umwelt: wie weit kann ich gehen, bis meine Mutter interveniert? Wie viele Spielsachen kann ich meinem Bruder wegnehmen, bis er sich aufregt, wie lange kann ich sagen, das habe ich nicht gerne, bis mein Vater explodiert? Diese Tests erlauben ihm sein soziales und emotionales Umfeld auszuloten und seine Position darin zu finden.

Wie sich Ihr Kind bewegt

Ihr Kind hat einen enormen Bewegungsdrang. Es geht und rennt sicher und flüssig mit harmonischen, allerdings noch nicht erwachsenen Mitbewegungen. Es Kind läuft Treppen hoch und runter wie ein Erwachsener (ein Fuß pro Tritt), mit deutlich verbessertem Körperschema. Geschickt werden Hindernisse umgangen und Gefahren im Vorfeld erkannt. Leitern und Bäume sind nun beliebte Objekte.

Die Grobmotorik verbessert sich

Ihr Kind kann auf Zehenspitzen stehen, gehen und sogar rennen und fährt problemlos Dreirad (mit Peda-

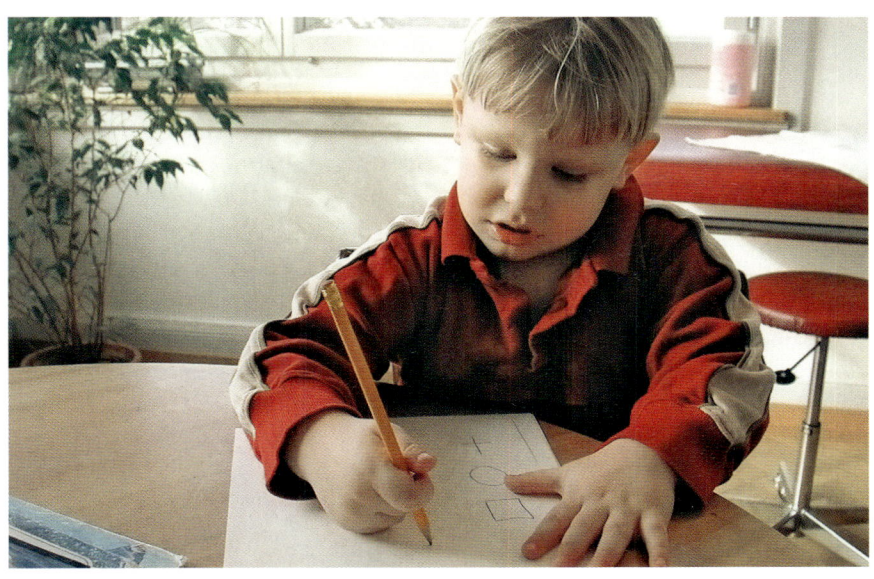

▲ Ich zeichne und male...

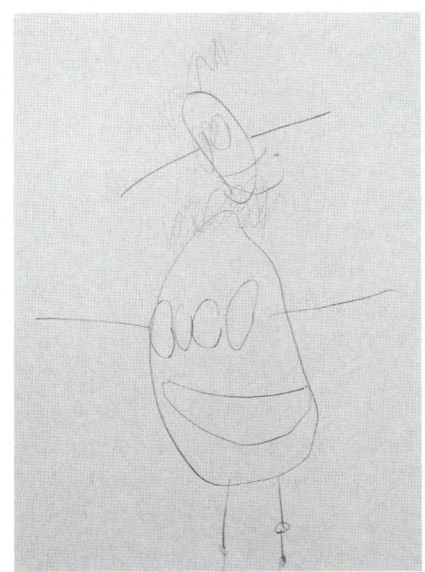

▲ Ich zeichne doppelte Kopffüßler.

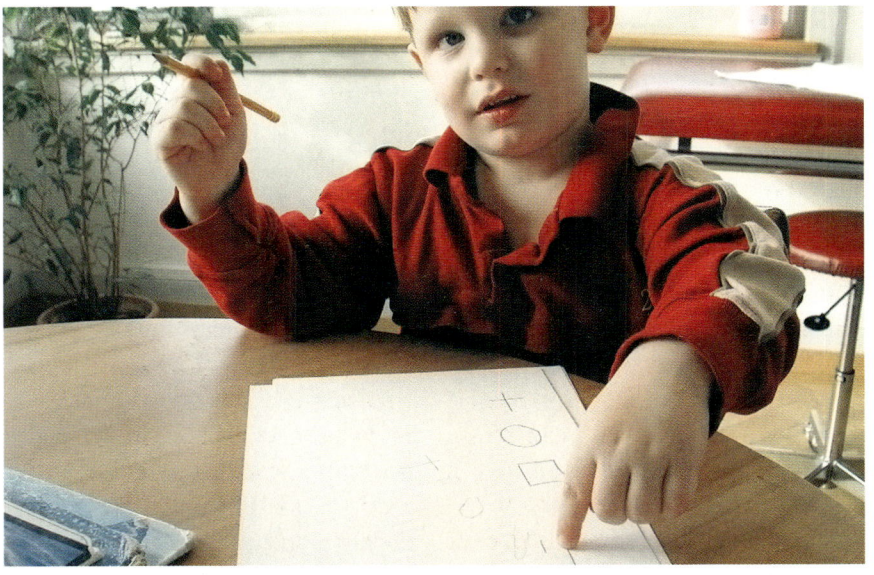

▲ ... und bin stolz darauf.

Ihr Kind mit vier Jahren

len). Den Einbeinstand beherrscht es mindestens fünf Sekunden auf dem bevorzugten Bein, sogar Einbeinhüpfen ist oft schon möglich. Gegenstände am Boden werden durch die Beugung des Oberkörpers und mit weitgehend gestreckten Knien ergriffen. Meist bevorzugen Kinder in diesem Alter den Schneidersitz, sitzen aber häufig (vor allem Mädchen) im für die Oberschenkel-Innenkreiselung ungünstigem W-Sitz, oder Zwischenfersensitz (siehe S. 174). Bälle fassen gelingt nun mit weniger gestreckten Armen.

Die Feinmotorik reift

Die Hände bzw. Finger Ihres Kindes werden immer geschickter. Es kann Faden, Stecknadeln u. ä zunehmend geschickt auch mit einem Auge abgedeckt auflesen, es kann gröbere Kettchen zusammensetzen (Schnur und Perlen) und baut Türme mit über zehn Klötzen. Auch dreistufige Treppchen und diverse Brücken kann es mit Klötzchen nachbauen. Der Daumen kann mit den einzelnen Fingern opponiert werden. Einen Stift hält Ihr Kind nun meist richtig, allerdings sind noch viele Griffvariationen in diesem Alter tolerabel. Es kopiert ein vorgezeichnetes Kreuz und einen Kreis, manchmal sogar ein Quadrat nach und kann eine lange von einer kurzen Linie unterscheiden und diese auch auf einer Vorlage richtig identifizieren. Es erkennt fehlende Bildteile und kann diese richtig hinzeichnen (Auto mit fehlenden Rädern). Die Männchenzeichnung ist oft noch ein Kopffüßer mit Armen und Händen und Fingern. Die Zeichnung eines Hauses gelingt Ihrem Kind schon gut. Viele Kinder versuchen nun, ihren Namen zu schreiben.

Sicherheit bleibt ein wichtiges Thema

Auch wenn Ihr Kind jetzt schon vier Jahre alt ist und vieles von seiner Umwelt versteht, lauern doch noch viele Gefahren. Sie sollten sich weiter aktiv der Unfallverhütung widmen:

- Unterstützen Sie die Verkehrstüchtigkeit aktiv und warnen Sie Ihr Kind vor den Gefahren.
- Zum Fahrrad fahren gehört immer ein Fahrradhelm. Seien Sie als Eltern Vorbild und tragen Sie ebenfalls einen Helm. Fahrradfahren auf der Straße ist in diesem Alter noch nicht erlaubt.
- Sichern Sie Biotope und Schwimmbäder.
- Kinder lieben Hochbetten. Diese sind jedoch oft wegen der Sturzgefahr sehr gefährlich, sichern Sie die Betten gut ab.

- Ihr Kind kann nun auch Verschlüsse von Kästchen o.Ä. öffnen! Denken Sie daran, der Forschungsdrang des Kindes macht vor Medikamenten, Putzmitteln oder anderen gesundheitsschädlichen (bis giftigen) Substanzen nicht halt, im Gegenteil!
- Wegen der Gefahr von Stromverletzungen sind FI-Sicherungen zentral für den ganzen Haushalt oder aber an einzelnen Steckdosen unabdingbar.
- Terrassen und Balkone müssen weiterhin gesichert sein, bei Galerien müssen Aufstiegsmöglichkeiten blockiert werden.
- Auch der Herdschutz sollte noch bestehen bleiben, und in der Küche sollten besser keine Stühle stehen.

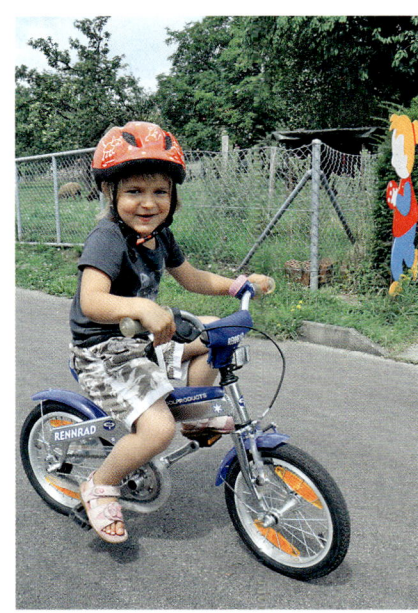

▲ Gut geschützt mit dem Helm fahre ich um die Welt!

Der Weg in den Kindergarten

Ihr Kind steht vor einem großen Schritt: Der Weg in den Kindergarten. In einigen Ländern geht das Kind früher, in anderen später. Die „Sozialisation" des Kindes, das Bestehen außerhalb der Familie und die Integration mit den Gleichaltrigen im Kindergarten ist eine große Herausforderung. Nicht allen Kindern fällt die aufgezwungene Trennung von den Eltern in diesem Alter leicht. Oft hilft da ein Übergangsobjekt oder eine Übergangszeit, auch dies zu überwinden.

Ihr Kind ist gut vorbereitet

Ihr Kind hat dazu in der Regel die nötigen Voraussetzungen gelernt und ausgiebig geübt. Sein Verständnis von der Welt ist realistischer geworden. Sein Gehirn hat nun 90 Prozent der Erwachsenengröße erreicht, ist aber bei Weitem noch nicht so vernetzt. Es hat durch unzählige Fragen nach dem Wie und dem Warum so viel von seiner Umwelt erfahren, dass es Dinge einordnen und besser verstehen kann. Die sozialen Beziehungen zu den Gleichaltrigen haben in der Qualität so zugenommen, dass es mittlerweile auch eine recht lange Zeit mit ihnen zusammenspielen kann. Ihr Kind hat gelernt, zu geben, zu nehmen und zu tauschen. Der Wunsch, dass alles sofort zu geschehen hat, insbesondere seine Belohnungen, hat mittlerweile abgenommen. Ihr Kind hat gelernt, zu warten. Die meisten Kinder in diesem Alter können sich schon selbstständig anziehen und ausziehen. Die Blasen- und Darmkontrolle funktioniert tagsüber gut, nachts gelingt das (vor allem Jungen) noch nicht immer.

Ihr Kind und die anderen Kinder

Ein vierjähriges Kind weiß um seine Qualitäten, überschätzt die aber noch sehr oft. Es hat aber ein Selbstwertgefühl entwickelt, das es davor schützt, bei den kleinsten Frustrationen oder Kränkungen gleich aufzugeben. Das Kind hat gelernt auf die Reaktion der Umwelt zu achten: wenn ihm etwas gelingt, setzt es das Meisterlächeln auf und erwartet immer wieder die Anerkennung. Umgekehrt schaut es bei Missratenem typischerweise beschämt zu Seite. Auf die Frage, wer hat das gemacht, antwortet es in der Regel nicht mehr mit: „Ich nicht, aber der andere auch!", oder : „Das war ich nicht und werde es nie mehr tun"! Das Kind kann sein eigenes Fehlverhalten mittlerweile ganz gut erkennen.

Die Geschlechterrolle ist schon sehr sicher: Zwar können Kindergartenkinder noch mit allen Kindern spielen, aber gewisse aus der Art des Spieles hervorgehende Unterschiede machen sich deutlich. Wer will noch mit Puppen spielen, fragen sich die Buben, wer mit den Autos, die Mädchen!

Kindergartenkinder zeigen auch prosoziales Handeln, das heißt sie tun etwas zum Wohle anderer Kinder. Sie haben und zeigen Mitgefühl, Empathie. Diese Empathie kann allerdings in diesem Alter auch sehr „ansteckend" sein. Wenn ein Kind traurig ist, fallen sehr oft die anderen Kinder ebenfalls in diese Stimmung. (Eine Eigenschaft übrigens, die in den Stummfilmen von Laurel und Hardy, immer wieder so meisterhaft persifliert wird.) Kinder haben auch gelernt, andere zu täuschen. Sie können sich in der Gruppe so benehmen, dass ihnen ein Vorteil daraus erwächst. Manchmal werden sie dabei überführt, um es beim nächsten Mal besser zu machen. Das Kind wird ein soziales Wesen mit allen Vor- und Nachteilen! Sie können nun auch meist zwischen Schein und Sein unterscheiden. Dieser zunehmende Realitätsbezug ist für das Lernen von „realen" Zusammenhängen Voraussetzung. Oder andersherum werden die Kinder im Kindergarten mehr und mehr zum Realitätsbezug gezwungen: das ist das Leben!

Ihr Kind mit vier Jahren

Was Ihr Kind jetzt versteht und spricht

Ihr Kind spricht gerne und erzählt von seinen Erlebnissen und Geschichten mit großer Inbrunst. Es fragt sehr oft (manchmal zu oft?) wieso?, warum?, wann? und gibt seine passenden Kommentare ab. Das wiederum kann Sie als Eltern zur Verzweiflung bringen, da Ihr Kind viele Erklärungen nicht versteht und dann nochmals und nochmals fragt. Es gibt situative Erklärungen ab und versteht einfache Fragen wie: „Was machst du, wenn du Hunger hast?"

In der Regel sprechen Kinder in diesem Alter die Muttersprache grammatikalisch korrekt und völlig verständlich. Einzelne Konsonanten können hingegen noch fehlen (Elisionen) oder werden ersetzt (G-Sprache). Statt R wird beispielsweise ein l gesprochen. S (S statt Sch) wird in der Regel mit Parasigmatismen ausgesprochen (lispeln, manchmal Schettismen).

Ihr Kind weiß nun seinen Vor- und Nachnamen und sein Alter und antwortet auch sicher auf entsprechende Fragen. Es hat eine vollständige und sichere Speichelkontrolle errungen.

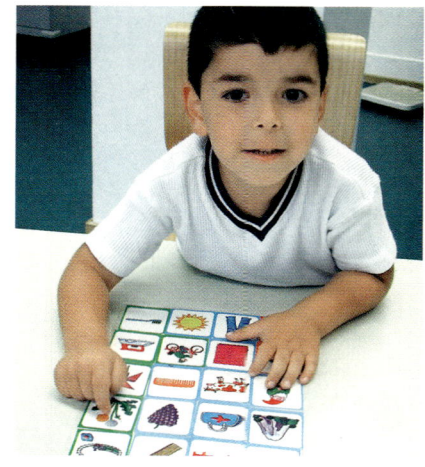

▲ Ich benenne und erkenne Gegenstände richtig!

Die Beziehung zur Umwelt

Ihr Kind zeigt nun eine zunehmende Autonomie und Sozialisation: es beginnt mit anderen Kindern zu spielen, nicht nur nebendran, d. h. es interagiert mit diesen. Es macht z. T. komplizierte Rollenspiele und hat schon ein bisschen Humor entwickelt. Es zählt bis 10 und mehr und kann Klötze abzählen, unter visueller Kontrolle. Auf die Frage „Wie viele Klötze sind da (10)?" geben 75 Prozent der Kinder die richtige Antwort.

Ihr Kind nimmt sich selbst wahr

Ihr 4-jähriges Kind ist selbstständiger geworden und zeigt oft sehr starken Willen bzw. trotzt massiv, was die Eltern häufig in große Schwierigkeiten bringt. Das Kind nimmt sich selbst und andere Menschen als eigenständige Personen wahr und deshalb gehören Trotzreaktionen zur normalen Entwicklung. Auch Tobsuchtsanfälle und Affekt-/Weinkrämpfe sind möglich, jedoch nicht gesundheitsschädigend. Wenden Sie die „Bambustechnik" im Umgang damit an (siehe S. 146). Im Allgemeinen nehmen die Trennungsängste jedoch eher ab und die Affektkontrolle wird besser. Es ist aber trotzdem zuweilen frech und kann es schlecht ertragen, wenn etwas seinen Willen durchkreuzt.

Häufiger kann es nun zum Streit mit Spielkameraden um Gegenstände („Das ist meins...") kommen, aber Teilen von Spielsachen wird zunehmend möglich. Auch die Geschwistereifersucht ist ein normales Verhalten. Sie hat sich in der Zwischenzeit aber eher entschärft, da das Kind mit den Emotionen (der eigenen und der seiner Gegenüber) besser umgehen kann. Die Identifikation mit dem eigenen Geschlecht gelingt immer besser. „Ich-bin-dran"-, „Du-bist-dran"-Spiele gehören weiterhin ins Repertoire. Es schaut Bilderbücher intensiv an und kann dazugehörende Geschichten richtig zuordnen bzw.

teilweise, mit Hilfe nacherzählen. Es freut sich an wiedergesehenen Details im Buch und blättert darin selbstständig. Es kann Gegenwart, Vergangenheit und Zukunft sicher unterscheiden.

Theory of Mind

Ihr Kind hat die Fähigkeit erworben, sich in andere Personen reinzudenken und ihnen mentale Zustände zuzuschreiben: Diese Fähigkeit wird im Fachjargon „Theory of Mind" genannt und ist die Voraussetzung für empathische Handlungen und letztlich der Kommunikation. Bis hierhin war es ein weiter Weg:

- Schon ab dem 2. Lebensjahr haben Sie bei Ihrem Kind das Orientieren an den Stimmungen und Affekten einer Bezugsperson beobachtet. Auch zeigt sich in dieser Phase bereits eine beginnende Empathiefähigkeit.
- Als Dreijähriges konnte Ihr Kind schon recht kompetent auf die subjektive Verfassung eines anderen Bezug nehmen: Warum bist du traurig? Dabei konnte Ihr Kind aber seine eigene Wahrnehmung noch nicht als subjektiv erkennen.
- Ab dem vierten bis fünften Lebensjahr kann die eigene Meinung von der eines anderen unterschieden werden. Die „Theory of Mind" ist entwickelt.

Kinder können jetzt andere Perspektiven übernehmen („Max denk darüber so, er meint es sei ") und nehmen auf den Wissensstand eines Zuhörers Rücksicht („Das kann Fritz ja nicht wissen, da…"). Mit der sozialen Perspektivübernahme wird eine Unterscheidung von Wirklichkeit und Schein besser möglich.

Im Alltag

Ihr Kind ist nun zunehmend in den Alltag der Familie integriert. Es schläft zwischen 9 und 14 Stunden und braucht nicht mehr immer einen Mittagsschlaf. Der Schlaf-wach-Rhythmus ist mittlerweile sehr regelmäßig und zuverlässig geworden, ein Einschlafritual hilft dem Kind, Ruhe zu finden. Übergangsobjekte (der Teddybär) sind zum Schutz der Unwägbarkeiten des Lebens weiterhin oft unumgänglich.

Die Flaschenernährung hat tagsüber, auch als Zwischenmahlzeiten oder „Tröster" und besonders nachts im Bett definitiv ausgedient. Ihr Kind isst nun vom Tisch, gemeinsam mit der Familie. Es isst problemlos und selbstständig mit Löffel und Gabel und kann sich selber die Hände waschen und trocknen. Vermeiden Sie Hierarchie-/bzw. Autonomiekämpfe auf der Ebene des Essens unbedingt: Fördern Sie die Selbstwahrnehmung der Kinder beim Essen und respektieren Sie diese. Sie ist bei Kindern noch authentisch und viel besser ausgeprägt als bei Erwachsenen. Da ist oft der Grundstein für ein lustvolles, stressfreies Essen in der Familie. Verzichten Sie auf Junk-Food.

Auch das An- und Ausziehen klappt schon gut. Knöpfe können allerdings noch nicht geöffnet werden und Schnürsenkel können auch noch nicht gebunden werden. Auch Reißverschlüsse bereiten noch Schwierigkeiten. Viele Kinder in diesem Alter sind tagsüber und nachts trocken.

Der korrekte Umgang mit den Medien wird in den nächsten Jahren zu einem wichtigen Thema: der Medienkonsum, vor allem das Fernsehen, muss reglementiert werden, und Fernseher sollten nach wie vor keine Babysitter sein. Es gibt ja noch filmfreie Medien wie Radio und Bücher auf CD. Diese sind besser, da die Aufnahmekapazität der kindlichen Wahrnehmung beim Fernsehen oft überfordert wird und die rein akustischen Medien die Fantasie des Kindes ungemein mehr fördern. Wenn schon Fernsehschauen angezeigt ist, dann schauen Sie entwicklungsgerechte Filme im Familienkreis gemeinsam an und besprechen Sie das Gesehene.

SPECIAL

Die Entwicklung in Kürze: mit vier Jahren

Ihr Kind spielt nun gerne mit anderen Kindern. Es kann sich in andere Menschen hineindenken und im Rollenspiel auch andere Perspektiven übernehmen. Die meisten Kinder in diesem Alter wissen, ob sie ein Junge oder ein Mädchen sind. Auf die Toilette wird Ihr Kind nun weitgehend selbstständig gehen, mitunter braucht es aber noch Hilfe bei der Säuberung und beim Wiederanziehen.

Motorische/feinmotorische Entwicklung

- Ihr Kind geht nun mit alternierenden Schritten die Treppen rauf und runter.
- Es klettert auf Leitern und Bäume und springt bis zu 50 cm weit.
- Das Dreirad wird nun zielgerichtet bewegt.
- Ballspiele gelingen nun gut.
- Ihr Kind kann Perlen auffädeln und lange Halsketten machen.
- Türme, Brücken und Treppen werden mit Bauklötzen errichtet.
- Ihr Kind kann selber seine Zähne putzen.

Entwicklung der Sinneswahrnehmungen und kognitive Entwicklung

- Ihr Kind beherrscht nun auch in der Sprache Vergangenheit, Gegenwart und Zukunft
- Groß und klein kann Ihr Kind unterscheiden.

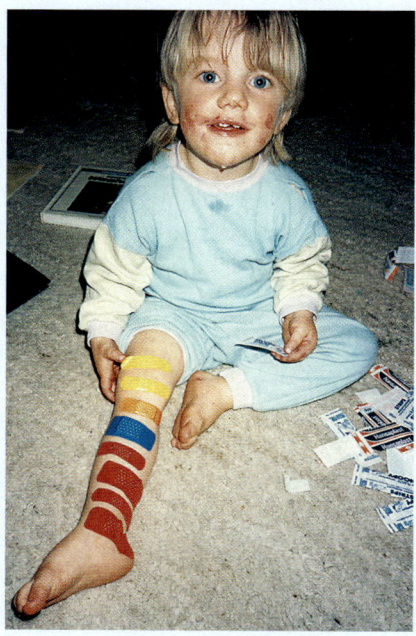

▲ Ich spiele Arzt.

- Es versteht z. B. die Frage „Was tust du, wenn du Hunger hast?" und kann richtig antworten.
- Ihr Kind kennt und sagt seinen ganzen Namen, seine Adresse und sein Alter.
- Es kann bis 20 abzählen und kennt die Farben.
- Beim Spiel sind verstecken, verkleiden, komplizierte Rollenspiele und „So-tun-als-ob"-Spiele wichtig.
- Ihr Kind blättert im Buch einzelne Seiten um und schaut sie an.
- Ihr Kind kann nun ein einfaches Haus, einen Baum oder einen Kopffüßler

malen. Einen Kreis oder ein Kreuz kann es nachzeichnen.
- Es malt gerne bunte Bilder.

Sprachentwicklung

- Ihr Kind kann nun Geschichten und Erlebnisse in etwa zeitlich richtiger und logischer Reihenfolge nacherzählen.
- Es benutzt Verben (Tätigkeitsworte).
- Ihr Kind spricht in ganzen, meist korrekten Sätzen ohne Aussprachefehler.

Sozioemotionale Entwicklung

- Ihr Kind lernt, einfache Spielregeln zu beachten.
- Ihr Kind kann seine Emotionen immer besser selbst regulieren.

Und wie geht es weiter?

Ihr Kind hat mit vier Jahren in allen Bereichen sehr viel gelernt. Nun folgt eine Phase der Konsolidierung. Vor allem in der Sprache, in der sozialen Kompetenz, in der Selbstständigkeit und in der Entwicklung eines Selbstbildes folgen nun wichtige Reifungsschritte. Die Fähigkeit, sich in einer sozialen Gruppe angemessen zu verhalten, wird zunächst in der Familie erlernt, muss aber nun zunehmend auch in anderen Zusammenhängen eingeübt und gefestigt werden.

Alarmzeichen

Die folgenden Alarmzeichen können, müssen aber nicht auf eine gestörte Entwicklung hindeuten. Einmal beobachtet ist „keinmal". Wenn das Kind jedoch diese Auffälligkeiten immer wieder zeigt, ist es sinnvoll und angezeigt, einen Fachmann aufzusuchen!

Darauf sollten Sie achten:

Auffälligkeit	Beschreibung	Alter
Bewegungsarmut und Mangel an Initiative	Das Kind bewegt sich kaum bis gar nicht, ist ausgesprochen „pflegeleicht" und träge.	Zunehmend auffällig nach dem 1. Monat
Gibt keinerlei Laute von sich	Hier muss ausgeschlossen werden, dass das Kind nicht hört (siehe S. 77)	Auffällig ab dem 1. Monat
Zittern während spontaner Bewegungen, wenn das Kind nicht schreit; motorische Zuckungen, tagsüber oder nachts.	Nur kurz nach dem Einschlafen (Einschlafmyoklonien) sind Zuckungen normal.	Kann bei aktiven Kindern bis zum Alter von 4 bis 5 Wochen vorkommen, zunehmend verdächtig mit zunehmendem Alter.
Ungenügende Verfolgungsbewegungen der Augen (und des Kopfs)	Das Kind schaut Gegenstände, die im richtigen Abstand vor die Augen (20 bis 30 cm) gehalten werden, nicht nach.	Zunehmend verdächtig nach 4 bis 6 Wochen.
Konstanter Opisthotonus (Bananenhaltung, Hyperextension von Nacken und Rücken)	Das Kind biegt sich andauernd „durch" (siehe S. 94).	Zum Teil intermittierend während der ersten 3 Monate bei aktiven Säuglingen. Wenn konstant, immer verdächtig.
Stereotype Streckung der Hüften, Knie und Füße (z. B. Scissoring), wenn das Kind aufrecht gehalten wird.	Das Bewegungsrepertoire des Kindes ist stark eingeschränkt.	Zunehmend verdächtig nach 4 bis 5 Monaten
Kein Verschwinden des symmetrischen und asymmetrischen tonischen Nackenreflexes.	Bei nicht zu heftiger Drehung des Kopfes nach einer Seite erfolgt eine Streckung der auf der Seite des Gesichtes liegenden Gliedmaßen, während die auf der Seite des Hinterhauptes liegenden Gliedmaßen gebeugt werden (siehe S. 15)	Muss ab dem 7. Monat verschwunden sein.
Sitzend starke Streckungen der Hüfte und Beine (Hüft-Hyperextension)	Beim Sitzen wird die Hüfte stark gestreckt, was letztlich das Sitzen stark erschwert. Sobald man die gebeugten Beine passiv streckt, kippt das Kind nach hinten.	Alarmsignal ab dem „sitzenden Alter" aufwärts.
(Einseitig) stereotype Haltungen, z. B. mit der Hand (Faust)	Das Kind macht z. B. mit einer Hand immer wieder die genau gleiche Bewegung, ohne Variation, ohne Abwechslung. Es kann auch Unterschiede zwischen den beiden Händen geben: eine Hand macht komplizierte Bewegungsabläufe, die andere Hand bleibt gefaustet.	Jedes Alter

Service

Auffälligkeit	Beschreibung	Alter
Vernachlässigung (Bewegungs-armut) eines Arms oder Beins, asymmetrische Bewegungen	Das Kind scheint eine Hand, ein Bein einfach nicht wahrzunehmen. Ein Bein geht zum Beispiel immer allen Bewegungen voraus, das andere folgt aber eher einfach und plump.	Jedes Alter
Kind rutscht aus den Händen, wenn es unter den Achselhöhlen gehalten wird (Hypotonie)	Man muss das Kind, weil es so „hypoton" ist, besonders gut halten, weil es sonst geradezu aus den Händen flutscht.	Jedes Alter
Kopfhalteschwäche beim Traktionstest oder beim Sitzen	Das Kind kann den eigenen Kopf kaum in der senkrechten halten, vor allem beim Hochziehen muss der Kopf dauernd gestützt werden.	Jedes Alter
Keine oder ungenügende Reaktion auf Lärm	Das Kind hört nicht gut.	Jedes Alter
Konstantes Schielen		Jedes Alter
Weite Nähte, straffe Fontanelle, abnormal erhöhter (oder verminderter) Schädelumfang	Der Kinderarzt wird das Wachstum des Schädels kontrollieren.	Jedes Alter
Konstantes Sonnenuntergangs-Phänomen, mangelhafte Mimik, Erbrechen	Die Iris scheint im Unterlid unterzugehen (inkonstantes Sonnenuntergangs-Phänomen kann bei Frühgeborenen und zu kleinen Säuglingen während der 1. Lebensmonate beobachtet werden).	Jedes Alter

Literatur

Aries, Philippe: Geschichte der Kindheit. Dtv, München, 2003. ISBN 978-3423301381

Aries, Philippe, Duby, Georges (Hrsg.): Geschichte des privaten Lebens. S. Fischer, Frankfurt 1993. ISBN 978-3100336149.

Baumann, Thomas: Atlas der Entwicklungsdiagnostik. Thieme Verlag, Stuttgart, 2007. ISBN 978-3131250629

Chess, St., Thomas, TA (1984): Origins and evolution of behavior disorders. New York: Bruner and Mazel.

Brooks, Robert, Goldstein, Sam: Das Resilienz-Buch. Wie Eltern ihre Kinder fürs Leben stärken. Klett-Cotta 2007. ISBN 978-3608944211.

Goldstein, E. Bruce: Wahrnehmungspsychologie. Spektrum – Akademischer Verlag 2002. ISBN 978-3827410832.

Hugger, Paul: Kind sein in der Schweiz, Offizin Verlag, Zürich 1998. ISBN 978-3907495964.

Huizinga, Johan: Homo Ludens. Vom Ursprung der Kultur im Spiel. Rowohlt 2004. ISBN 978-3499554356.

Iglowstein, I. et al: Sleep duration from Infancy to Adolescence. Pediatrics Vol. 111 No. 2 Feb. (2003)

Jones, Sandy: Schreiende Babys – schlaflose Nächte. Ravensburger 1989. ISBN 978-3473427444.

Largo, Remo H.: Babyjahre. Neuausgabe, Piper Verlag, München, 2007. ISBN 978-3-492-05124-8

Largo, Remo H., Jenni, Oskar G.: Das Zürcher Fit-Konzept: Die Individualität des Kindes als erzieherische Herausforderung. Psychiatrie 1, 2007

Largo, Remo H., Hunziker, Urs: Normales Schlafverhalten und die häufigsten Störungen in den ersten Lebensjahren, Pädiat. prax. 38: 215–223 (1989)

Largo, Remo H., Hunziker, Urs: A developmental approach to the management of children with sleep disturbances in the first three years of life, Eur J Pediatr 142: 170–173, (1984)

Sichtermann, Barbara: Vorsicht Kind. Wagenbach, 2002.
ISBN 978-3803123152.

Vella, Silvano: Abklärungen von Schlafstörungen im Kindes- und Jugendalter. Paediatrica Vol 14, No3 (2003)_10 Elternbriefe: Pro Juventute. 1.–3. Lebensjahr. Zürich 1995

Wertvolle Links zur Medienerziehung

www.bildschirmfreie-woche.ch
Website zum Projekt „Bildschirmfreie Woche" der Suchtpräventionsstelle Freiburg mit Infos und Ideen.

www.schau-hin.info
Umfassende Infos zur Medienpädagogik.

www.mediaculture-online.de
Sehr umfassende Infos zur Medienpädagogik. Forum und Datenbank mit Fachartikeln.

www.pegi.info
Klassifkation von Computerspielen mit Inhalts- und Altersangabe.

www.feibel.de
Witzige und treffende Beschreibungen von Kindersoftware.

www.lernsoftware.com
Ausführliche und nach Themen gegliederte Beschreibungen von Lernsoftware.

www.medienpaedagogik-online.de
Fachartikel zu PC-Games und Spielkonsolen und zur Medienerziehung.

www.usk.de
Datenbank mit Alterslimiten für Computerspiele.

www.seitenstark.de
Netzwerk verschiedener Kinderseiten. Moderierter Chat für Kinder bis 14 Jahre.

www.blinde-kuh.de
Internet-Suchmaschine für Kinder mit Links zu verschiedenen Kinderseiten und Sicherheitstipps für Kinder und Eltern.

www.internet-seepferdchen.de
Links zu Kinder-Internetseiten, Sicherheitstipps.

www.trampeltier.de
Internet-Suchmaschine für Kinder.

www.kidsville.de
Infos zum Internet für Kinder.

www.kids-an-die-maus.de
Infos zum Internet für Kinder, mit Links und Internet-Surfkurs.

www.internet-abc.de
Sehr gut strukturierte Einführung in die Welt des Internets mit Eltern- und Kinderseite. Umfassende Infos zu Filtersoftware

www.dji.de/www-kinderseiten/default.ht
Mit Beschreibung und Bewertung von Internetseiten für Kinder.

www.swisscom.com/sai
Im Rahmen des Projektes „Schulen ans Internet" bietet swisscom kostenlose Broschüren (auch als PDF) für den Umgang mit dem Internet (SchoolNet-Guides) an.

www.virtuellewelt.de
Jugend chat-Community. Virtuelle Welt von Jugendlichen für Jugendliche mit Chat.

www.schau-hin.info
Download der Broschüre „Ein Netz für Kinder –Surfen ohne Risiko?", die eine Bewertung zahlreicher Websites für Kinder enthält.

www.onlinesucht.de
Infos, Onlineberatung und Internetforum zum Thema Internetsucht.

www.cybercrime.admin.ch
Homepage der Schweizerischen Koordinationsstelle Internet-Kriminalität KOBIK. Infos zu Internet-Kriminalität und Meldeformular für entsprechende Vorfälle.

www.zzzebra.de
Webmagazin für Kinder Fernsehen.

Service

Sachverzeichnis

Service

Liebe Leserin, lieber Leser,

hat Ihnen dieses Buch weitergeholfen? Für Anregungen, Kritik, aber auch für Lob sind wir offen. So können wir in Zukunft noch besser auf Ihre Wünsche eingehen. Schreiben Sie uns, denn Ihre Meinung zählt!

Ihr TRIAS Verlag

E-Mail Leserservice: heike.schmid@medizinverlage.de

Adresse:
Lektorat TRIAS Verlag, Postfach 30 05 04,
70445 Stuttgart
Fax: 0711/8931-748

Bibliografische Information der Deutschen Nationalbibliothek
Die Deutsche Nationalbibliothek verzeichnet diese Publikation in der Deutschen Nationalbibliografie; detaillierte bibliografische Daten sind im Internet über http://dnb.d-nb.de abrufbar.

Programmplanung: Uta Spieldiener
Redaktion: Dr. Sabine Klonk
Bildredaktion: Dr. Sabine Klonk, Christoph Frick

Umschlaggestaltung und Layout: CYCLUS · Visuelle Kommunikation

Bildnachweis:
Umschlagfoto vorn: Fotostudio Marina Raith, München
Umschlagfotos hinten: Dr. med. Thomas Baumann, Solothurn/
Michel Burkhardt, Solothurn
Fotos im Innenteil: ccvision: S. 102; Fotostudio Marina Raith, München:
S. 3; Frank Kleinbach, Stuttgart: S. 12, 26, 110, 134, 166, 185; alle übrigen
Fotos: Dr. med. Thomas Baumann, Solothurn/Michel Burkhardt, Solothurn

© 2009 TRIAS Verlag in MVS Medizinverlage Stuttgart GmbH & Co. KG
Oswald-Hesse-Straße 50, 70469 Stuttgart

Printed in Germany

Satz: Cyclus · Media Produktion, Stuttgart
gesetzt in InDesign CS3
Druck: Offizin Andersen Nexö Leipzig GmbH, Zwenckau

Gedruckt auf chlorfrei gebleichtem Papier

ISBN 978-3-8304-3394-1   1 2 3 4 5 6

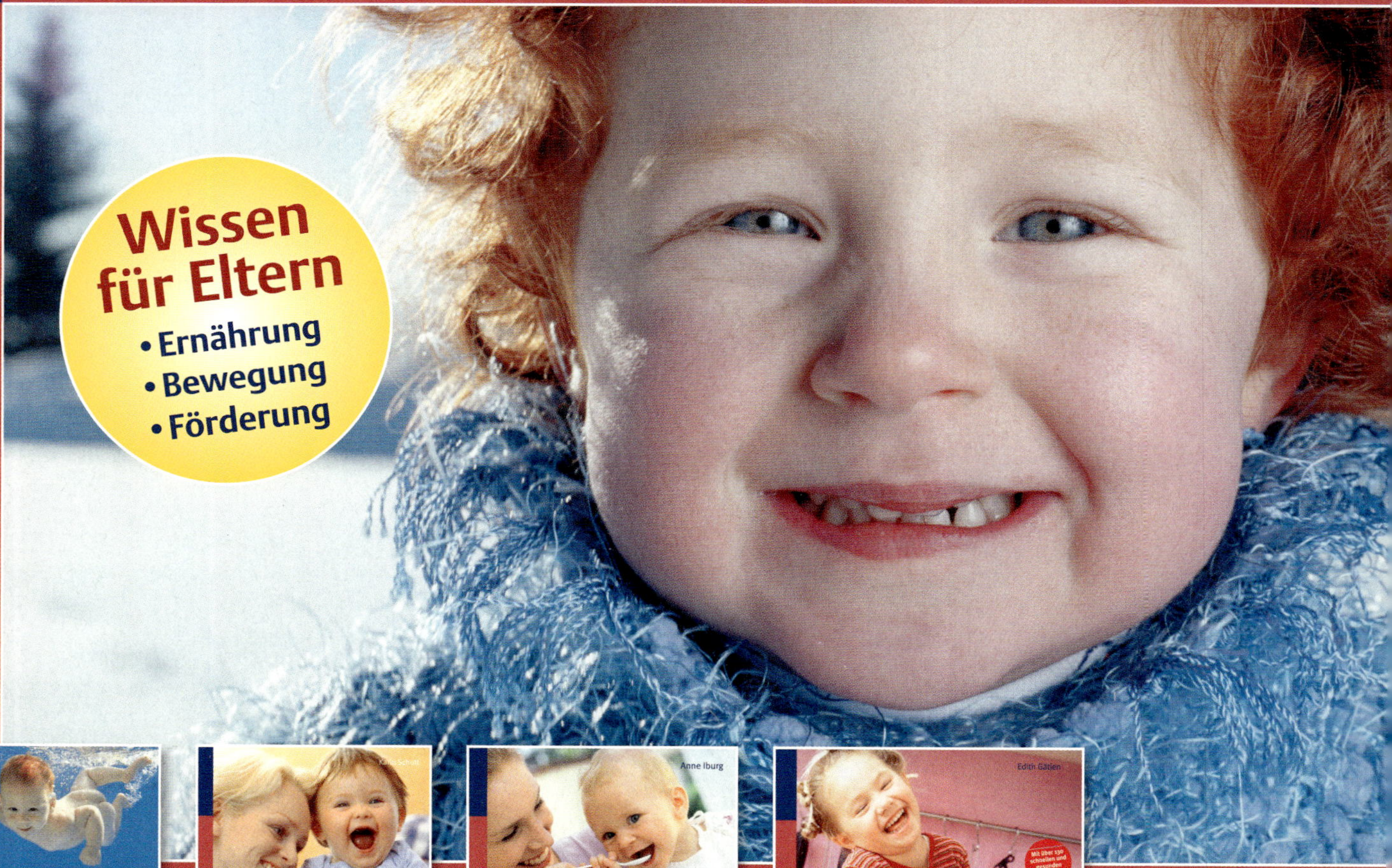

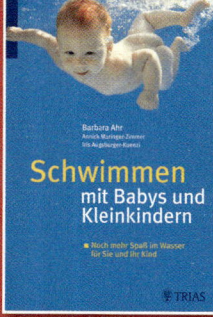
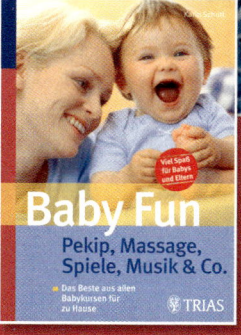
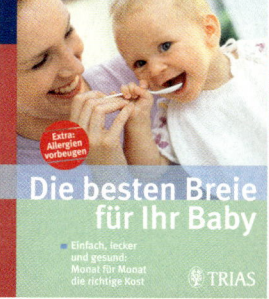
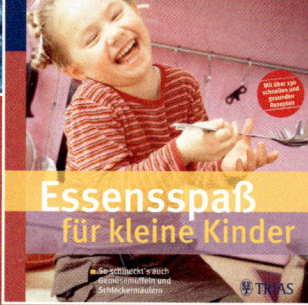
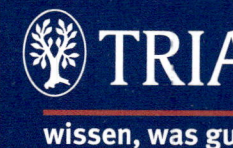